경혈임상응용

이정용·민제호 공저

yh 도서출판 유한문화사

序　言

침구학은 千百여년의 발전과정을 거쳐 오면서 특별한 것은 현대과학과 서로 결합한 후 현대침구학은 狹義의 침구요법의 含意를 크게 초월한 여러 종류의 치료방법과 수단을 이루어 왔었으며, 일련의 새로운 개념과 의료계통 즉 "穴位療法"을 형성하였다.

穴位療法은 전통의 침구요법, 민간요법과 새로 발견한 穴位 치료방법을 서로 결합한 하나의 穴位 자극요법이며, 이것은 중의학 이론을 기초로 하고 경락학설에서 지도하며, 각종 방법으로 穴位를 자극하여 질병을 치료하는 목적에 도달하는 것이다.

임상실천 중에서 가장 적합한 穴位療法과 가장 유효한 치료처방을 어떻게 선택하고 어떤 종류의 수법을 시행하느냐는 것은 치료효과를 좌우하는 요인이나 제대로 알고 있지 못하므로 이러한 경험을 충분히 반영하고자 하는 것이다. 따라서 編者는 古今 침구문헌과 임상보도에 근거하고 본인의 임상경험을 결합하여 十四經脈에서 취혈이 용이하고 치료방법이 간편하며, 임상경험에서 확실한 치료효과를 얻을 수 있는 방법을 정선하여 『경혈임상응용』을 편찬하였다.

本書는 매 경락에 속해 있는 수혈 중에서 단독으로 하나의 경혈을 취해 각과에서 자주 발견되는 병증에 침구치료를 진행할 수 있는 방법을 찾아 穴解와 적응증, 조작방법, 임상보도 등을 수록하였다.

자주 발견되는 병증이나 오랫동안 치유되지 않은 완고성 질환에 대하여도 임상에서 一穴로 즉시 효과가 있고 방법은 간편하며 전문적인 효과는 뛰어나고 실용성은 강하므로 그 취득효과는 상상할 수 없을 만큼 뛰어난 효과를 얻을 수 있다. 作者의 학문이 아직 한계가 있어 결점과 착오를 저지른 곳이 있을 수 있겠으나 행여 이러한 점이 발견된다면 양해하길 바라며 지적해 주시면 바로 정정을 하겠습니다.

2011. 1월 洗心亭에서

이정용·민제호

차 례

第一節 手太陰肺經經穴

一. 척택혈(尺澤穴)

척택혈은 수태음폐경의 合(水)穴로써, 穴位는 肘關節을 굽혔을 때 肘橫紋의 尺側에 위치한다. 澤은 낮은 凹陷지점인 沼澤을 말하고, 본 穴은 合穴이며 오행 중의 水에 속하고, 合은 들어온다는 의미로써 經氣가 마치 물줄기가 흘러들어 모이는 沼澤地와 비슷하여 "尺澤"이라 명하였다.

척택혈은 수태음폐경에 속하고 合(水)穴에 해당하며, 또한 이 經의 子穴에 해당하므로 무릇 **宣降肺氣·潤肺止咳**의 공효를 가지고 있다. 임상에서 주로 外邪襲肺·痰濁阻肺·燥熱傷肺·肝火犯肺 등에 의해 발생하는 咳嗽, 胸痛, 哮喘, 咯血 등을 치료할 때 사용한다. 또한 近人은 **淸泄瀉火**의 작용을 취하여 牙痛, 咽喉炎, 扁桃體炎 등의 질환을 치료할 때 주로 사용한다.

본 穴은 또한 肘와 肘臂筋脈을 치료하는 상용적인 유효혈이다. 역대 문헌 중에서 ≪甲乙經≫, ≪千金方≫, ≪玉龍歌≫, ≪肘後歌≫ 등은 모두 척택혈이 주로 手臂攣筋急, 肘臂疼痛, 手臂不得上擧 등의 병증을 치료한다고 기재하고 있는데, 이것은 척택혈이 **疏風散邪·舒筋活絡**의 작용으로 국부병증을 치료하는 공효를 가지고 있다는 것을 설명한 것이다.

▣ 척택혈을 취자하여 腦血栓形成을 치료할 수 있다.

腦血栓形成에 의한 한 측의 肢體活動不利는 중의학에서 중풍후유증, 반신불수에 해당한다. 본 병은 대부분 本은 虛하고, 標는 實한 증상인데, 병의 本은 氣血兩虛, 筋脈失養이고, 병의 標는 瘀阻經絡, 經氣不暢이다. 척택혈을 취자하여 중풍후유증, 반신불수를 치료하는 까닭은 두 가지가 있다.

하나는 수삼음경의 經筋은 모두 肘窩部에 결취되어 있고, 척택혈은 舒筋活絡·疏風散邪의 공효를 가지고 있기 때문에 中風癱瘓病으로 출현된 肢體屈伸不利, 筋脈拘急을 치료할 수 있다. 또한 筋은 肝이 주관하며, 筋의 굴곡은 肝의 血이 유양하기 때문이다. 《素門·五臟生成》편에서 "肝之合, 筋也, 其榮瓜也, 其主肺也."라 기재하고 있다. 이것은 肺(金)는 肝(木)을 위해 주관하며, 오행에서 肺(金)는 肝(木)을 克(극: 억제와 통제)하는데, 만약 木이 역으로 金을 侮하게 되어 肝이 肺를 상하게 하면 筋急瓜枯가 일어나게 되므로 척택혈을 취해 침자하면 筋脈에 영양을 회복하게 되는 작용을 일으키게 된다는 것을 설명하는 것이다.

두 번째는 子午流注法을 운용하는 것이며, 子午流注法이란 일종의 시간에 맞추어 取穴하는 치료방법으로써 "生物鍾" 학설의 광범위한 연구로 시간에 따라 생물학적으로 어떤 증상의 변화가 이루어지는가와 중의에서 "天人相應"의 이론이 서로 부합되어 진행되어 온 것으로 내외학계의 중시를 받고 있다. 肺는 百脈으로 향하여 있고, 전신의 기혈이 모여 집결하는 지점인 까닭에 척택혈을 선정한 것이다.

수태음폐경은 胸에서 일어나 臂를 순행하여 하행하고 소상혈에 이른다. 순행시간은 寅時(새벽 3~5시)이고, 寅時 때 氣血循行이 왕성해질 때이므로 이때 척택혈을 취자하여 전신기혈을 조절하고 경락을 소통하는 작용을 가지게 된다.

【附】 **子午流注法**에서 子는 北方水寒의 陰을 말하고, 午는 南方火熱의 陽을 뜻한다. 남과 북, 여름과 겨울, 낮과 밤, 寒과 熱 등 陰陽의 상대적인 시간과 공간을 표현하는 말이다. 流注는 흘러 들어간다는 뜻으로 神氣가 陰陽에 따라서 즉, 子午에 따라서 신체 내로 흘러 들어간다는 의미이다. 天地간의 經氣가 陰陽의 시간에 따라서 특정한 穴에서 체내로 흘러 들어간다는 것이다.

예를 들면 자시(11시~01시)-膽; 축시(01시~03시)-肝; 인시(03시~05시)-肺; 묘시(05시~07시)-大腸; 진시(07시~09시)-胃; 사시(09시~11시)-脾; 오시(11시~13시)-心; 미시(13시~15시)-小腸; 신시(15시~17시)-膀胱; 유시(17시~19시)-腎; 술시(19시~21시)-心包; 해시(21시~23시)-三焦이다.

午流注納子法은 十二經의 井滎兪原經合 66穴에 기초를 두고 天人相應의 관점에 근거하여 인체의 氣血流注의 盛衰에 대한 시간규율을 계산하고 이 규율을 운용하여 氣血을 장악하고, 納支시각에 따라 穴을 정해 침자하는 방법이다. 본 법은 비록 치료효과는 높지만 開穴을 기억해야 하는 곤란 때문에 사용이 쉽지 않다. 子와 午는 十二支(자축인묘진사오미신유술해)에 해당하는 두 시진을 말하고, 하루를 十二支로 배열하면 子와 午는 陰陽의 분기점이다. 즉 하루 중에 오시(11시~13시)는 陽이 가장 성한 때이고, 자시(23시~1시)는 陰이 가장 성한 때이다.

뇌혈전 형성의 중풍후유증인 반신불수를 치료하는 조작방법으로 子午流注法을 운용하여 매일 寅時(새벽 3~5시)에 환자가 깨어나기 전에 척택혈을 취하여 직자 1~1.5寸, 강자극의 수법을 행하고, 유침은 10~20분, 매 10분마다 행침 1차, 매일 1차. 이숙화씨는 寅時에 척택혈을 침자하여 「腦血栓形成 환자 30명을 치료한 결과 현효 25명, 호전 3명, 무효 2명이 있었다」고 보도하였다.

【附】 정괴산 씨는《鍼灸集錦》중에 척택혈의 取穴三法을 그 치료작용을 구분하여 소개하였다. ① 주먹을 쥐고 肘關節을 굽혀 대장경 곡지혈 內 1寸에서 肘橫紋端을 取穴하고; 견우혈, 열결혈, 삼간혈을 배합하여 上肢癱瘓과 肘臂痛을 치료한다. ② 掌心을 위로 올려 肘關節을 굽혀 肘窩橫紋의 중앙 肱二頭肌腱의 外側凹陷을 取穴하고; 전중혈, 정천혈을 배합하여 胸滿, 哮喘을 치료한다. ③ 肘窩靜脈을 暴露되도록 臂를 펴서 瀉血法을 시행하고; 소상혈, 합곡혈을 배합하여 咽喉腫痛을 치료한다. 또한 위중혈을 배합하여 急性腹痛, 吐瀉 등 症을 치료한다.

▣ 척택혈을 취자하여 急性扁桃體炎을 치료할 수 있다.

편도체염은 급성과 만성으로 구분하며, 주요한 것은 연구균, 포도구균과 폐염쌍구균에 의해 병이 발생하고, 중의학에서 "乳蛾"라 하며, 대부분 風熱의 邪가 肺胃에 침습하여 발생한다. 척택혈은 수태음폐경에 속하고, 咽喉部는 肺胃에 속하며, 척택혈을 點刺放血하는 것은 "血壅者決之"의 瀉法을 행하여 瀉熱散邪・消腫止痛의 작용으로 急性扁桃腺炎을 치료하는 것이다.

급성편도체염을 치료하는 조작방법은 三棱鍼點刺放血法을 행하여 환자의 手臂部位를 폭로하여 단측의 患病은 반대측의 척택혈을 취하고, 兩側患病은 男左女右의 방법으로 척택혈을 취하면 된다. 醫者는 左手로 환자의 腕部를 잡고, 右手의 식지와 중지로는 척택혈을 두드려서 국부피부에 瘀斑을 형성한 후 點刺放血하면 된다. 또한 소상혈이나 耳背靜脈을 點刺放血해도 된다. 허천전 씨는 척택혈에 點刺放血法을 운용하여「急性扁桃體炎을 치료하는 효과가 아주 우수하다」고 보도하였다.

▣ 척택혈을 취자하여 風火牙痛과 腎虛牙痛(신경성아통)을 치료할 수 있다.

중의학에서 牙痛은 대부분 大腸, 胃와 腎虛火炎에 의한 병증이다. 古今文獻을 열람하고 조사해본 결과 본 穴이 牙痛을 치료하는 공효를 가지고 있다는 것은 아직 발견되고 있지 않지만 척택혈은 수태음폐경의 合穴이고 水에 속하며, 補法은 滋水育陰하여 虛熱을 내리고, 瀉法은 宣通經氣하여 實邪의 제거가 가능하므로 牙痛의 치료에 사용하며, 합곡혈 등의 기타 穴을 사용하는 것보다 그 치료효과가 높다.

아통을 치료하는 조작방법은 환측의 척택혈을 취해 자입 0.5～1寸, 득기 후 서로 다른 補瀉手法을 채용하며, 즉 風火牙痛은 瀉法을 사용하고, 腎虛牙痛은 補法을 사용한다.

보통 행침은 15분 정도 행한다. 모금우 씨는 척택혈을 침자하여 「牙痛 환자 70명을 치료한 결과 임상관찰에서 행침을 15분 정도 하면 동통이 즉시 감경하거나 소실되는 신속한 효과가 있다」고 보도하였다.

二. 공최혈(孔最穴)

공최혈의 孔은 孔隙을 의미하고, 最는 甚大의 의미이다. 穴을 취할 때 장심을 위로 향해 腕上 7寸에서 최대의 凹陷지점을 취하는데 그래서 얻어진 穴名이다. 본 穴은 수태음폐경의 郄穴이며, 郄穴은 장부경맥의 氣가 깊이 모인 곳으로 그 주요 작용은 本經의 순행부위와 소속된 장부의 급성병증(예: 咳喘의 급성발작, 咯血 등 症)을 치료하는 것이다.

공최혈의 주요 치료 특징은 "急"과 "通"이며, "急"은 本經의 순행부위와 장부의 급성병증을 치료하고, "通"은 본 穴이 **開瘀通竅**의 최대 효능을 얻을 수 있는 穴이므로 체표에 邪氣가 울폐되어 나타나는 身熱無汗의 外感表證이나 咽喉部에 熱邪가 옹체되어 나타나는 咽喉腫痛, 急性扁桃腺炎과 痰濁이 옹성하여 肺에 痰이 조색되어 출현하는 哮喘病 등을 치료한다.

류관군 씨는 본 穴의 주치는 "熱病으로 汗이 출현하지 않는 것이며, 침자하면 宣通肺氣·開泄腠理하여 마치 通中發汗하는 것과 같으니 제일 으뜸이다"라고 하였다. 그러므로 공최혈은 무릇 **宣肺解表肅·降肺氣·凉血止血·清熱利咽** 등의 공효를 가지고 있으며, 임상에서 주로 咳嗽氣喘, 咯血, 咽喉腫痛, 失音, 熱病無汗, 頭痛, 肘臂痙攣, 痔瘡 등 병증을 치료하는 데 사용한다.

공최혈이 哮喘病을 주로 치료하는 것과 그 주치작용은 穴이 소재하고 있는 "肘膝以下"의 중요 위치와 유관하다. 공최혈은 수태음폐경의 순경선상에 있고, 수태음경은 중초에서 발기하여 그 絡脈이 대장에 연결되어 있으며, 肺에 들어와 肺系(폐계: 氣管, 咽喉)에서 腋下를 경과하여 臂肘內側을 순행하고 大指末端에 이른다.

본 穴은 수태음경 "肘膝以下"의 遠道腧穴이며, 本經의 經氣가 깊이 모인 곳으로 感應性이 비교적 강하고, "經脈所過, 主治所及"의 원칙에 근거하여 肺臟·氣管·咽喉와 상응한 체표부위의 질병을 치료할 수 있다.

▣ 공최혈을 취자하여 氣管支哮喘病을 치료할 수 있다.

哮喘은 장부공능실조에 의한 주요 병증인데, 공최혈은 능히 肺經의 經氣를 소통하고, 宣降肺氣와 通氣泄邪의 공효를 가지고 있어 **哮喘病**을 치료하는 중요 수혈이다.

현대 연구에서 살펴보면 "肘膝以下"의 穴位를 침자하면 腦部代表區에 이르러 크게 반영하고, 자극작용도 강하기 때문에 체내의 질병원인에 의해 나타나는 각종 기능문란과 동통을 조정하고 제지할 수 있다. 이것이 "肘膝以下"에 위치하는 腧穴의 遠治作用에 대한 중요한 의미이다. 그 외에 보도된 것을 근거로 살펴보면 공최혈은 일정한 항조직 아민(amine)의 平喘작용을 가지고 있음을 동물실험에서 입증하고 있다.

효천을 치료하는 조작방법은 양측 공최혈에 醫者의 左手拇指로 국부를 안압하여 환자에게 명현한 酸沈感을 발생한 후, 右手로 침을 잡고 수직으로 0.5～0.8寸을 자입하며, 득기 후 경미하게 제삽을 3～5회 정도 하고 外展방향을 향해 염전하여, 침감이 아래로 무지와 식지 끝에 전도되고, 위로는 胸部에 전도되도록 한다. 유침 30～60분, 매 10분마다 행침 1차, 매차 3분 정도 행한다. 전종활 씨는 공최혈을 침자하여 「哮喘發作期 환자 50명을 치료한 결과 1시간 이내에 즉시 平喘의 효과가 있었으며 완전완해 21명, 기본완해 21명, 무효 8명으로 유효율이 84%에 도달하였다」고 보도하였다.

▣ 공최혈에 灸를 하여 肛疾을 치료한다.

치창은 대부분 飮食不節과 辛辣厚味의 과식으로 인해 濕熱이 下注되어 조색되면 경맥의 血行이 원활하지 못하여 氣血의 瘀滯가 발생하여 이루어진다. 일본인 택전건 씨는 "공최혈은 灸를 행하여 肛疾을 치료하는 名穴이다"고 하였다.

그 이유는 본 穴은 폐경의 郄穴이므로 장부의 급성 병을 치료하는 데 주로 이용하며, 또한 폐경과 대장경은 서로 표리이므로 치창과 치창출혈을 치료할 수 있다. 만약 족태양경의 위중혈에 點刺放血法을 배합하여 사용하면 그 치료효과가 더욱 우수하다.

▣ 공최혈을 취자하여 咯血을 치료할 수 있다.

공최혈은 수태음폐경의 郄穴이며, 임상에서 郄穴은 本經의 순행부위와 장부의 급성병증에 속한 증상의 치료에 사용한다. 陽經의 郄穴은 대부분 급성동통을 치료하고, 陰經의 郄穴은 대부분 血證을 치료하며, 공최혈은 陰經의 郄穴에 속하고, ≪鍼灸大成≫, ≪類經圖翼≫에서 모두 "공최혈이 吐血을 치료할 수 있다"고 기재하고 있다. 따라서 **공최혈은 咯血을 치료하는 有效穴**이다. 공최혈을 침자하여 咯血을 치료하는 것과 그 치료 작용의 특징은 유관하다.

공최혈은 폐경의 郄穴이며, 또한 폐경의 經氣가 깊이 모인 곳으로써 최고의 효능으로 **開瘀通竅 · 宣降肺氣 · 血隨氣降**의 작용을 가지고 있기 때문에 咯血이 스스로 멈춘다. 이것은 바로 ≪先醒齋廣筆記≫의 吐血을 치료하는 三要訣에서 "宜降氣不宜降火, 氣有余便是火, 氣降則火降, 火降則氣不升, 血隨氣行, 而無溢出上竅之患矣."라 기재하여 그 의의를 설명하고 있다.

① 宣降肺氣와 血隨氣降의 작용으로 咯血을 치료하는 의의:

실제로 氣가 有余하면 火에 힘을 실어줄 수 있기 때문에 降氣의 작용으로 火를 내리는 것은 비교적 적합하지 않으나, 반면에 氣를 내리면 火도 내려가고, 火가 하강하면 氣도 올라가지 않고, 따라서 血도 또한 올라가지 않으므로 血이 위로 올라 溢出하는 질환인 咯血이 없게 되므로 치료할 수 있다.

② 開瘀通竅의 작용으로 咯血을 치료하는 의의:

폐경의 經氣를 소통하면 폐와 기관지에 停留되어 瘀滯된 血의 咯出이 쉽게 되어 氣道가 소통되므로 肺絡의 손상이 쉽게 회복되어 咯血이 멈추지 않은 것이 스스로 멈추게 된다. 그러므로 어떤 醫家는 「手太陰肺經의 공최혈을 침자하는 것은 기관지의 평활기를 이완하고 확장하는 반사성의 조성을 이루게 되어 血塊의 배출을 유리하게 하고 호흡을 통창하게 된다. 또한 그 외에 內臟의 血管 平滑肌를 수축하고, 파손된 혈관의 폐합을 용이하게 하므로 咯血이 감소하고 氣管內膜의 자극작용을 감소시켜 咯血이나 咳嗽가 멈추게 된다」고 말한다.

각혈을 치료하는 조작방법으로 공최혈이나 그 부근을 무지로 안압하여 명현한 압통점(酸脹 혹은 麻木處)을 찾아 수직 혹은 상향하여 斜刺 1～1.5寸, 빠르게 제삽염전의 수법과 中强度의 자극을 시행하여 환자의 前臂에 참을 수 있을 정도의 명현한 酸脹感이 나타나면 된다. 보통 침자 1～2분 이내에 바로 효과를 볼 수 있다. 咯血이 명현하게 감소된 후 다시 평보평사의 수법으로 변화하고, 유침은 30분, 유침 시간동안 매 3～5분마다 행침 1차. 보통 한 측에 침자하면 즉시 가능하나, 중증환자인 경우에는 동시에 양측에 침자할 수 있다.

랑건신 씨는 공최혈을 침자하여 「咯血 환자 8명(肺結核咯血 4명, 氣管支擴張과 感染咯血 4명)을 치료한 결과 모두 침 1차 치료에 咯血이 止血되었다」고 보도하였다. 그리고 서학겸 씨는 공최혈을 침자하여 「肺結核咯血 환자 65명(그 중 6명은 척택혈을 배합)을 치료한 결과 현효 46명, 유효 13명, 무효 6명으로 유효율이 90%에 도달하였다」고 보도하였다.

三. 어제혈(魚際穴)

어제혈은 수태음폐경의 滎穴로서 手掌第一掌指關節後 그곳에 肌肉이 풍부하게 융기되어 마치 魚腹형상과 같고 魚腹의 赤白肉이 상합한 곳이라 하여 붙어진 이름이다.

어제혈은 **宣肺解表·淸熱瀉火·止咳平喘** 등의 주요 공효를 가지고 있으므로 주로 咽喉·胸肺部의 병증을 치료하며, 또한 臂痛指攣 같은 국부의 병증을 치료할 수 있다. 어제혈은 수태음폐경의 腧穴로써 폐경의 經氣를 소통하고 肺氣를 관리하여 **解表宣肺**의 작용을 일으키기도 한다.

≪神應鍼灸玉龍經≫에서 어제혈은 "傷風咳嗽"를 치료한다고 기재하고 있다. 近人은 임상에서 風熱感冒, 頭痛, 身熱, 咳嗽 같은 증상을 치료할 때 자주 사용한다. 본 穴은 滎火의 穴로써 ≪難經·六十八難≫에서 "滎主身熱"이라 하였으므로 어제혈을 鍼瀉하면 淸熱瀉火의 작용을 가지게 된다. 따라서 임상에서 주로 熱邪壅肺의 咽喉腫痛이나 急性扁桃腺炎症을 치료할 수 있다.

▣ 어제혈을 취자하여 氣管支哮喘을 치료할 수 있다.

어제혈의 平喘作用에 관하여 現代 醫家들이 풍부한 임상관찰과 과학실험을 심층 연구한 결과, 어제혈을 침자하였을 때 비교적 양호한 平喘效果가 나타남을 인식하였다. 따라서 어제혈은 능히 哮喘을 치료할 수 있는데, 이것은 어제혈이 수태음폐경의 腧穴이고 그 위치가 肘部以下의 중요 부위이며, "經脈所過, 主治所及"의 원칙에 근거하여 각 經穴의 치료 작용이 모두 本經의 經外病候와 장부의 病候를 동시에 체현할 수 있기 때문이다.

예를 들면 척택혈, 공최혈, 열결혈, 어제혈은 모두 肘臂腫痛·胸痛을 치료할 수 있고, 咳喘·氣逆 등의 肺部의 질환을 치료할 수 있는 것이다. 이것은 腧穴의 遠治작용의 체현으로 이러한 遠治작용은 "肘膝以下"의 穴位가 가장 명현하게 나타난다. 腧穴의 遠治작용은 경락의 標本을 통과하는 것이 가능한 것으로 根結의 이론에서 설명할 수 있다.

標本根結理論에서 "標"는 頭身部를 말하며 經脈이 광범위하게 확산된 구역이고; "本"은 四肢部를 말하며 經氣가 모여 結聚된 중심을 말하고; "根"은 四肢末端의 井穴을 말하며 經氣循行會合의 근원을 말하고; "結"은 軀幹部의 유관부위를 말하며 經氣循行流注의 귀결이라 인식하고 있다.

≪靈樞·動輸≫에서 "夫四末陰陽之會者, 此氣之大絡也."라 하였는데, 사지말단은 陽氣의 "根"과 陰氣의 "本"이 소재하는 부위이며, 四肢末端과 頭面·軀幹과 내재한 臟腑의 연계를 강조한 것으로 "肘膝以下"의 經穴이 頭面·軀幹과 내재한 臟腑에 대하여 중요한 치료 작용이 있음을 설명한 것이다.

이러한 연계는 肘膝이하에서 肢端에 이르는 부위는 經脈의 발원지로서 江河의 最上游와 같으며, 中下游(중하유 부위: 頭面, 軀幹, 內臟)에 대해 모두 직접연계와 치료 작용을 갖고 있다는 것이다. 따라서 "肘膝以下"의 腧穴은 국부의 병증을 치료할 뿐만 아니라 本經의 循行遠隔部位의 조직, 기관과 장부의 병증을 치료하고 전신질환까지도 치료할 수 있는 작용을 가지고 있다. 또한 어제혈은 肺의 實邪를 빼낼 수 있기 때문에 肺臟의 肅降宣散의 공효를 증강한다. 그러므로 바로 이것이 哮喘病을 치료하는 도리이다.

현대의학 연구에서 본 병의 발생과 면역인소, cAMP와 cGMP의 細胞含量比値와 유관하는 것으로 인식한다. 동물실험에서 어제혈을 침자한 후 肺組織의 cAMP 함량과 cAMP / cGMP 比値가 모두 다른 침자 穴點에 비해 현저히 높아지는 것을 관찰하였는데, 이것은 침자하여 哮喘을 멈추게 하는 機理는 높은 혈장과 세포내 cAMP 함량을 통과하여 계속적으로 cAMP / cGMP의 비율을 조정하고 제고할 수 있어 기관지 경련을 해제하고, 肺의 공기를 통하게 하는 공능을 개선하여 哮喘을 완해하는 것이다.

임상관찰에서 어제혈을 침자하면 대부분 많은 환자의 氣急, 呼吸困難 등의 증상이 서로 다른 정도로 개선되고, 聽診 중에 출현한 哮鳴音의 소실과 감경이 반영되었으며, 동시에 침자 후 환자의 最大通氣量을 검측한 결과 명현하게 증가되었다.

기관지효천을 치료하는 조작방법은 鍼尖이 掌心을 향하도록 하여 斜刺 0.5寸, 득기 후 유침 20~30분, 유침시간 중에 매 5분마다 염전으로 행침 1차, 좌우 교차사용, 매일 1차. 유택광 씨는 어제혈을 침자하여 「氣管支哮喘 환자 200명을 치료한 결과 近期有效者가 197명으로 유효율이 98.5%에 도달하고; Ⅰ, Ⅱ期 氣管支哮喘 환자에 대하여는 遠期療效가 64.5%에 도달하였다」고 보도하였다. 또한 손수영 씨는 「어제혈을 무지로 안압하고 식지는 합곡혈 위에 위치하여 처음엔 약하게 하다 점점 重하게 지압하여 반복 10차하면 哮喘症을 치료할 수 있다」고 하였다.

四. 소상혈(少商穴)

소상혈은 수태음폐경의 井穴이다. 少는 小의 의미이며, 최초의 의미를 가지고 있다. 肺는 金에 속하고, 그 音은 商에 속한다. 본穴은 수태음폐경의 井穴인데 井은 經氣의 발원지이고, 또한 최초의 의미를 갖고 있는 곳이므로 소상이라 명하였다.

≪會元鍼灸學≫에서 "少商者, 陰中生陽, 從少, 五音六津分宮商角徵羽, 從商屬肺, 肺金音商, 肺經之根, 故名少商"이라 기재하고 있다. 歷代醫家들은 본 穴이 咽喉疾患을 치료하는 特效穴로 공인하였다. 예를 들면 ≪十四經要穴主治歌≫에서 "少商惟鍼雙蛾痹, 血出喉開功最奇"라 하였고, ≪鍼灸資生經≫에서는 또한 "咽中腫塞, 谷粒不下, 鍼此穴立愈"라 하였다.

【附】 **宗氣**는 肺吸入의 精氣와 脾胃運化에서 오는 水穀의 氣가 결합하여 이루어진 것이며, 宗氣는 胸 중에 적취되어 있고, 주요 공능은 첫째는 肺의 호흡을 촉진하여 언어, 음성, 호흡의 강약을 조절하는 공능이고, 둘째는 心이 주관하는 血脈의 공능을 촉진하여 氣血의 운행, 肢體의 寒溫과 활동능력을 조절한다.

주관하고 호흡이 출입하며, 肺氣의 통로를 위한 것이고, 肺系에 소속되어 있는 까닭이다. 外感의 질환에 의해 咽喉는 보통 먼저 침범을 당하고, 肺臟內傷에 의해서도 보통 咽喉에 영향을 받게 된다. 따라서 外感, 內傷에 의해 발생하는 咽喉疾患은 모두 본 穴로 치료가 가능하며, 임상에서 咽喉炎・扁桃腺炎・耳下腺炎 등을 주로 치료한다. 소상혈은 肺經의 井穴이며, 또한 肺經의 根이고, 十三鬼穴 중의 하나이다.

【附】 **十三鬼穴**은 손사막의 ≪千金要方≫에 수록되어 있는 것으로 정신질환의 치료에 사용되는 13개 穴位를 말한다. 古人들은 모든 정신질환은 귀신이 殃禍(앙화: 죄악의 因果應報로 받는 재앙)를 입혀 발생한다고 믿고 있었다. 그래서 정신질환의 질병을 치료하는 穴位를 鬼穴이라 하였다. 十三鬼穴은 다음과 같다.

① 귀궁(鬼宮)은 인중혈(開竅醒神의 작용으로 神志失常의 혼미졸도 치료)이다. ② 귀신(鬼信)은 소상혈(開竅醒神의 작용으로 혼미, 쇼크, 暈厥 등을 치료)이다. ③ 귀루(鬼壘)는 은백혈(開竅醒神의 작용으로 癲狂 등을 치료)이다. ④ 귀심(鬼心)은 대릉혈(開竅醒神, 寧心定志의 작용으로 癲, 狂, 癎, 癔病 치료)이다. ⑤ 귀로(鬼路)는 신맥혈(寧神定志의 작용으로 癲癎 등을 치료)이다. ⑥ 귀침(鬼枕)은 풍부혈(開竅醒神의 작용으로 癲狂 등 치료)이다. ⑦ 귀상(鬼床)은 협거혈이다. ⑧ 귀시(鬼市)는 승장혈(舒筋活絡, 陰陽調節작용으로 癲狂病 치료)이다. ⑨ 귀굴(鬼窟)은 간사혈(開竅醒神의 작용으로 癲狂, 癎症 치료)이다. ⑩ 귀당(鬼堂)은 상성혈(開竅醒神의 작용으로 癲狂 치료)이다. ⑪ 귀장(鬼藏)은 회음혈(開竅醒神의 작용으로 癲狂 치료)이다. ⑫ 귀신(鬼臣)은 곡지혈이다. ⑬ 귀봉(鬼封)은 설하중봉이다.

≪靈樞・順氣一日分爲四時≫에서 "病在臟者取之井"이라 하였다. 五臟은 精, 神, 氣, 血, 魂, 魄 등을 저장하고 있으므로 古人은 失神形無知者의 병은 五臟에 있다고 생각했다. 따라서 본 穴을 點刺放血하면 臟熱을 瀉하고 울폐된 곳을 개통하므로 **開竅醒神**의 공효를 갖게 된다.

▣ 소상혈을 취자하여 小兒重症肺炎을 치료할 수 있다.

小兒肺炎은 소아에게 자주 발견되어지는 肺部疾患이며, 重症肺炎은 발병이 빠르고 급하며 극렬하다. 초기에는 체온이 심히 높고(38℃ 이상, 심한 경우 40℃ 이상), 전신의 중독증상이 명확하고, 또한 기타 급성 전염병의 합병증을 유발하므로 病情이 대부분 위급하다. 소상혈은 또한 中風, 暈厥, 昏迷, 休克, 高熱등의 병을 치료하는 중요한 急救穴 중의 하나이며, 무릇 **清熱散邪・宣肺化痰・開竅醒神**의 공효를 가지고 있다.

또한 본 穴位는 무지손톱근부의 내측 끝 제일 민감한 곳에 위치하고 點刺放血의 힘이 강하기 때문에 本病에 대한 치료효과가 빠르고 치유율도 높다. **소아중증폐염을 치료하는 조작방법**은 急性肺炎의 高熱, 驚厥, 呼吸急促者는 瀉血法으로 시행하고, 病程이 길어 呼吸困難, 心衰, 缺氧, 休克이 출현한 자는 鍼尖을 상방으로 斜向하여 자입 0.1寸깊이, 염전의 강한 자극을 행하고, 유침 20~50분 이상, 유침시간 중 매 10분마다 행침 1차를 시행한다. 손영춘 씨는 소상혈을 침자하여「小兒重症肺炎 환자 30명을 치료한 결과, 침 1차 완전치유 12명, 침 2~3차 완전치유 14명, 침 4차 이상 완전치유 4명으로 전부 치유하였다」고 보도하였다.

▣ 소상혈을 취자하여 鼻衄을 치료할 수 있다.

鼻衄은 자주 발견되는 증상이며, 鼻는 肺가 트이게 하는 장기인 까닭에 鼻 출혈의 증상은 대부분 肺胃의 열이 上攻하여 발생한다. 소상혈은 수태음폐경의 井穴이므로 본 穴을 燒灸하여 清熱涼血止衄의 공효로 肺經의 實熱을 瀉할 수 있다.

비뉵을 치료하는 조작방법은 火柴燒灸法을 시행하여 火柴一根을 취해 소상혈에 약 2초 동안 火柴한 후 즉시 멈춘다. 左鼻孔에 流血이 있을 땐 左手, 右鼻孔에 流血이 있으면 右手, 兩鼻孔에 동시 출혈이 있으면 兩手의 소상혈에 火柴燒灸法을 시행한다. 진지안 씨는 소상혈에 燒灸하여「鼻衄 환자 38명을 치료한 결과, 燒灸 1차에 鼻衄이 멈춘 자는 21명, 燒灸 2차에 鼻衄이 멈춘 자는 16명이었다」고 보도하였다.

第二節 手陽明大腸經經穴

一. 合谷穴

합곡혈은 第一掌骨과 第二掌骨 사이에서 양 骨이 상합하여 마치 산의 계곡을 형성하고 있어 붙여진 이름이다.

≪經穴解≫에서 "合谷在大指, 次指歧骨間, 言兩骨相合如谷也, 故名合谷"라 하였다. 수양명대장경의 原穴인 합곡혈은 그 치료범위가 광범위하고 임상에서 자주 사용하는 腧穴 중의 하나이다. 古今 醫家들은 모두 "본 穴이 頭面·五官疾患을 치료하는 제일 중요한 腧穴이다"고 공인하고 있다.

≪靈樞·雜病≫, ≪甲乙經≫, ≪千金≫, ≪外台≫, ≪銅人≫, ≪大成≫, ≪圖翼≫등에서 모두 "齒齦痛, 口吻不收, 口噤不開, 鼻衄, 耳中不通, 目視不明, 面腫, 重舌 등 증을 치료할 때 수양명대장경의 原穴인 합곡혈을 취해 치료한다"고 기재하고 있다.

이것은 본 穴이 頭面·五官疾病을 치료할 수 있고, 또한 大腸經脈의 循行이 手에서 시작하여 頭로 행하는 과정 중 頸部를 순환하여 上頰에서 下齒로 들어와서 人中에 교회하여 위로 鼻孔을 협착하여 이루어지므로 經氣가 頭面·五官各部에 분산되고, 手陽明經筋 또한 面頰에 상행하여 顴部에 결취되는 緣故에 의한 것이다.

합곡혈은 수양명대장경의 原穴이기 때문에 "經脈所過, 主治所及"의 원칙에 근거하여 본 穴은 "面口諸疾"을 통합 치료한다. 그러므로 ≪玉龍歌≫에서 "頭面縱有諸般症, 一鍼合谷效如神"라 지출하였고, ≪四總穴歌≫에서도 또한 "面口合谷收"라 하는 것은 본 穴이 頭面・五官의 질병을 치료하는 돌출적인 공효를 설명하는 것이다.

【附】 **四總穴歌**는 明代의 徐風이 지은 ≪鍼灸大全≫, 朱權이 지은 ≪乾坤生意≫, 高武가 지은 ≪鍼灸聚英≫ 등의 서적에서 볼 수 있으나, 그 출처와 작가, 연대는 고증할 수가 없다. 歌訣은 합곡, 열결, 족삼리, 위중 등 4개 穴位의 주치병에 대하여 개괄하였다. 穴位는 사지에 있으면서 머리부위와 몸통의 질병을 치료할 수 있는데, 주로 치료하는 신체의 구역은 각각 다르다. 이것은 침구치료에 대한 경락이론의 임상에서의 指導作用과 함께 遠道取穴이라는 침구치료의 특징을 충분히 제현해낸 것이다.

특히 몸이 허약한 사람은 사총혈 전체를 자침하여 몸 전체의 氣를 돌게 하고난 후에 本 치료를 하면 좋다. 허리 이상은 수태음경과 수양명경이 주관하고, 허리 이하는 족태음경과 족양명경이 주관하며, 人體의 12正經과 奇經八脈에 속하는 모든 穴의 기능을 이 안에 귀납시킬 수 있다. 사총혈에서도 횡경막 이상의 질환에는 합곡혈을 많이 쓰고, 횡경막 이하의 질환에는 족삼리혈을 주로 많이 사용한다.

① 배가 아플 때는 胃經의 족삼리혈을 유념하고(肚腹三里留),

② 허리와 등이 아플 때는 膀胱經의 위중혈을 찾는다(腰背委中求).

③ 머리와 목이 아플 때는 肺經의 열결혈을 찾고(頭項尋列缺),

④ 입과 얼굴이 아플 때는 大腸經의 합곡혈이 수습한다(面口合谷收).

그 외에 八總穴歌는 다음 4개의 穴位를 추가한 것이다.

① 저리고 아플 때는 經外奇穴의 아시혈을 취하고(痠痛取阿是),

② 심장과 가슴이 아플 때는 心包經의 내관혈을 도모하며(心胸內關謀),

③ 옆구리가 아플 때는 三焦經의 지구혈을 취하고(脇肋支溝取),

④ 어깨가 아플 때는 膽經의 양릉천혈을 찾는다(肩痛陽陵搜).

근대 연구증명에서도 합곡혈을 침자했을 때 그 鍼感이 대장경을 타고 위로 견우혈에 전달되고, 견우혈에서 鍼感의 자극이 가미되어 계속적으로 다시 상행하여 頰部에 전달되며, 자각증상으로 下齒에 酸楚의 감각이 나타났다.

이러한 관점에서 "面口合谷收"는 임상실천 중에 총결되어 나타난 객관적인 규율이다. 합곡혈은 그 외에도 **祛風解表 · 調和營衛**의 작용을 가지고 있어 주로 外感病症을 치료하며 無汗일 때 능히 發汗하고, 有汗일 때 止汗한다.

따라서 임상에서는 주로 外感風寒, 寒熱, 頭痛, 無汗 혹 多汗 등 증을 치료하는 데 사용한다. 이것은 대장과 폐의 상호 표리관계에서 찾아볼 수 있는데, 폐는 방위를 담당하고 밖으로는 피모를 주관하므로 풍사가 외습하면 폐의 방위작용이 먼저 작동하게 된다. 수태음은 裏와 陰에 속해 있고, 수양명은 表와 陽에 속해 있는데, 합곡혈은 수양명대장경의 原穴로써 능히 표리의 양 經을 관통할 수 있으므로 본 經의 병을 치료함과 동시에 능히 肺經의 外感病症을 치료할 수 있다.

≪鍼經摘英集≫에 의하면 합곡혈은 "傷寒在表, 發熱惡寒, 頭項痛, 腰脊强, 無汗, 尺寸脈俱浮."의 병증을 치료하고, 또한 "此穴

能表發汗大妙"라 하였다. 이것은 본 穴이 **宣通肺氣·開泄腠理·發表散邪**의 功效를 가지고 있음을 설명하는 것이다.

또한 합곡혈은 현저한 진통작용을 가지고 있어 頭痛, 牙痛, 咽喉腫痛, 痛經, 腹痛 등을 치료한다. 합곡혈의 진통작용은 현대적으로 상당한 測痛硏究實驗을 통해 확인된 것으로 단측의 합곡혈을 침자했을 때 전신피부통의 한계에 서로 다른 정도의 높은 변화가 나타났는데, 일반적으로 그 진통효과가 頸部, 胸部, 腹部, 下肢, 上肢의 순서로 감경한다는 것을 알게 되었다.

동물실험에서는 합곡혈을 電鍼하였을 때 牙髓刺激(痛)을 억제하는 작용이 있음을 확인하였고, 그 진통작용이 足三里穴보다 더 강하다는 것이 증명되었다. 따라서 임상에서 頭, 面, 頸, 項部에 대한 鍼麻手術을 할 때 합곡혈을 또한 상용혈로 사용한다.

▣ 합곡혈을 취자하여 髖關節扭傷을 치료할 수 있다.

髖關節扭傷은 대부분 髖關節의 활동이 빈번하면 부담이 비교적 증대하게 되므로 만약 과도한 內收, 外展, 屈伸 혹은 突然扭轉 혹은 跌仆閃挫로 인해 髖關節 주위의 軟組織損傷이 이루어져 발생하게 된다. 합곡혈은 수양명대장경의 原穴이며, 原穴과 삼초는 밀접한 관계가 있고, 그 源은 배꼽아래 腎間에서 動氣를 일으켜 인체의 氣化功能을 조정하는 관계이다.

양명경은 多氣多血의 경맥이므로 전신의 경락기혈을 조절하고 아울러 비교적 강한 진통작용을 가지고 있기 때문에 합곡혈을 침자하여 髖關節扭傷을 치료하는 것은 舒筋活絡과 通絡止痛의 작용으로 경락을 잘 통하게 하고, 국부의 근육조직을 부드럽게 풀어내어 손상을 빨리 회복하고, 腫脹疼痛을 소제하므로 공능활동이 정상으로 회복하게 된다.

관관절뉴상을 치료하는 조작방법은 扭傷關節의 반대쪽 합곡혈에 자입 0.5～1寸, 염전사법으로 진침하여 행침을 1～3분 정도 하고, 환자로 하여금 髖位를 굽혀 상하로 활동을 하도록 한다. 病程이 비교적 긴 사람은 먼저 髖關節扭傷疼痛處를 시술하여 편안하게 한 다음 평보평사수법으로 환측의 합곡혈에 자입하여 행침을 1～3분 하고, 환자로 하여금 髖位를 굽혀 상하로 활동을 하도록 한다.

髖關節扭傷의 증상으로 髖部의 腫脹疼痛, 피동적인 활동 시 동통이 가중되고, 膝痛 혹은 서있는 것이 불능하고 잘 걷지 못하는 것이다. 주구용 씨는 합곡혈을 침자하여 「髖關節扭傷 환자 30명을 치료한 결과 보통 病程이 짧은 환자는 1차에 치유하고, 病程이 긴 환자도 침자 3차 이내에 모두 치유하여 치유율이 100%에 도달하였다」고 보도하였다.

【附】≪禁鍼穴歌≫에서 "孕婦不宜鍼合谷, 三陰交亦通論"이라 하여 이미 歷大醫家들은 "임산부에게 합곡혈은 禁鍼穴이다"라는 것을 공인하고 있다. 어떤 의사의 보도에 의하면 "30여 명의 임산부에게 합곡혈과 삼음교혈을 취해 강한 자극이나 혹은 捻轉瀉法을 행하고 通電자극을 배합 사용한 결과 유산자는 많지 않고 대다수 임산부들이 小腹隱痛 혹은 刺痛을 가지고 있을 뿐이다"고 하였다.

그러나 ≪類經圖翼≫에서 "能下死胎, 婦人姙娠補合谷卽墜胎"라 설명하고 있고, 대량의 임상실천증명에서 합곡혈과 삼음교혈을 침자하면 임산부에 대하여 자궁수축을 증강하고, 宮口擴張의 작용을 가지고 있으므로 近人은 출산을 인도하거나 무통분만 등에 사용한다. 본 穴은 기체 반응성에 대한 작용이 강하기 때문에 태기를 크게 손상할 수 있으므로 신체가 허약하거나 혹은 유산이 쉬운 素體者에게는 당연히 신중하게 사용하여야 한다.

二. 手三里穴

수삼리는 手臂部에 위치하고 있는데, 肘髎穴(穴位 : 曲池上 1寸) 아래 3寸 지점에 있어 붙여진 穴名이다. 수삼리혈은 수양명대장경의 腧穴로써 그 주요 공효는 **淸瀉陽明 · 調理胃腸 · 疏風活絡**이다.

양명경은 多氣多血의 경락이고, 病變이 대부분 熱象에 속하며, 본 穴은 양명경의 肘 이하의 중요 위치에 있다. 陽明實熱을 淸瀉하는 것이 가능하므로 임상에서 胃腸積熱 혹은 풍사가 외습하여 양명에 울체되면 火로 변화하여 경락 순행을 따라 올라와 염증을 일으켜 발생하는 牙痛, 頜痛, 扁桃腺炎 등 병증을 치료할 때 자주 사용한다.

그 외에 대장은 전도변화를 주관하고, 腸과 胃는 상통하므로 수삼리를 침자하여 和胃安腸의 공효로써 또한 胃痛, 腹痛, 腹瀉 등 胃腸 병증을 치료할 수 있다. 그리고 족삼리혈과 배합하여 宿食不化, 消化不良 등을 치료하는 효과가 아주 좋다. 또한 수삼리는 장기적으로 經絡病을 치료하기도 하는 데 그 침감이 곡지혈보다 강렬하다.

만약 외사가 침습하여 氣滯血凝을 인기하여 발생하는 上臂와 肩臂部의 동통 혹은 手痹不仁, 半身不遂, 肌肉萎縮, 知覺遲鈍 등을 치료할 때 제일 먼저 선택하는 常用穴이다.

▣ 수삼리혈을 취자하여 急性腰扭傷을 치료할 수 있다.

≪鍼灸聚英≫에서 "挫閃腰痛, 取手三里"라 기재하고 있는데, 이것은 手陽明의 經脈은 肘를 통과하여 肩臂로 순행하여 대추혈에서 독맥과 교회하므로 急性腰扭傷을 치료할 수 있다는 말이다.

급성요뉴상을 치료하는 조작방법은 一側의 腰扭傷에 대하여 반대측 수삼리혈을 취하고, 양측 혹은 腰肌正中扭傷일 때는 양측 穴을 취하면 된다. 침자 1寸 정도, 瀉法을 시행하여 침감이 前臂를 향해 放散하면 되고, 유침은 5~10분을 하며, 동시에 환자로 하여금 腰部를 활동하여 屈伸과 轉側을 천천히 하다가 빠르게 하여 반복적으로 수차 행한 다음 동통이 완해되거나 혹은 정지된 후에 환자에게 휴식을 잠깐 취하도록 하고 출침을 한다. 만약 腰部腫脹이 명현한 자는 국부에 拔火罐을 2~4곳 정도 하고, 留罐을 5~10분 한다.

진조명 씨는 수삼리혈을 침자하여「急性腰扭傷 환자 1024명을 치료한 결과 침 1차 완전치유 624명, 침 2~3차 완전치유 253명, 무효 147명으로 유효율이 85.7%」라고 보도하였다.

▣ 수삼리혈을 취자하여 扁桃體炎을 치료할 수 있다.

扁桃體炎은 급성과 만성으로 구분하며, 병을 발생하는 주요한 원인으로 연구균, 포도구균과 폐염쌍구균에 의해 인기되고, 중의학에서의 "乳蛾"에 속하며, 대부분 風熱의 邪가 肺胃를 침습하여 발생한다. 수삼리혈은 수양명대장경의 腧穴로써 **疏風通絡·消炎止痛·清泄陽明**의 공효를 가지고 있기 때문에 扁桃體炎을 치료할 수 있다.

≪經穴主治症≫에서 "齒痛, 扁桃腺炎, 顏面腫物等, 常在三里

附近現出硬結或壓痛."이라 기재하고 있는데, 이것은 본 穴이 扁桃體炎症에 대한 하나의 중요 반응점이며, 또한 본 穴을 침자할 때 그 침감이 곡지혈에 비해 강렬하므로 扁桃體炎을 치료하는 消炎止痛의 공효를 가지고 있다. 임상에서 보통 침자 시 염전수법을 행하면 즉시 동통이 해지된다.

편도체염을 치료하는 조작방법은 單側扁桃體炎은 환측의 수삼리혈을 취하고, 兩側扁桃體炎은 양측의 수삼리혈을 취해 자입 1寸 정도, 평보평사수법을 행하여 침감이 咽頰部에 전도되면 효과가 제일 좋다. 마순례 씨는 수삼리혈을 침자하여「扁桃體炎 환자 50명을 치료한 결과 침 1차 치유 23명, 침 2차 치유 14명, 침 3차 치유 10명, 무효 3명이었다」고 보도하였다.

三. 曲池穴

곡지는 수양명경의 腧穴로써 脈氣의 流注가 이 穴의 경우에 水流가 池中에 들어오는 것과 유사하고, 또한 穴을 취할 때 그 肘가 굴곡하여 마치 橫紋頭處에 凹陷의 형상을 가지고 있는 것이 淺池와 유사하여 곡지라 명하였다.

≪會元鍼灸學≫에서 "曲池者, 曲者曲肘之處也, 池者陽經有陰氣所聚, 陰陽通化, 治氣分亦能養陰, 故名曲池"라 하였다. 곡지혈은 수양명대장경의 合穴이며, 주요 공효는 **散風止痒·淸熱消腫·疏通經絡**이다. 그리고 임상에서 그 치료범위가 비교적 광범위한 腧穴 중의 하나이다.

고대 문헌 중에서 곡지의 주치작용에 대하여 기재되어 있는 것은 비교적 많다. 예를 들면 ≪鍼灸甲乙經≫에서 "傷寒余熱不盡"

을 치료한다고 기재되어 있으며, ≪玉龍經≫에서는 "遍身風痛"을 치료할 수 있다고 기재하였고, ≪備急千金方≫에서 "擧體痛痒如蟲嚙, 痒而搔之, 皮便脫落作瘡"을 치료하고, ≪千金翼方≫에서는 "癮疹"을 치료한다고 기재하고 있다. 이것은 본 穴이 祛風透表와 驅逐周身風邪의 특수 치료 작용을 가지고 있다는 것을 설명하는 것이다.

肺는 일신의 氣를 주관하고 皮毛를 담당하고 있는데, 풍사가 외습하면 먼저 皮毛를 침범하게 되므로 肺衛는 우선 이것을 방어하게 되고, 陽明은 肌肉을 주관하고 있기 때문에 肌表의 피부와 연계가 있는 것이다. 그 외에 풍사가 寒・濕・熱과 협잡하여 肌表에 울체되어 毛竅를 폐색하는 까닭에 經氣가 빠져 나가는 것을 얻지 못하고 氣血이 瘀滯되어 전신성의 피부병이 출현하게 된다.

따라서 곡지혈을 취해 **宣泄透達・養血祛風・清泄陽明經熱邪**의 공효로 外透內清하여 病邪를 몰아내면 營衛氣血이 조화를 얻게 되어 병을 치유할 수 있는 것이다. 그러므로 곡지혈은 外感表證과 전신성의 피부병을 치료하는 要穴이다. 본 穴을 침자하여 임상에서는 주로 感冒・頭痛 등 증을 치료하고, 특히 外感風熱表證과 동반한 高熱증상이나 陽明熱이 盛한 경우에 疏風清熱・退熱解表・清泄陽明의 공효로 치료할 수 있다. 또한 蕁麻疹, 皮炎, 丹毒, 過敏性紫斑, 皮膚瘙痒症 등의 피부병을 祛風止痒・清熱解毒・抗過敏作用의 공효로 치료하기도 한다.

또한 곡지혈은 **疏通經絡・宣通氣血・清熱解毒・消腫散結・疏通經氣** 등의 작용이 있다. 양명경은 多氣多血하므로 만약 氣虛血少와 津液不足에 의해 인기된 手足痿軟無力, 風寒濕邪에 의한 痹證, 中風, 半身不遂, 臂痛, 上肢疼痛 등 허실한열의 증상을 막론하고 모두 곡지혈을 취하여 치료할 수 있다.

그 외에 임상에서는 頭痛, 口眼歪斜, 耳下腺炎, 瘰癧(나력: 경부임파선결핵), 急性乳腺炎, 扁桃體炎 등을 치료할 수 있다. 그러므로 老醫師인 왕락정 씨는 六寸金鍼으로 곡지혈을 침자하여 「경부임파선결핵을 치료한 결과 아주 탁월한 효과가 있었다」고 보도하였다.

▣ 곡지혈을 취자하여 高血壓病을 치료할 수 있다.

고혈압병은 中醫의 眩暈, 頭痛, 肝陽, 中風 등의 범주에 속하나, 대부분 肝陽上亢, 風熱上擾, 氣血逆亂에 의한 소치이다. 곡지혈은 양명경의 合穴이고, 多氣多血이므로 곡지혈을 침자하는 것은 양명의 熱을 내리고, 직접 火의 勢를 단절하며, 氣血을 소통하여 氣血의 逆亂을 평온하게 하여 降壓에 도달하는 목적이다.

임상관찰에서 곡지혈을 침자하는 것은 뇌혈관의 긴장성을 降低하고, 동맥의 탄성을 개선하며, 搏動性 血液功應의 정황을 제고하고, 심기 수축력을 증가하여 心腦血液功應에 개선의 효능이 있기 때문에 강압효과가 아주 명현하므로 고혈압병을 치료하는 首先穴이다.

그러나 이세진 씨 보도에 의하면 임상에서 혈압이 안정되지 못한 腦血栓形成의 고혈압 환자에게 곡지혈, 합곡혈, 족삼리혈을 침자할 때 혈압이 돌연 升高하여 腦溢血로 사망한 예가 지금까지 1명이 있었다. 따라서 이러한 고혈압 환자를 치료할 때는 침자하기 전에 매 차 반드시 혈압 측정을 먼저 하여 침자할 때 발생할 수 있는 腦溢血을 방지하도록 주의하여 처리하여야 한다.

고혈압을 치료하는 조작방법은 양측 곡지혈에 직자하여 반대쪽 소해혈에 透刺되도록 1.5~3寸 하고, 득기 후 염전제삽수법으로 침감이 위로는 肩, 아래로는 腕에 도달하도록 하여 酸·麻·脹感이 출현하면 1분 후에 행침을 정지한다. 매 5분마다 염전제삽수법을 1분 정도 행하고, 30분 후 매 10분마다 염전제삽수법을 1차 시행하며 유침 1시간 후 출침한다.

웅노호 씨는 곡지혈을 침자하여 「高血壓病 환자 56명을 치료한 결과 현효 40명, 명현유효 9명, 유효 5명, 무효 2명으로 유효율이 96.5%에 도달하였다」고 보도하였다.

▣ 곡지혈을 취자하여 急性乳腺炎을 치료할 수 있다.

곡지혈은 수양명대장경의 合穴이므로 우선적으로 陽明經氣를 소통하고 陽明經의 實熱을 내리는 작용을 가지고 있는데, 특히 退熱消炎의 공효가 우수하다. 急性乳腺炎이 아직 膿으로 변화하지 않을 때 임상표현으로 乳房紅腫, 疼痛, 硬結의 主症을 가지게 되므로 곡지혈을 취자하여 **清熱解毒・活血化瘀・通絡消腫**의 작용으로 임상실천에서 急性乳腺炎을 치료하는 효과가 아주 탁월하다.

급성유선염을 치료하는 조작방법은 환측 곡지혈을 취하여 소해혈에 透刺되도록 1.5～2寸 정도 진침하여 빠르게 염전과 제삽을 교차하여 강자극수법을 1분정도 행하고, 침감이 환측의 肩에 도달하도록 하면 제일 양호하다. 출침 후 환측의 곡지혈을 규칙적으로 안마를 해 주면 그 효과가 더욱 좋다. 궁준덕 씨는 곡지혈을 침자하여 「急性乳腺炎 환자 79명을 치료한 결과 보통 1～3次에 전부 치유가 되어 치유율이 100%에 도달하였다」고 보도하였다.

▣ 곡지혈을 취자하여 麥粒腫을 치료할 수 있다.

맥립종은 대부분 實熱證에 해당하는데 實者는 瀉해야 하므로 點刺放血法을 사용하여 開導疏泄의 공효를 가지게 된다.

≪內經≫에서 "血實者宜決之"라 하였다. 곡지혈은 수양명대장경의 合穴이고 陽明의 實熱을 내리며, 우선적으로 頭面의 모든 질환을 치료할 수 있다. 따라서 곡지혈을 침자하여 淸熱瀉火와 消腫止痛의 작용으로 사기를 제거하여 정기가 스스로 안정되면 맥립종은 신속하게 소산된다.

맥립종을 치료하는 조작방법은 三棱鍼點刺放血法을 운용하여 곡지혈을 취해 醫者는 左手로 病人의 肢體를 고정하고, 右手로 삼릉침을 잡아 患眼 반대측의 곡지혈을 點刺한다. 그런 다음 손으로 가볍게 짜서 몇 방울의 혈액을 유출하면 된다. 매일 1차. 황국현 씨는 곡지혈을 點刺放血하여 「麥粒腫 환자 58명을 치료한 결과 보통 침 1～3次에 전부 치유되어 치유율이 100%에 도달하였다」고 보도하였다.

四. 迎香穴(영향혈)

영향혈은 鼻旁에 존재하며, 鼻部의 모든 병을 우선적으로 감지하고, 향취를 맡을 수 있기 때문에 穴名이 지어졌다.

≪鍼灸穴名解≫에서 "本穴接近于鼻, 當嗅覺之冲, 人情喜香惡臭, 故名迎香. 治鼻病及嗅覺不敏極效."라 기재하고 있다. 영향혈은 鼻病을 주로 치료하는데, 古代 醫籍에서도 많이 기재하고 있으며, 예를 들면 ≪玉龍歌≫에서는 "不聞香臭從何治, 迎香兩穴可堪攻"이라 기재하고 있는 것이다.

영향혈은 **通經活絡 · 散邪止痛**의 공효를 가지고 있으며, 近代醫家들은 이 공효를 취하여 急·慢性鼻炎, 鼻衄, 過敏性鼻炎, 鼻竇炎 등 각종 鼻病을 치료하는 것 외에도 面部病症 예를 들면 面神

經麻痺, 三叉神經痛, 面痒과 膽道蛔蟲症 등을 치료할 수 있다.

▣ 영향혈을 취자하여 鼻淵性頭痛을 치료할 수 있다.

비연성두통의 증상으로는 前額部頭痛, 悶脹과 동반하여 鼻塞, 鼻流濁涕 등이다. 비연성두통은 양명경두통에 속하며, 대부분 鼻淵에 의해 인기된다. 鼻는 肺가 開竅하는 곳이고 양명과 통해 있으며, 위로는 태양혈과 연결되고, 독맥에 의해 뇌로 통해 있다.

매번 발생하게 되는 원인으로 外感風寒 혹은 風熱의 사가 肺氣를 不宣하게 되면 호흡이 불리해지고, 鼻가 조색되고 불통하여 후각이 감퇴되거나, 혹은 膽熱이 뇌로 이동하게 되면 필수적으로 頭額隱痛과 때때로 누런 콧물이 흐르게 된다. 영향혈은 수양명과 족양명이 만나는 穴로써, 수양명대장경과 폐경은 서로 표리관계이므로 능히 **疏散風·宣通肺竅**의 공효를 가지고 있다.

또한 양명은 多氣多血의 經이므로 영향혈을 취하면 **瀉火凉血·淸腦宣竅**의 공효로 인해 鼻外로 분비물이 배출된다거나 額疼悶脹이 감경되고 두통이 스스로 멈추게 된다.

비연성두통을 치료하는 조작방법은 양측 영향혈을 취해 鼻內上方을 향하여 斜刺 0.5～0.8寸, 득기 후 유침은 15～20분 하며, 유침시간 중에 매 5분마다 雀啄(작탁: 참새가 모이를 쪼듯이 하는) 수법을 1분간 행하여 강자극을 가한다. 만약 동통이 완해되지 않으면 매일 1차 시술이 가능하다.

박지운(중국 腹鍼療法 창시자) 씨는 영향혈을 침자하여 「鼻淵性頭痛 환자 12명을 치료한 결과 보통 침 1～3차에 완전 치유되었으며 재발은 거의 나타나지 않았다」고 보도하였다.

五. 비노혈(臂臑穴)

비노혈은 上臂의 三角肌 하단과 肱三頭肌 사이에 위치(곡지혈과 견우혈의 연결된 線上에 놓여 있고, 곡지혈에서 위로 7寸에 존재)하고 있으며, 臂는 肩이하에서 腕에 이르는 것을 말하고, 臑는 上臂의 內側을 말하므로 비노라 하였다.

비노혈은 수양명대장경의 腧穴이며, 무릇 **疏風散邪·通經活絡**의 공효를 가지고 있고, 임상에서는 頭項强痛, 肩胛關節痛, 肩背痛과 胸痛, 癱瘓, 小兒麻痹, 肌肉萎縮 등 경맥순행의 국부병증을 주로 치료하는 데 사용하며, 그 치료효과가 곡지혈보다 우월하다. 그 외에 또한 瘰癧을 치료하는 經驗穴이다.

비노혈은 수양명대장경, 手·足태양경, 양유맥과 만나고, 수태양소장경과 족태양방광경이 정명혈에서 만나며, 양유맥은 또한 금문에서 발기하여 족소양담경을 따라 상행하며, 비노 후면을 통과하고, 수소양삼초경과 족소양담경을 따라 上頭部에서 양백혈과 絡脈이 이어진다. 그리고 비노혈은 手·足태양경과 양유맥을 통과하고 정명혈과 양백혈 등에서 상통하여 직접 眼部에 도달하므로 目疾을 치료할 수 있다.

임상에서 본 穴은 畏光, 焦灼感, 重感, 紅腫, 疼痛, 視力減退, 辨色模糊 등의 증상에 대해 유효한 消除功能을 가지고 있기 때문에 結膜炎, 角膜炎, 紅膜睫狀體炎과 視神經萎縮 등에 응용할 때 항상 만족할만한 치료효과를 가지고 있다.

▣ 비노혈을 취자하여 麥粒腫을 치료할 수 있다.

맥립종은 "偸鍼眼"이라고도 하며, 임상에서 자주 발견하는 안과

병증의 하나이며, 대부분 열독이 眼瞼에 옹색되어 발생한다. 증상으로 眼瞼腫脹疼痛, 眼瞼表面隆起明顯, 稍痒, 視物困難, 硬結, 已成膿 등이 발생한다. 비노는 四脈과 만나며 四條의 經脈은 모두 目과 통해 있으므로 그 만나는 穴인 비노혈을 瀉하여 通陽瀉熱·消腫止痛·明目의 작용으로 麥粒腫(맥립종: 눈다래끼)을 치료하는 有效穴이다.

맥립종을 치료하는 조작방법은 환측의 비노혈에 鍼尖이 위를 향하도록 斜刺 0.8～1.5寸, 득기 후 제삽의 瀉法을 행하고, 유침은 15분, 매일 1차. 장지용 씨는 비노혈을 침자하여 「麥粒腫 환자 20명을 치료한 결과 모두 침 1～3차 이내에 치유되어 치유율이 100%에 도달하였다」고 보도하였다.

第三節 足陽明胃經經穴

一. 사백혈(四白穴)

사백혈은 족양명위경으로서 面部의 輸穴이며, 目下에 위치한다. 본 穴을 침자하여 目疾을 치료할 수 있으며, 眼睛이 빛나 사방 만물을 명백하게 볼 수 있어 四白이라 칭하였다.

사백혈의 주요 공효는 **清頭明目・疏風活絡**이며, 歷代 醫家들은 본 穴이 目疾을 치료하는 要穴이며, 예를 들면 目赤痛, 目翳(목예: 안구 각막병에 걸린 후 남은 흔적), 目眩痒(목현양: 눈이 어지럽고 가려운 병), 羞明落泪(수명낙루: 눈이 부시어 강한 빛을 바로 보지 못하고 눈물을 흘리는 병) 등을 치료하는 효능이 많고, 그 외에 頭痛, 口眼歪斜의 치료에도 활용할 수 있다고 인식하였다.

▣ 사백혈을 취자하여 膽道蛔蟲症을 치료할 수 있다.

담도회충증은 회충이 膽道 안에 잠입하여 발생하는 일종의 急腹症이다. 회충은 膽道 내에서 연동과 膽管痙攣을 일으켜 극렬한 동통이 출현한다. 담도회충증의 증상으로는 心窩部와 右上腹部에 이따금 징으로 뚫는 것 같은 동통과 동통이 출현할 때 움직이지도 못하고 식은땀이 나며, 惡心嘔吐, 畏寒發熱, 黃疸 등을 동반하는 것이다.

近人들은 오랜 임상 경험을 통하여 사백혈을 영향혈 방향으로 투과하여 담도회충증을 치료하는 효능이 좋다는 것을 알았다. 왜냐하면 사백혈은 足陽明經의 輸穴이고, 영양혈은 手足陽明經의 合穴이며, 또한 양명경은 多氣多血의 經이기 때문이다. 본 穴을 침자하여 陽明經氣의 소통과 胃腸의 濕熱을 내리는 공효를 가지고 있으며, 濕熱을 제거하기 위해 膽道를 소통시키므로 蟲이 움직이지 않으면 통증이 멈추게 되기 때문이다. 또한 담총관괄약기의 경련을 완해하므로 驅蟲止痛의 목적에 도달하게 되는 것이다.

담도회충증을 치료하는 조작방법은 사백혈에서 영향혈 방향으로 투과하여 자입하고, 득기 후 강한 자극수법으로 행하며, 유침은 30분, 유침시간 중 매 10분마다 행침 1차. 출침 후 관찰 2시간. 마등욱 씨는 사백혈 透영향혈로 침자하여 「膽道蛔蟲症 환자 30명을 치료한 결과 현효 21명, 유효 8명, 무효 1명으로 유효율이 91%에 도달하였다」고 보도하였다.

二. 지창혈(地倉穴)

지창혈은 足陽明胃經의 輸穴로서 口角旁에 위치하며, 天氣는 鼻로 통하고, 地氣는 口로 통하는데, 胃는 곡물창고이기 때문에 飮食水穀이 필수적으로 口를 경과하게 되므로 지창이라 명하였다. 지창혈은 手足陽明經이며 양교맥과 만나는 穴이다.

수양명경은 頰部를 통과하며, 下齒中에 들어와 口脣을 끼고, 人中에서 만난다. 족양명경은 鼻旁 인근에서 上齒 중에 들어와 口角을 끼고 口脣을 돌아 승장혈에서 만난다. 따라서 지창혈은 面頰, 齒, 口脣 등 국부의 경맥기혈을 소통할 수 있고 무릇 **疏風止痛·舒筋活絡**의 공효를 가지고 있다.

임상에서 주로 頰腫, 齒痛, 口眼歪斜, 唇緩不收, 流涎 등의 병증을 치료한다. ≪玉龍歌≫에서 "口眼歪斜最可嗟, 地倉妙穴連頰車, 歪左瀉右依師正, 歪右瀉左莫令瀉"라 하였으며, 또한 ≪百症賦≫에서는 "頰車, 地倉穴, 正口歪于片時"라 하였다. 그러므로 본穴은 風邪入絡에 의한 口眼歪斜를 치료하는 필수적 要穴이며, 만약 지창혈에서 협거혈로 투과하여 침자하면 효과가 매우 좋다.

▣ 지창혈을 취자하여 小兒流涎症을 치료할 수 있다.

소아유연증은 대부분 脾氣가 虛하여 不運하면 胃經에 濕熱이 이루어져 생긴다. 지창혈은 수족양명경의 會穴이므로 협거를 투과하여 침자할 때 비위공능을 조절하는 작용을 하게 되어 健脾化濕의 효과를 일으키게 된다. 涎水는 口腔의 唾液이고, 唾液은 唾液腺에서 분비하며, 口腔으로 연결된 導管을 통과하여 배설된다. 따라서 流涎症은 唾液腺分泌가 과다하게 왕성한 결과이다.

지창혈에서 협거혈로 투과하여 침자하게 되면 직접적으로 耳下腺, 下頷, 脣腺, 頰腺 등 唾液腺의 자극이 가능하고, 소폭도의 염전수법을 채용하면 腺體分泌의 작용을 억제하여 과도하고 왕성한 분비를 안정되게 하는 것이 가능하므로 流涎이 스스로 치유되는 것이다.

소아유연증을 치료하는 조작방법은 지창혈을 취해 鍼尖이 협거혈을 향하여 平刺하고, 심도는 지창혈과 협거혈의 연결선상의 1/2∼1/3 지점이며, 득기 후 45° 소폭도의 염전으로 30轉을 행하고, 출침 시 침공을 수차례 막는다. 양경주 씨는 지창혈 透협거혈을 침자하여 「小兒流涎症 환자 103명을 치료한 결과 완전치유 91명, 호전 10명, 무효 2명으로 유효율이 98%에 도달하였다」고 보도하였다.

三. 하관혈(下關穴)

關은 開闔(개합: 열고 닫는 것)의 樞紐(추뉴: 중추)이다. 본 穴과 牙關開闔의 관계는 밀접하며, 그 穴位가 觀骨弓 아래에 있고, 上關과 상대적이므로 下關이라 명하였다.

하관혈은 족양명경과 족소양경의 만나는 穴이며, 주요 공효는 **淸熱止痛 · 通利牙關 · 疏風開竅**이다. 고대문헌에는 齒痛, 耳鳴, 耳聾, 口眼歪斜 등 面部 五官의 病變을 치료한다고 기재되어 있다. 近人은 이 병증을 치료할 뿐만 아니라 삼차신경통과 좌골신경통을 치료하는 데 활용한다.

▣ 하관혈을 취자하여 坐骨神經痛을 치료할 수 있다.

좌골신경통은 대부분 風寒濕邪가 소양과 태양의 경맥에 침습하면 경맥을 불통하고 氣血을 瘀滯하여 소양경과 태양경 부위인 腰骶部와 一側의 下腿外側 혹은 後側部에 동통을 일으키는 증상이다. 그러므로 족소양경과 족양명경이 만나는 穴인 하관혈을 취하여 **驅風止痛**과 **通經活絡**의 작용으로 좌골신경통을 "經脈所過, 主治所及"과 "下病上治"의 원칙에 근거하여 치료한다. 그 외에 족양명위경은 多氣多血의 經으로써, 본 穴을 취하여 氣血을 관리하고 경락을 소통하며, 氣血이 조체된 상황을 개선하므로 經脈을 자양하여 氣血이 원활하게 되면 통증이 멈추게 된다.

좌골신경통을 치료하는 조작방법은 양측 하관혈을 취해 직자 0.5～0.7寸, 제삽염전의 수법으로 강한 자극을 행하고, 유침은 40～60분, 유침시간 중 매 15분마다 행침 1차, 매일 1차. 장화평 씨는 하관혈을 침자하여 「坐骨神經痛 환자 41명을 치료한 결과 유효 40

명, 무효 1명으로 유효율이 97.5%에 도달하였다」고 보도하였다.

▣ 하관혈을 취자하여 顳頜關節紊亂症을 치료할 수 있다.

하관혈은 또한 客主人이라고도 하며, **清熱止痛·通利關節·疏風開竅**의 공효를 가지고 있고, 口·耳·齒 등 국부병증을 치료하는 상용혈이다. ≪甲乙經≫에서 "失欠(실흠: 하품을 하지 못하다), 下齒齲, 下牙痛, 頰腫, 耳聾鳴, 口僻(구벽: 입이 틀어지다)" 등을 치료한다고 하였고, ≪銅人≫에서도 "偏風, 口目歪, 牙車脫臼"를 치료한다고 하였다.

근대 임상에서 주로 習慣性下頜關節脫位, 牙關緊閉, 口噤不開, 下頜關節炎, 咬肌痙攣, 三叉神經痛, 面神經痲痺, 齒痛, 中耳炎 등 병증을 치료하는 데 사용한다. 顳頜關節紊亂症은 彈響關節이라 칭하며, 咀嚼肌의 평형실조와 국부관절부분 사이의 운동상실에 의해 咀嚼障碍, 張口困難, 咬口時疼痛, 彈響(탄향: 부딪히는 소리) 등이 발생하는 구강과에서 자주 발견하는 종합증이며, 외사인 風寒濕邪를 감수하거나 咬物 혹은 관절활동을 신중하지 못하여 발생하는 병이다.

하관혈은 족양명위경과 족소양담경이 만나는 穴이고, 수양명·소양·태양경과 족소양경의 經筋을 통과하는 곳이며, 또한 족양명의 經筋이 집결하는 지점이므로 본 穴을 취자하면 **祛邪散滯·活絡止痛**의 공효로 病所에 직접 도달하고 開關利節 할 수 있다. 해부학 지식에 의하면, 下關穴皮下에 이하선이 있고, 다시 深部는 咬肌가 있으며, 顳淺動脈分出의 面橫動脈을 가지고 있고, 顏面神經顳枝와 顏面神經耳下腺叢이 분포되어 삼차신경 第三枝의 감각을 가능하게 한다. 그러므로 0.8~1寸의 침자 시 신중하게 주의하여 주요한 신경혈관을 피해 불량반응이 일어나지 않도록 하여야 한다.

임상실천 중에 본 穴을 침자한 6~8분 후 局部酸脹이 비교적 강렬하며, 출침 후 어떤 환자는 국부 활동이 비교적 영활하고 동통이 감경하며 입을 크게 벌리는 것이 가능하므로 手法과 침자의 深度를 적당하게 증강하여 經氣를 소통시켜 치유의 목적에 도달하는 것이 가능하다.

섭합관절문란증을 치료하는 조작방법은 환측의 하관혈을 취해 직자 0.8~1寸, 진침 후 국부에 酸脹感이 출현하고 面部 사방으로 연이어 확산되며, 유침은 15분, 매일 1차. 치료 중 연속하여 3일 동안 자각증상이 없을 때는 즉시 치료를 중지할 수 있다.

진영염 씨는 하관혈을 침자하여 「顳頜關節紊亂症 환자 43명을 치료한 결과 완전치유 25명, 호전 13명, 무효 5명으로 유효율이 88%에 도달하였다」고 보도하였다.

四. 천추혈(天樞穴)

천추혈은 족양명위경의 輸穴로서, 위치는 臍의 旁開 2寸이다. ≪素問·至眞要大論≫에서 "身半以上之分也, 天氣主之; 身半以下之分也, 地氣主之. 半, 所謂天樞也."라 기재하고 있다.

본 穴은 臍의 旁開에 있으며 天地二氣 사이에 놓여 있어 중초를 통과하고 水谷의 氣가 맑은 것은 올리고 탁한 것은 내리는 중추를 이루므로 천추라 명하였다. 또한 천추는 천문방면에 근거하여 하늘의 각 별(星) 운행의 규율을 지지하는 북두칠성의 제일성에 해당한다하여 명명하였는데, 이 穴은 腹中에 위치하고 있어 天樞의 星象에 가깝고, 胸腹上下의 氣를 溝通하고 신진대사를 촉진하며 자연운행의 규율에 순응하므로 명하였다.

천추는 대장의 募穴로써 大腸腑氣가 輸注하여 모이는 곳으로 그 위치가 내부에 있고 대장에 소재하고 있으므로 우선적으로 腸道疾患을 치료한다. 또한 足陽明 胃經에 속해 있어 胃腑를 가까이서 촉박하기 때문에 胃腑病症을 겸하여 치료할 수 있다.

따라서 본 穴은 **調腸和胃・理氣消滯**의 공효를 가지고 있으므로 일체의 腸道疾患과 부분적인 胃腑病症(예를 들면 腹脹, 腹痛, 泄瀉, 痢疾, 便秘와 胃痛, 嘔吐 등)을 모두 치료할 수 있다. 천추혈은 臍旁의 중요 위치에 놓여 있으며, 升降氣機・斡旋(알선: 돌림) 上下의 작용을 가지고 있으므로 비교적 명현한 止瀉와 通便의 쌍향성 작용으로 腸腑를 조절할 수 있기 때문에 설사와 변비를 치료하는 要穴이다.

그 외에 또한 천추혈은 족양명경, 족소음경과 충맥이 만나는 穴이기 때문에 腰痛, 奔豚, 疝氣, 月經不調, 赤白帶下, 腎과 膀胱, 그리고 前陰諸病을 치료하는 효과가 있다.

▣ 천추혈을 취자하여 老年習慣性便秘를 치료할 수 있다.

변비는 대장의 전도와 배변공능이 상실하여 발생하는 병증인데, 천추혈은 능히 溫運氣血・通腸導滯하므로 변비를 치료하는 有效穴이며, 특별히 老年體弱, 脾胃陽虛의 변비치료에 좋다. 腸道平滑肌가 쇠약해진 老年人은 腸力이 결핍되어 腸道蠕動이 감퇴되고, 糞便留滯가 과도하게 길어져서 변비가 되는 것인데 천추혈을 鍼灸하면 蠕動을 증가하고, 糞便留滯가 과도하게 길어지는 것을 방지하여 변비를 해소할 수가 있다.

노년 습관성변비를 치료하는 조작방법은 양측 천추혈을 취해 매

穴에 溫鍼灸 4艾段, 매 段艾의 길이는 2.5㎝, 鍼灸 30분 후 출침한다. 매일 1차. 강욱강 씨는 천추혈에 溫鍼灸를 시행하여 「老年習慣性便秘 환자 33명을 치료한 결과 완전치유 27명, 유효 4명, 무효 2명이었다」고 보도하였다.

또한 ≪鍼灸大成≫에 기재되어 있는 내용을 살펴보면, "治婦人女子癥瘕(징가: 瘀血덩어리), 血結成塊, 漏下赤白, 月事不下."라 하여 임상에서 子宮頸癌을 치료하는 과정 중에 우선적으로 활용하는 주요 穴 중의 하나가 바로 천추혈이다. 천추혈을 침자하면 破瘀活血의 공능을 능히 일으킬 수 있고, 艾灸를 하면 凝血止血의 작용을 능히 기도할 수 있다.

五. 수도혈(水道穴)

수도혈은 그 위치가 關元穴의 旁開 2寸 지점이며, 방광에 접근하고 있어서 방광의 水液滲注作用에 의해 수도를 소통하고 조화롭게 하여 水를 다스리는 공효가 있으므로 수도라 칭하였다. 수도혈은 족양명위경에 속하며, ≪甲乙經≫에서는 "三焦約, 大小便不通, 水道主之"라 하였다. 본 穴은 방광 근처에 있고 通調水道의 공효를 가지고 있으므로 治水의 要穴이다.

중의학에서 腎臟은 水를 主하고, 膀胱 또한 水에 속하며, "三焦者, 決瀆(결독: 더럽히는 것을 해결하다)之官, 水道出焉."이라 하였다. 따라서 본 穴은 신, 방광과 삼초 등 장부공능실조와 수액의 대사 장애에 의한 병증을 치료한다.

≪經穴主治症≫에서 "用以治腸病, 子宮下垂, 子宮位置異常, 下部腹痛, 男子精系痙攣, 及治膀胱麻痺, 尿閉, 膀胱炎, 腎盂炎,

子宮內膜炎等炎症. 又便秘時在水道或在其上一寸處向下方深刺, 多能奏卓效"라 하였다. 그러므로 임상에서는 주로 大小便不利, 小腹脹滿, 狐疝(호산: 탈장, 산통), 偏墜(편추: 한쪽이 아래로 처지다) 등 증을 치료하기도 한다.

【附】**狐疝症**은 여우가 낮에는 굴 밖으로 나와 배뇨를 하고, 밤에는 굴속에 있는 것과 같은 현상을 비유하여 호산이라 하며, 기왓장이 엎어진 것 같은 물체가 누워 있으면 소장에 들어가 있으나 걸어 다니면 소장에서 陰囊의 한쪽으로 나오게 되어 아픈 것을 말한다.

고환이 내려 처졌다 올라갔다 하면서 아픈 것으로 疝痛이 발작하면 뱃속에 덩어리가 지면서 아픈 것이 멎고, 疝痛이 멎으면 또 뱃속에 덩어리가 지면서 아프던 것이 다시 발작하는 것이다. 중의학에서 寒濕이 囊中에 下注되어 일으키는 일종의 痰病이다.

▣ 수도혈을 취자하여 小兒睾丸鞘膜積液을 치료할 수 있다.

소아 고환초막적액은 중의학에서 "水疝"의 범주에 속하며, 이 병의 주요 원인은 소아의 선천적인 稟賦不足으로 腎氣不固에 의해 수액이 실조되어 肝經에 적취되거나 혹은 濕邪를 감수하여 任脈經氣가 조체되어 陰囊에 수액이 瀦留되어 나타난다.

【附】**水疝症**은 음낭이 붓고 땀이 나며, 혹은 가렵고 누런 물이 흐르고, 소복을 누르면 물소리가 나는 증상으로 대부분의 원인으로 飮酒와 飮水의 과다, 혹은 노동을 하여 땀을 많이 흘린 후 찬바람을 쐬어 寒濕氣가 陰囊에 모여 형성되기도 한다.

수도혈은 족양명의 經穴이며, 通調水道의 공효를 가지고 있으므로 수액적체증에 대하여 일정한 효용을 갖고 있다. 수도혈을 艾灸하는 의도는 溫腎陽·除水積·熱則通利하고, 鞘膜積液의 흡수를 가속시켜 빠른 시간 안에 건강회복을 촉진하는 것이다.

소아 고환초막적액증을 치료하는 조작방법은 艾炷灸法으로 수도혈에 艾炷灸 5~7장을 매일 1차 시행한다. 보통 1~2차에 모두 완치된다. 왕혜운 씨는 수도혈에 艾灸하여 「小兒睾丸鞘膜積液 환자 7명을 치료한 결과 모두 1~2차에 완전 치유하였다」고 보도하였다.

六. 양구혈(梁丘穴)

양구혈은 膝髕 바깥쪽 연결선의 위쪽 2寸 지점, 股直肌와 股外側肌 사이에 존재하며, 힘을 주어 다리를 쭉 폈을 때 肌肉이 융기되어 나타나는 형상이 '마치 산의 높은 봉우리처럼 생겼다' 하여 梁丘라 명하였다. 양구혈은 족양명경의 郄穴이고, 또한 본 經의 氣血이 집합된 곳이며, 양명경은 또한 多氣多血의 經이므로 본 穴은 **舒肝和胃·理氣止痛**의 공효를 가지고 있고, 임상에서 주로 胃腑病症을 치료하는 데 사용한다.

≪金鍼梅花詩鈔≫에서 "統治脘痛及嘔吐, 對本臟腑有著效"라 기재하고 있으며, 또한 ≪經穴主治症的研究≫에서는 "本穴是胃經之郄穴, 治胃痙攣及其他腹痛時, 取此穴用灸法, 試用很見效"라 기재하고 있다. ≪鍼灸集錦≫ 중에 또한 "梁丘系足陽明胃經之郄穴, 与足三里同是治胃病的有效常用穴, 但梁丘擅長治胃酸過多, 足三里擅長治胃酸缺乏"이라 기재하여 임상경험을 설명하고 있다.

양구혈은 또한 足·腰·膝의 병을 치료하는 상용혈이다.

≪甲乙經≫에서 "膝不能屈伸, 不可以行, 梁丘主之"라 기재하고 있다. 왜냐하면 脾胃는 後天의 근본으로 氣血을 생성하고 변화하는 근원이므로 양구혈을 침자하면 營衛를 충양하고, 氣血의 扶正을 조화롭게 하며, 또한 疏通經絡·祛風散寒利濕의 작용으로 사기를 제거하게 되므로 비위가 진분되어 水穀의 氣가 충양되면 관절이 스스로 조화롭고 이롭게 되는 것이다.

임상에서 膝關節炎, 坐骨神經痛, 半身不遂 등 병증을 치료하는 효과가 비교적 좋다. 그 외에 古人은 또한 "大驚, 乳癰" 등의 병증치료에도 상용하였으며, 이것은 본 穴이 寧神定志·和胃消腫의 작용을 가지고 있음을 설명하는 것이다.

▣ 양구혈을 취자하여 急腹痛을 치료할 수 있다.

양구혈은 急腹痛을 치료하는 有效穴이다. 임상에서 어떤 원인에 의한 복통이라도 양구혈은 모두 비교적 양호한 止痛效果를 가지고 있다. 이것은 양구가 양명경의 郄穴인데 郄은 틈새의 의미를 갖고 있고, 臟腑經脈의 氣가 깊이 모여 있는 구멍이므로 郄穴의 주요 작용은 본 經의 순행부위와 소속된 장부의 급성 병증을 치료하는 것이다.

임상에서 陰經의 극혈은 대부분 血症을 치료하고, 陽經의 극혈은 대부분 急性疼痛을 치료하므로 "郄有間隙意, 止痛能救急"의 설명에 의해 실전증명에서 양구혈을 침자하면 지통효과가 신속하고 안전하며 간편하기 때문에 急腹痛을 치료하는 유효방법 중의 하나이다.

급복통(潰瘍病, 胃炎, 胃腸炎, 菌痢, 腸痙攣 등에 의한 통증)

을 치료하는 조작방법은 직자 1.2寸 정도, 유침 25분, 혹은 다시 계속하여 電鍼療法으로 침감을 지속하는 정도를 2시간한 후 출침하면 된다.

굴득창 씨는 양구혈을 침자하여 「急性腹痛 환자 40명을 치료한 결과 복통이 전부 완해하였으며, 완해한 후 2일 이상 재발이 일어나지 않았다. 다만 복통이 완해하였다 할지라도 반드시 원발병에 대한 치료는 진행하여야 한다」고 보도하였다.

七. 족삼리혈(足三里穴)

족삼리혈은 족양명위경의 合穴로서, 독비혈(=외슬안) 아래 3寸 지점(一寸은 一里에 해당)에 위치하여 붙여진 이름이다. 본 穴은 腹部 상·중·하 三部의 모든 증상을 통괄적으로 치료하며, 그 병을 치료하는 범위 또한 광범위하다.

족삼리혈은 四總穴(합곡혈 참조) 중의 하나이고, 또한 전신성의 强壯穴이다. 고금문헌의 기재와 임상보도를 근거로 족삼리혈의 주치작용을 몇 가지 방면에서 살펴보면.

1. 脾胃의 調理작용으로 주로 일체의 胃腸(소화계통)疾病을 치료한다.

≪四總穴歌≫ 중의 "肚腹三里留"라는 말은 족삼리혈이 胃腸 소화계통에 대하여 중요한 치료 작용을 총괄하고 있다는 뜻이며, 그것은 胃腸질병을 치료할 수 있는 공능을 말하고 또한 족삼리혈은 양명위경의 合穴이기 때문이다.

胃는 土에 속하고, 陽經의 合穴도 土에 속하므로 본 穴은 土經

중의 土穴이다. 그 외에 足陽明胃經의 脈氣는 胃에서 絡脈으로 脾에 연결되어 있다. 그 循經路線은 머리에서 足에 이르기까지 肚腹을 경과하므로 "經脈所過, 主治所及"의 원칙에 의해 족삼리는 胃腸疾病을 치료하는 要穴이며, **調理腸胃·通腑導滯** 등의 공효를 가지고 있기 때문에 허실한열에 상관없이 일체의 胃腸疾病에 대하여 모두 족삼리를 鍼灸하여 치료할 수 있다. 임상에서는 胃痛, 嘔吐, 呃逆, 腹痛, 便秘, 泄瀉, 痢疾, 腸癰 등의 병증을 치료하는데 많이 활용한다.

脾胃는 後天의 本에 해당하고 氣血을 발생하고 변화하는 근원이며, 脾胃功能의 성쇠와 질병발생과 발전은 밀접한 관계가 있다. 金元醫家인 이동원 씨는「脾胃가 안에서 손상되면 百病이 발생한다」고 하였고, 또한 "脾胃之氣旣傷, 元氣也不能充, 而諸病之由生也"라 하였다. 족삼리혈을 鍼灸하면 脾胃를 강건하게 하는 작용을 가지게 되는데, 이 작용은 氣血을 왕성하게 하므로 脾胃虛弱에 의한 일체의 질병을 치료할 수 있다.

예를 들면, 족삼리혈은 健脾養胃·補益氣血의 공효를 가지므로 虛勞, 失眠, 崩漏, 帶下, 月經不調 등의 병증을 치료한다. 또한 족삼리혈은 健脾化痰의 공효를 가지고 있으므로 痰을 치료하는 要穴(痰을 치료하는 要穴 : 풍륭혈, 중완혈, 족삼리혈)로써 脾虛痰盛에 의해 발생하는 痰飮, 哮喘, 癲癎 등의 병증을 치료할 수 있다.

2. 疏經活絡의 작용으로 經脈循行部位의 질병을 치료한다.

"經脈所過, 主治所及"의 치료원칙에 근거하여 "肘膝以下"의 輸穴은 일반적으로 모두 주치와 本 條의 經脈과 서로 연계되는 遠隔部位 질병작용의 특징을 가지고 있으며, 그 중에서 五輸穴이 특히 돌출된다. 족삼리혈은 肘膝以下에 있고, 胃經의 合穴이며, 족양명경맥의 순행은 頭에서 시작하여 足으로 이르기까지 頭面, 頸, 胸, 心, 肺, 肝, 胃, 腸, 下肢 등의 부위를 경과하고 있다.

그리고 족삼리혈은 **疏通經絡 · 調節陰陽**의 작용을 가지고 있기 때문에 족양명경의 순행부위의 질병을 치료할 수 있다. 임상에서는 주로 頭痛, 眼目昏花, 耳鳴, 面癱, 牙痛, 喉痛, 下肢癱瘓, 痿痹, 心悸, 失眠, 咳嗽, 哮喘 등의 병증을 치료하는 데 사용한다.

3. 急救回蘇의 작용으로 回陽九鍼穴 중의 하나이다.

【附】 **회양구침혈**은 陽氣를 회복시켜 厥逆을 치료하는 효능의 穴로써 임상에서 갑자기 졸도하고 人事不省이 되며, 四肢가 차고 脈이 약해지는 등 陽衰慾脫의 병증에 사용한다. 회양구침혈은 아문혈, 노궁혈, 삼음교혈, 용천혈, 태계혈, 중완혈, 환도혈, 족삼리혈, 합곡혈을 말한다.

족삼리혈은 胃經의 合穴이며, 胃經은 多氣多血의 經이고, 陽氣는 사지말단에서 일어나므로 족삼리혈은 매우 좋은 振奮陽氣와 復蘇醒腦의 작용을 가지고 있다. 따라서 久病으로 원기가 虛衰하거나, 急病으로 인해 陽氣가 暴脫하여 발생하는 昏厥, 休克 등의 병증을 치료하는 急救作用을 가지고 있다.

4. 保健防病의 작용으로 全身强壯穴 중의 하나이다.

脾胃는 後天의 本으로 氣血을 발생하고 변화하는 근원이며, 脾胃를 강장하는 것은 오장육부와 전신조직기관을 봉양하게 되고 그리고 족삼리혈은 補益氣血과 扶正固本의 공효를 가지고 있기 때문에 保健防病·强壯身體가 가능한 것이다.

≪鍼灸大成≫에서 "有灸足三里, 絶骨可以豫防中風之說"라 하였다. 진대중 씨의 17년간 임상결과를 살펴보면, 족삼리와 절골에

瘢痕灸를 시행하였을 때, 血流粘度를 내리고 인체의 대소 혈관을 확장하여 중풍발생에 대한 예방이 가능하다는 것을 확인하였다. 일본에서는 족삼리혈에 단독으로 뜸을 하는 長生灸法이 있었다.

≪日本文庫名家漫談≫에서 “三河之百性滿平, 每240余歲, 一門長壽, 其原爲家傳灸足三里穴所致也”라 기재하고 있으며, ≪養生一言草≫에서는 “灸治確爲養生訣, 年逾四十灸三里, 施術不謂寒暑限, 疲勞施灸爲上策”이라 하여 국제적으로도 족삼리혈에 灸를 하여 養生의 道를 실현하고 있다.

▣ 족삼리혈을 취자하여 感冒치료와 流行性感冒를 예방할 수 있다.

족삼리혈에 鍼灸하여 感冒를 치료하는 것은 經氣를 격발시켜 통과하여 氣血을 운행하고 음양을 협조하여 그 疏通經絡과 扶正祛邪의 작용을 발휘함으로 해서 機體회복을 정상상태로 도달하게 하는 것이며, 또한 중초를 관리하여 胃氣를 진분하게 되면 胃氣가 왕성하게 되어 氣血의 생성을 얻게 되므로 인체의 저항력이 증대되어 신체의 강장과 항병력이 가능하게 되기 때문에 감모를 치료하고 예방하는 작용을 가지게 된다.

현대연구에 의하면 「족삼리혈에 鍼灸하였을 때, 백혈구총수가 증가하고, 그 탄서능력을 증강한다는 것을 알 수 있으며, 機體의 각종 특이성과 비특이성의 면역력을 제고하고, 인체의 방어능력을 증강하므로 感冒의 예방과 치료를 할 수 있다」고 말한다.

감모와 유감예방을 치료하는 조작방법은 양측 족삼리혈에 직자 1~2.5寸, 제삼수법을 시행하여 침감이 상향이나 하향으로 전도되도록 하고, 득기 후 유침은 15분, 매일 1차.

호아평 씨는 족삼리혈을 침자하여 「感冒 환자 35명을 치료한 결과 5일 이내에 전부 치유되었다」고 보도하였다. 고국순 씨는 流感이 유행하는 發作區에서 「流感을 미리 예방하려는 환자 1090명에게 족삼리혈을 침자한 결과 침자 후 발병환자는 39명으로 발병율이 3.6%에 불과하여 족삼리혈이 流感을 예방하는 작용이 아주 양호하였다」고 보도하였다.

【附】 足三里穴에 灸를 행하면 保健防病의 작용을 가지게 되나, 다만 아동에게는 사용이 적합하지 않다. ≪類經圖翼≫에서 "小兒忌灸足三里, 三十外方可灸, 不爾反生疾"이라 하였다.

【附】 족삼리혈은 暈鍼反應을 치료하는 작용을 가지고 있다. 暈鍼이 엄중한 자는 족삼리혈을 補하여 救治하는 효과가 신속하다. ≪禁鍼穴歌≫에서 "肩井深時亦暈倒, 急補三里人還平"이라 설명하고 있듯이 肩井穴을 深刺하여 肺氣를 손상했을 때 暈鍼이 발생하는데 족삼리혈을 急補하여 急救할 수 있다.

▣ 족삼리혈을 취자하여 慢性胃炎을 치료할 수 있다.

"肚腹三里留"는 ≪四總穴歌≫의 第一句 명언이다. 그러므로 肚腹은 소화도 계열의 병증을 말하며, 胃腸을 말하는 것 외에도 脾·肝·膽 등의 장부병증을 포함하고 있다. 족삼리혈은 족양명위경의 合穴로써 "合治內腑"가 명시하듯이 合穴은 腑病을 치료하는 首先穴이다.

胃經의 五行은 "土"에 속하고, 陽經의 合穴 또한 土에 속하니 본 穴은 土經 중의 土穴이므로 본 腑에 속한 병증을 통합하여 치료하는 작용을 가지고 있으며, 胃腸功能을 조정하고 소화계통과 유관한 질병을 치료하는 主治穴이다.

慢性胃炎은 비교적 頑固한 常見病으로 중년 이상에서 많이 발견되어지는데, 胃痛(예: 上腹疼痛, 壓痛), 飮食不多, 腹脹, 噯氣呑酸, 泛吐淸水, 反復發作 등이 주요 증상이며 그 病因은 현재까지 확실히 밝혀진 것은 없다.

≪靈樞·五邪≫에서 "邪在脾胃, 則病肌肉痛. 陽氣有餘, 陰氣不足, 則熱中善飮; 陽氣不足, 陰氣有餘, 則寒中, 腸鳴, 腹痛; 陰陽俱有餘, 若(或)俱不足, 則有寒有熱, 皆調治于三里"라 기재하고 있다. 이것은 족삼리혈이 양호한 "雙向性"의 치료작용을 가지고 있음을 설명하는 것으로써 溫裏散寒할 수 있고, 胃 중의 熱을 瀉할 수 있기 때문에 寒證과 熱證을 모두 치료할 수 있고, 虛한 것을 補하거나 實한 것을 瀉할 수가 있는 것이다.

胃部疾患은 寒熱虛實을 불문하고 모두 족삼리혈을 관리하여 치료할 수가 있으며 족삼리혈을 침자하여 慢性胃炎을 치료하는 유효한 방법의 하나인 것이다. 그 외에 子午流注納子法으로 만성위염을 치료하는 것은 辰時에 족양명경의 氣血이 가장 왕성할 때이므로 치료효과가 더욱 현저한 까닭이다.

만성위염을 치료하는 조작방법으로 子午流注納子法을 활용하여 매일 아침 7~9시(辰時)에 양측 족삼리혈을 침자하는데,

① 肝胃不和型은 瀉法을 행하고, 유침은 15~30분.
② 脾胃虛寒型은 補法에 溫鍼을 추가하며, 유침은 30~60분.
② 胃陰不足型은 먼저 瀉法을 행한 후 補法을 행하고, 유침은 30~60분. 매일 1차.

장연성 씨는 진시에 족삼리혈을 침자하여 「慢性胃炎 환자 68명

을 치료한 결과 近期治愈 28명, 현효 20명, 호전 16명, 무효 4명으로 유효율이 94.1%에 도달하였다」고 보도하였다.

▣ 족삼리혈을 취자하여 高脂血症을 치료할 수 있다.

血漿 중의 脂類物質을 총칭하여 血脂라고 하는데, 血脂質總量이나 혹은 그 중 부분이 정상치를 초과하여 발생한 증상을 고지혈증이라 한다. 고지혈증은 動脈硬化性心·腦血管疾病을 야기하는 위험인소의 하나이다.

≪中醫痰病學≫에서 "若臟腑功能失調, 脂類代謝紊亂, 水津停而成飮, 凝聚成痰, 精化爲濁, 痰濁內聚, 致成斯症. 過量的血脂, 實有類痰濁也."라 기재하고 있으며, 痰濕이 발생하는 주요 책임은 脾에 있고, 脾氣가 허약하면 脾가 운화를 실조하여 濕을 제거하는 것이 불능하므로 水濕이 內停하고 結聚되어 痰을 발생하게 된다. 족삼리혈은 족양명경의 合穴이고, 일체의 胃腸消化系統疾病을 주치하며, 歷代醫家들은 본 穴이 **健脾和胃**와 **除濕消滯**의 공효를 가지고 있어 濕과 痰의 발생을 통제하는 것에 유리하다고 인식하였다.

≪行鍼指要歌≫에서 "或鍼痰, 先鍼中脘, 三里間"이라 하여 족삼리혈이 痰을 치료하는 要穴로써 직접 痰을 치료하는 작용을 가지고 있음을 설명하고 있다. 健脾化濕은 痰을 치료하는 本이며, 직접 痰을 치료하는 것은 痰을 치료하는 標에 해당하기 때문에 족삼리혈을 취하여 고지혈증을 치료하는 것은 "標本兼治"의 작용이다. 그리고 子午流注納子法(척택혈 참조)을 운용하여 辰時에 胃經의 氣血이 가장 왕성할 때 족양명경의 合(土)穴을 취해 본 병을 치료함으로써 그 치료효과를 증강할 수 있다.

고지혈증을 치료하는 조작방법으로 매일 진시(아침 7~9시)에 족삼리혈을 남좌여우 혹은 교차취혈하여 직자 1~1.5寸, 득기 후 평보평사수법을 행하고, 유침은 15분. 관준혜 씨는 子午流注納子法을 운용하여 진시에 족삼리혈을 침자하여 「高脂血症 환자 110명을 치료한 결과 현효 37명, 호전 57명, 무효 16명으로 유효율이 85.4%에 도달하였다」고 보도하였다.

▣ 족삼리혈을 취자하여 腎絞痛을 치료할 수 있다.

腎絞痛은 濕熱이 하초에 맺혀 풀리지 않아 尿 중에 잡질이 응결되므로 尿路를 정체시켜 배설을 억제하고 氣機를 불리하게 하여 絞痛이 발생하는데, 중의학에서 "石淋"의 범주에 속한다. 족삼리혈은 족양명경의 合(土)穴이며, 胃病과 肚腹疾患을 치료하는 常用穴과 전신을 강장하는 要穴이고, 또한 그 止痛效果가 매우 명현하다. 동물실험에서 족삼리혈을 침자하면 아주 양호한 진통작용을 가지고 있음을 증명하였다.

신교통을 치료하는 조작방법으로 양측 족삼리혈을 직자 2~3寸, 득기 후 강자극의 수법을 시행하고, 유침은 10분. 유침시간 중 매 2~3분마다 염전 혹은 제삽의 수법으로 행침 1차. 排石 時에 발생하는 腎絞痛을 치료하며 비교적 명현한 止痛作用이 있다.

양계위 씨는 족삼리혈을 침자하여 「破石手術 후 腎絞痛 환자 70명을 치료한 결과 현효 47명, 유효 19명, 무효 4명이었으며, 침자 후 1분이 지난 후 제일 빠르게 동통완해가 나타났고, 제일 늦게 나타난 것은 7분이었으며, 평균 지통시간은 5분 만에 출현하였다」고 보도하였다.

八. 하거허혈(下巨虛穴)

하거허혈의 위치는 독비(=외슬안) 아래 9寸, 條口穴 直下 1寸, 脛骨 외측 一橫指 지점이다. 巨虛는 거대한 틈새를 말하며, 脛骨外側에서 연결되어 형성된 거대하고 긴 형태의 凹陷部位가 있는데, 본 穴은 凹陷 지점의 下方에 위치하고 上巨虛와 상대되는 곳이라 하여 하거허라 하였다. 下巨虛는 胃經의 腧穴이며, 또한 소장경의 合穴이기도 하고, "合治內腑"를 이루고 있으므로 下巨虛는 **調理胃腸·淸熱利濕**의 공효를 가지고 있다.

인체 소화기관 중의 하나인 小腸은 胃에서 腐熟된 水谷을 접수하여 다시 그 精華를 흡수하고, 淸濁을 분별하여 수액은 방광으로 보내어 요도를 통해 배출하게 하고, 음식물 찌꺼기는 대장으로 내려보낸다. 따라서 본 穴은 소화불량성의 水瀉와 下腹部疼痛을 치료하는 要穴이다. 임상에서는 항상 천추혈과 결합하여 急性腸炎을 치료한다.

▣ 하거혈을 취자하여 肩周炎을 치료할 수 있다.

견주염은 一側 혹은 양측의 肩臂部에 동통과 手臂의 上擧, 外施, 後伸 등의 동작에 한계가 주어지는 주요 특징을 가지고 있는 병증이다. 중의학에서 "肩背痛" 등의 범주에 속하고, 대부분 50세 전후에 주로 발생하기 때문에 "五十肩"이라고 한다. 下巨虛는 양명위경에 속하고, 양명경은 多氣多血의 經이며, 또한 수태양소장경의 合穴이기도 하는데, 小腸經脈은 "出肩解, 繞肩胛, 交肩上"이다. 그런 까닭에 본 穴을 취자하게 되면 **調和氣血·舒筋活絡**의 작용을 가지게 되므로 肩周炎, 肩扭傷, 挫傷 등의 원인에 의해 야기된

肩痛에 대하여 止痛效果가 현저하다. 만약 그 肩關節의 활동공능을 회복하기 위한 조치로 국부에 안마를 배합한다면 효과가 더욱 만족스럽다.

견주염을 치료하는 조작방법은 환측의 하거허혈을 취해 자입 1.5寸정도 하여 염전사법을 시행하고, 유침은 10~15분, 동시에 환자로 하여금 肩部를 움직여보도록 한 후 다시 肩部에 안마를 행한다. 2일 1차. 두평 씨는 하거혈을 침자하여 「肩周炎 환자 92명을 치료한 결과 완전치유 73명, 현효 16명, 무효 3명으로 유효율이 96.7%에 도달하였다」고 보도하였다.

九. 풍륭혈(豊隆穴)

풍륭혈은 족양명위경의 絡穴인데, 豊은 豊滿을 말하고, 隆은 突起를 지칭하며, 또한 족양명경은 多氣多血의 經이므로 氣血이 본穴에서 모이게 되고 융기를 이루어 肉이 점점 豊厚하게 되므로 풍륭이라 하였다. 풍륭혈은 ≪靈樞·經脈≫편에 제일 먼저 기재되어 있으며, **調和胃氣·祛濕化痰·通經活絡·補益氣血·醒腦安神** 등의 공효를 가지고 있고, 古今醫學家들은 痰을 치료하는 要穴로 공인하였다.

≪玉龍歌≫에서 "痰多宜向豊隆尋"라 하였고, ≪醫學綱目≫에서는 "風痰頭痛, 豊隆5分, 灸亦得. 諸痰爲病, 頭風喘嗽, 一切痰飮, 取豊隆, 中脘"이라 기재하고 있으며, 또한 ≪備急千金方≫에서 "豊隆主狂妄行, 登高而歌, 棄衣而走"라고 설명하고 있듯이 모두 본 穴이 痰을 치료하는 要穴이며, 또한 痰에 의한 癲狂, 咳嗽, 哮喘, 頭痛 등의 병증을 치료하는 有效穴이라는 것을 지적하는 것

이다. 痰은 수액의 대사 장애로 인해 발생된 병리산물이며, 또한 병을 일으키는 因素 중의 하나인데, 痰의 발생과 肺, 脾, 腎의 三臟과는 아주 중요한 관계가 있고, 脾는 痰을 발생하는 근원이라는 말에 의거하여 우선의 책임은 脾에 있다. 그리고 풍륭혈은 족양명경의 絡穴이며, 족태음비경과 別走하므로 脾胃兩經의 질환을 치료할 수 있다.

본 穴을 침자하게 되면 脾胃의 氣機를 소통하고 조화롭게 하기 때문에 氣가 활성화되고 津液이 분포되므로 중초의 土가 그 運化를 얻게 되어 濕痰이 스스로 변화하게 된다. 그리고 "百病皆由痰作祟"이므로 痰과 유관한 病症은 모두 풍륭혈을 취하여 치료할 수 있는 것이다. 이세진 씨는 말하기를 痰과 유관한 병증, 예를 들면

① 痰濕범위의 惡心嘔吐.
② 痰濁阻肺의 咳嗽, 哮喘.
③ 留滯中焦의 脹滿, 納呆.
④ 溢于肌膚의 浮腫.
⑤ 流注經絡의 肢體麻木, 半身不遂.
⑥ 流注皮下經絡의 皮下腫塊(頸淋巴結核).
⑦ 蔽(폐 : 막다)于淸陽의 頭痛, 眩暈.
⑧ 痰火上擾淸竅의 頭痛.
⑨ 痰邪擾心의 心悸, 神昏, 癲狂.
⑩ 痰阻舌絡의 舌喑(설음 : 침묵하다, 말을 못하다).
⑪ 痰火阻肺의 喉喑(후음 : 소리가 나지 않다).
⑫ 痰阻胸絡의 胸痹.
⑬ 痰氣搏結의 梅核氣와 痰과 유관한 瘧疾 등은 모두 본 穴의 치료범위라 하였다.

그 외에도 하우신 씨는 풍륭혈을 취하여 자극하게 되면 足陽明經線상의 疼痛性疾病, 肌肉關節의 운동장애, 非疼痛性疾病을 치료할 수 있다고 하였다. 예를 들면 頭痛과 眼球脹痛, 下合關節風濕痛, 胸部肌肉風濕痛, 頸部肌肉과 足背部風濕痛, 小腿肌肉風濕痛 등은 풍륭혈 一穴로써 즉시 소제되거나 혹은 足陽明經線上의 동통이 감경되어진다. 이것은 풍륭혈이 膝以下의 중요 위치에 존재하고, "經脈所過, 主治所及"의 치료원칙에 근거하며, 또한 多氣多血의 족양명경에 속해 있으므로 본 穴을 취자하면 본 經의 氣血이 조체된 것을 소통하는 작용으로 그 循經線上의 병증을 치료할 수 있는 것이다.

▣ 풍륭혈을 취자하여 高脂血症을 치료할 수 있다.

고지혈증은 콜레스테롤이 높은 음식물과 糖이 높은 음식물을 과식하거나 機體本身에 내재하고 있는 脂代謝가 실조되어 발생하는데, 중의학에서 본 병은 "濕痰", "肥胖" 등의 범주에 속하며, 대부분의 원인은 脾의 運化功能이 실조되어 濕을 제거하지 못하게 되면 결취되어 痰을 발생하고, 痰濁이 脈絡에 瘀滯되어 발생하는 것으로 인식하고 있다. 그러므로 고지혈증과 痰濁은 밀접한 관계가 있다.

고지혈증의 증상으로는 形體肥胖, 善忘語遲, 思惟遲鈍, 癡呆嗜睡, 頭脹, 眩暈 등을 동반한다. 주증백 씨는 매우 일찍부터 中醫古典醫籍에서 기재하고 있듯이 血중의 脂類物質이 태과하여 높아지면 痰濁이 형성되는 것이므로 痰 위주의 치료를 해야 하고, 그 치료대법은 化痰祛脂과 升淸降濁에 입각하여야 한다고 인식한다.

풍륭혈은 족양명위경의 絡穴이고, 脾胃表裏二經의 氣血阻滯를 소통하며, 수액대사의 작용을 촉진하고, 痰濁을 강하하고, 瘀血을 변화시키며, 熱을 내리고 腑를 통하게 하기 때문에 경락의 痰濁瘀阻에 의한 고지혈증을 치료할 수 있다. 임상에서의 관찰에 의하면 血脂가 점점 정상으로 이루어지고 形體肥胖과 善忘語遲, 思惟遲鈍, 癡呆嗜睡, 頭脹眩暈 등의 증상이 호전되거나 소제되어지는 것을 확인할 수가 있었다.

고지혈증을 치료하는 조작방법은 풍륭혈을 취해 수직으로 진침 1~1.5寸, 득기 후 서서히 힘을 주는 수법을 행하여 침감이 2~3趾部로 전도되도록 하며, 유침은 30분, 매일 1차, 10일이 일 치료과정이고 치료과정 사이에 2일을 휴식한 후 다시 시작한다. 왕옥당 씨는 풍륭혈을 침자하여 「高脂血症 환자 47명을 치료한 결과 치유 36명, 현효 11명으로 2개 치료과정을 시행하였다」고 보도하였다.

▣ 풍륭혈을 취자하여 面神經麻痹를 치료할 수 있다.

면신경마비는 중의학에서 "口眼歪斜"의 범주에 속하고, 대부분의 病因은 氣血이 허약하여 경락이 空虛하게 되므로 외사가 그 虛함을 틈타 침입하여 面部에 조색하게 되면 經氣가 조체되고 經筋이 失養되어 肌肉이 완만하여 수축되지 못하여 이루어진다.

증상으로 眼不能閉合, 口眼歪斜, 流口水, 流泪, 額紋消失 등을 동반한다. ≪靈樞·經筋≫篇에서 "足之陽明……, 筋急則口目爲僻"이라 설명하고 있다. 이 병의 주요한 것은 족양명경의 病變은 족양명경의 絡穴인 풍륭혈을 취해 **補益氣血·疏散外邪·疏通陽明經氣**의 공효로써 치료하는 것을 지적하는 것이다. 본 病因은 "筋急"에 의해 "口目僻""이 발생한 것이고, 그 病變은 筋에 있으므로 반드시 深刺하면 **祛風通絡·疏調經筋**의 공효를 가지게 되며, 특히 風痰이 面部經絡에 조체되어 있는 증상이라면 더욱 좋은 치료 효과를 볼 수 있다.

면신경마비를 치료하는 조작방법은 양측 풍륭혈을 취해 자입 3 寸 깊이, 득기 후 염전제삽의 보법을 시행하고, 유침은 30분, 유침 시간 중에 행침 2~3차. 왕헌리 씨는 풍륭혈을 심자하여 「周圍性面癱 환자 102명을 치료한 결과 기본 회복 77명, 호전 23명, 무효 2 명으로 유효율이 98.04%이었다」고 보도하였다.

第四節 足太陰脾經經穴

一. 은백혈(隱白穴)

은백혈은 足太陰脾經의 井穴이며, 隱은 "藏"의 의미를 가지고 있고, 穴位는 足大趾內側端赤白肉際處이며, 그곳의 피부색이 은근한 백색이라 하여 은백이라 하였다. 또 다른 의미로는 "隱"은 潛藏孕育의 含意를 가지고 있으며, 白은 手太陰肺(金)의 색이고, 足太陰脾는 오행에서 土에 속하는데, 土는 능히 金을 生하며, 은백혈은 脾經의 井穴이므로 土氣가 스스로 발생하게 되면 金氣는 바로 이미 隱伏하고 있기 때문에 脾母는 肺子를 孕育하게 된다는 의미로 이름 지어졌다.

은백혈은 족태음비경의 수혈로써 **健脾寧神·調經通血**의 작용을 가지고 있으며, 脾經과 유관한 각 증상을 치료한다. "土能勝濕, 土衰則濕反侮之"라 하였으므로 脾氣가 허약해지면 濕이 발생하게 되어 嘔吐, 泄瀉, 腹滿 등을 일으키게 되는데, 은백혈을 취하여 健脾益氣化濕의 작용으로 임상에서는 주로 嘔吐, 食不下, 泄瀉, 腹滿 등 증을 치료한다.

飮食不節에 의하여 脾가 健運을 실조하면 濕이 결취되어 痰이 발생하거나 소체에 痰濕이 偏盛하여 痰濁이 肺에 上壅하여 야기된 咳喘, 痰鳴의 증상(土不生金, 金失所養)을 은백혈을 취하여 健脾化痰의 작용으로 土를 이용하여 金을 치료하는 방법이다.

≪靈樞·熱病≫篇에서 "氣滿, 胸中喘息, 取足太陰大趾之端,

去爪甲如韭葉, 寒則留之, 熱則疾之, 氣下乃止”라 설명하고 있다. 임상에서 은백혈을 취하여 實證을 치료할 때는 淺刺하여 脾經의 上逆된 氣를 내리고, 虛寒證을 치료할 때는 留鍼을 오래하여 健脾益氣의 작용으로 사용한다.

은백혈은 脾經의 井穴이고, 또한 十三鬼穴(소상혈 참조) 중의 하나이며, ≪經穴主治症≫에서 “井金的共同特征是用于救急法, 每見速效的代表穴”이라 하였다. 따라서 임상에서는 은백혈의 開竅醒神의 공효를 취하여 癲狂, 厥證, 小兒驚風과 抽攣 등의 병증을 치료할 수 있다.

▣ 은백혈을 취자하여 崩漏를 치료할 수 있다.

붕루는 부인과에서 자주 발견되어지는 병증으로 여성이 월경주기가 아닌 때 발생하는 陰道의 대량출혈이나 혹은 지속적인 下血이 멈추지 않은 것을 말한다. 붕루와 같은 출혈증은 우선적으로 지혈하는 것이 중요하며, 은백혈은 脾經의 井穴이며, 또한 脾는 統血의 臟으로, 脾가 健運을 실조하면 統攝도 권리를 잃게 되어 血이 經에 회귀하지 못하게 되므로 붕루가 출현하게 된다. 은백혈은 **補脾固本 · 益氣攝血**의 공효를 가지고 있고, 또한 본 穴에 艾灸하는 것은 명현한 止血效果를 가지고 있다.

붕루를 치료하는 조작방법은 艾條溫灸法으로 艾條一根을 취해 은백혈 上方에 熏灸하는 것이며, 매일 3～5차, 매차 灸15～20분, 血崩이 멈춘 후에도 계속하여 1～2일 동안 熏灸한다. 심려군 씨는 은백혈을 艾灸하여 「崩漏 환자 12명을 치료한 결과 모두 유효하였다」고 보도하였다.

二. 삼음교혈(三陰交穴)

삼음교혈은 足內踝上 3寸 지점에 있으며, 足太陰脾經・足厥陰肝經과 足少陰腎經이 만나는 곳이고, 三陰經의 병증을 주로 치료하는 穴位로써 삼음교혈이라 하였다. 삼음교혈은 족태음비경의 수혈로써 肝・脾・腎 三經이 만나는 穴이기 때문에 **健脾益氣・調補肝腎**의 공효를 가지고 있고, 三陰經의 병증을 통괄하여 치료할 수 있으며, 그 응용된 범위도 광범위하며 소화계통・생식비뇨계통을 치료하는 상용혈이며, 부인과병을 치료하는 第一要穴이다.

삼음교혈은 三陰經의 交會穴로써 肝・脾・腎臟과 연계를 가지고 있다. 脾는 統血을 주관하고, 肝은 藏血을 주관하며, 腎은 藏精을 주관하는데 精血은 근원이 같고, 여성은 血을 사용하는 생리구조를 가지고 있다. 그러므로 ≪經穴主治症≫에서 "三陰交是婦科病和男子生殖器病的名穴. 各種婦科病中与腎經的照海, 同是很見效之穴. 故此穴稱爲 '婦人之三里', 是重要之穴"라 하였다.

經帶胎產(월경, 대하, 임신, 출산)의 모든 질환은 冲・任・帶脈과 유관한데, 이것은 冲**爲血海・任主胞胎・帶脈約束諸脈**을 의미하며, 三脈과 肝脾腎 三臟과의 밀접한 관계를 말한다. 脾胃의 運化功能이 허약하여 氣血의 생성이 부족하거나 肝腎의 精血이 虧損되어 적어지게 되면 冲任帶脈의 충만함이 없고, 經도 생성의 근원이 없으며, 胎도 영양의 本이 없게 되므로 필연적으로 胎產經帶의 모든 증상이 발생하게 된다.

≪鍼灸大成≫에서도 "婦人臨經行房, 羸瘦(이수: 여위고 빼빼함), 癥瘕, 漏血不止, 月水不止, 姙娠胎橫生, 產後惡露不行, 出血過多, 血崩暈, 不省人事, 如經脈塞閉不通, 瀉之立通, 經脈虛耗不行者補之, 經脈益盛則通"이라 하였다.

이것은 본 穴이 부인과병을 치료하는 중요 수혈이며, 虛한 자는 능히 補하고, 實者는 능히 瀉하는 이중 작용을 가지고 있기 때문에 "當歸"라고 칭하기도 한다. 임상에서는 經帶胎産과 胞宮의 병증을 치료할 뿐만 아니라 肝脾腎의 三經에 속하는 병증도 모두 본 穴로 치료할 수 있다. 수혈의 특성에서 살펴보면 삼음교혈은 脾經의 수혈인데, 脾는 중초를 主하고, 水穀運化를 主하며, 精微物質을 수송하고, 水濕의 氣를 散布하며, 또한 혈액을 統攝하는 작용을 가지고 있다.

만약 脾가 健運을 失調하게 되면 모든 陽이 不昇하게 되므로 脘腹脹滿 · 水濕內停 · 腸鳴腹瀉 · 食不消化가 발생하며; 또한 만약 脾가 허약하여 統血作用이 권리를 잃게 되면 崩漏 · 便血 등 증상이 발견된다. 脾經에 속한 삼음교혈은 그 위치가 膝이하 踝部 인근의 중요위치에 놓여 있으며, 健脾益氣 · 行氣化水의 작용을 가지고 있기 때문에 소화계통의 질환을 치료하는 主穴이다.

≪鍼灸大成≫에서 三陰交의 주치는 "脾胃虛弱, 心腹脹滿, 不思飮食, 脾病身重, 四肢不擧, 腹脹腸鳴, 溏泄, 食不化"라 지적하고 있다. 또한 삼음교혈은 생식비뇨계통의 질환을 치료하는 要穴이다. 왜냐하면 脾는 後天의 本이며, 氣血이 生化하는 근원이고, 統血을 주관하고; 肝은 風木의 臟이며, 성질이 條達을 좋아하고, 血을 저장하는 공능을 가지고 있으며; 腎은 先天의 本이며, 水火의 臟이고, 일신의 水를 統攝하고, 精液을 封藏하며, 元氣의 根이고, 命門火의 근원이고, 방광의 貯尿排尿의 공능은 모두 腎의 氣化作用에 의존하고 있다.

그러므로 임상에서는 주로 陽痿, 早泄, 遺精, 陰莖疼痛, 水腫, 遺尿, 小便不利, 疝氣, 淋症, 尿血 등 생식비뇨계통의 질환을 **健脾利水 · 調補肝腎**의 공능을 취하여 치료하기도 한다.

그 외에 經脈의 순행 상에서 보면 足三陰經은 足에서 발기하여 삼음교혈에서 만나며, 少腹에서 分行하고, 陰器에서 집결하여 임맥에서 만난다. 足三陰과 足陽明의 經筋은 생식기의 부위에서 上으로 집결하는데, 脾經은 脾經을 따라 올라와 舌에서, 肝經은 前陰부위를 따라 올라와 巓頂에서, 腎經은 足心에서 시작하여 척추를 관통하며 上膈에서 肺로 들어와 舌과 협착한다.

이와 같은 三陰 순행부위에서 발생하는 病變은 삼음교혈을 취하여 刺灸함으로써 經氣를 소통하고 扶正祛邪의 치료효과에 도달하는 것이 가능하다. 그러므로 삼음교혈은 肝・脾・腎 삼장의 공능실조에 의해 발생하는 생식비뇨계의 질환을 치료할 뿐만 아니라, 동시에 "經脈所過, 主治所及"의 원칙에 의거하여 三陰經의 순행통로상의 下肢, 胸腹, 脇肋과 頭, 目 등 부위의 병증을 치료할 수 있다.

예를 들면 肝腎陰虧, 氣血不足, 經脈痹阻에 의해 발생하는 頭痛, 眩暈, 心悸, 怔忡, 失眠, 健忘, 夜盲, 靑盲, 流泪症과 身痛, 麻木, 下肢痿痹, 半身不遂, 痢疾, 過敏性紫癜, 血小板減少紫癜症, 血栓閉塞性脈管炎 등 병증은 모두 삼음교혈을 취하여 치료할 수 있다. 어떤 의학자는 부인과병 뿐만 아니라 남녀 생식비뇨계의 질병은 모두 少腹部에 집중되어 있으므로 "少腹三陰穴"의 說을 가지고 있으나, 현대 침구임상실천표명에서는 단지 "少腹三陰交"의 치료범위 정도로만 멀리 생각하고 있다.

▣ 삼음교혈을 취자하여 産後尿瀦留를 치료할 수 있다.

산후의 요저유는 산후에 일반적으로 우연히 나타나는 합병증의 하나인데, 중의학에서는 小便不通으로 인식하고 있으며, 이것은 방광의 기화작용의 실조에 의한 책임이다.

膀胱氣化의 조절과 脾氣의 轉輸, 肺氣의 肅降과 腎의 開闔은 밀접한 관계가 있다. 그 외에 肝鬱氣滞나 혹은 瘀血蘊結에 의해서도 본 병은 발생한다. 삼음교혈은 肝脾腎 삼경의 脈氣가 서로 관통하고 있는 곳이며, 단독으로 삼음교혈을 취하여 三脈의 조화에 도달할 수 있고, 膀胱水道를 소통하고 이롭게 하는 것이 목적이다. 임상검증에서도 산후요저유를 치료하는 효과가 아주 우수하다. 증상으로 산후의 排尿困難, 小腹脹滿拒按 등이다.

산후요저유를 치료하는 조작방법으로 양측 삼음교혈을 취해 직자 1~1.5寸, 염전제삽수법에서 瀉法을 행하고, 먼저 左手로 침을 잡아 침감이 足趾方向으로 전도되도록 하고, 다시 右手로 침을 잡아 침감이 大腿나 혹은 陰器方向으로 전도되도록 반복하여 수차 행한 후 유침은 15~20분, 유침시간 중 행침 1~2차. 장훈 씨는 삼음교혈을 침자하여 「産後尿瀦留 환자100명을 치료한 결과 유효 99명, 무효 1명으로 유효율이 99%에 도달하였다」고 보도하였다.

【附】 삼음교혈 연구보도

(1) 삼음교혈은 足太陰脾, 足厥陰肝, 足少陰腎의 三條 陰經이 상응하는 교접지점이나, 단 이 三條 陰經이 서로 교접되어지는 지점은 深度에 따라 다르다. 일본인 淸水完治 씨는 삼음교혈교접점의 연구에서 20명의 실험관찰을 진행하여 삼음교혈에 1, 5, 10, 15, 20㎜ 깊이로 자침하고, 熱感度測程器(반도체 피부온도계)를 이용하여 脾經, 肝經, 腎經의 左右肢趾端에 있는 井穴인 은백혈, 대돈혈, 지음혈의 온도변화 수치를 측정한 결과, 삼음교혈을 進鍼했을 때 淺刺(1~5㎜)할 때 脾經의 은백혈에 온도개변이 출현하고; 中刺(5~10㎜)할 때 腎經의 지음혈에서 深刺(10~15㎜)할 때는 肝經의 대돈혈에서 출현하는 것을 확인했다.

이상의 관찰에서 삼음교혈은 三條陰經이 서로 다른 深度의 立體性重疊으로 되어 있는데 脾經은 淺하고, 腎經이 중간이며, 肝經이 제일 깊이 있다는 것을 알게 되었다.

(2) 진영 초씨 등이 47명에 대한 50차 鍼刺 관찰에서 삼음교혈, 곤륜혈을 침자할 때 尿路(신우, 수뇨관)의 연동에 대하여 일정한 작용이 있다는 것을 확인했다. 예를 들면, 기능에 대한 조절작용(흥분과 억제반응)인데, 이것은 鍼刺效應의 영향에 대한 관건으로 강한 자극 시에 수축과 연동이 증강되고, 약한 자극 시에는 수축과 연동이 감약되었다.

이 설명은 삼음교혈이 肝脾腎 삼경의 氣血을 조정하고, 三經虛損을 補養하는 작용이며, 腎臟과 尿路에 대하여 다방면의 작용이 발휘되어짐을 말한다. 그 외에 대만 성공기념병원 외과 泌尿學組가 52명의 尿頻, 尿急과 排尿困難의 여성에 대하여 침자 전후의 尿流動力學測量을 관찰한 결과, 삼음교혈을 침자하면 膀胱內壓이 최대로 증가하고, 尿流率이 최대로 감소하며, 尿肌收縮과 外括約肌收縮이 나타난다는 것을 확인하였다. 삼음교혈을 침자하여 26명의 환자를 치료한 결과 22명의 환자가 임상증상이 개선되었다. 이처럼 삼음교혈을 침자하여 尿頻, 尿急과 排尿困難의 여성 환자를 치료하는 간단하면서도 유효한 방법이다.

(3) ≪禁鍼穴歌≫에서 "孕女不宜鍼合谷, 三陰交亦通論"라 기재하고 있는데, 이것은 前人의 실전경험으로 나타난 것이다. 일본인 本間詳白 씨는 ≪經穴主治症≫의 내용 중에서 또한 "墮胎의 秘傳法은 임신 1개월이나 혹은 2개월이 됐을 때 삼음교혈을 1.5촌 정도 침자한다면 刺鍼의 영향이 자궁으로 투입되어 즉시 유산하는데, 임맥의 石門穴과 그 작용이 같다."고 설명하고 있다. 따라서 임상에

서 체질 허약자나 혹은 유산경험이 있는 임산부에게는 당연히 삼음교혈을 禁鍼하여 유산발생을 면하여야 한다.

三. 대횡혈(大橫穴)

대횡혈의 大는 大腸을 지칭하고, 平線은 橫을 의미하며, 본 穴의 위치는 배꼽의 평횡선상에서 신궐혈의 旁開 4촌이고, 안으로 횡행결장이 지나는 곳이므로 대횡이라 명하였다.

대횡혈은 족태음비경의 腹部腧穴로써 調理腸胃・宣通腑氣의 작용을 가지고 있으며, 古今 의사들은 胃腸疾患을 치료하는 데 많이 사용하였다. ≪鍼灸集錦≫에서 본 穴의 주치는 "繞臍腹痛, 泄瀉, 痢疾, 便秘, 臟躁 등 症"이라 하였다.

▣ 대횡혈을 취자하여 癔病性暈厥을 치료할 수 있다.

癔病(억병: 히스테리)性의 暈厥은 정신의 과도한 긴장과 의외자극, 五志의 火가 內動하였다거나 혹은 大病久病 이후 체질이 허약해지고 營血이 부족하거나 훼손이 이루어져서 五臟을 유양하는 것이 불능하여 장부음양이 실조되고, 氣血運行이 상실되어 나타난다.

【附】 **五志**는 五臟이 품는 뜻을 말한다. 사람이 外界로부터 자극을 받거나 충격을 받으면 감정의 변화를 일으키게 되는데, 이것은 五臟의 기능과 직접적이면서 아주 밀접한 관계가 있다. 五志란 五情의 감정변동, 즉 정서의 변화를 의미하며, 喜・怒・思・悲・恐을 말한다.

희(喜)는 기뻐하고 좋아하는 것이고, 노(怒)는 화내는 것, 사(思)는 깊이 생각하는 것, 비(悲)는 슬프게 생각하는 것, 공(恐)은 무섭고 두려워하고 불안해하는 것을 말한다. 이것은 病因의 三因(外感病因, 內傷病因, 不內外因) 가운데 內因, 즉 內傷病因에 속하는 병인 것이다.

五志와 五臟과의 관계는 다음과 같다.

① 怒는 肝을 상하게 한다.
② 喜는 心을 상하게 한다.
③ 思는 脾를 상하게 한다.
④ 悲는 肺를 상하게 한다.
⑤ 恐은 腎을 상하게 한다.

현대의학에서는 대뇌에 일시성, 광범성의 供血不足에 의해 발생하는 잠깐 동안의 의식상실을 말한다. 대횡혈은 족태음과 음유맥의 만나는 穴로써, 음유맥은 일신의 裏를 주관하는 작용을 가지고 있기 때문에 본 穴은 陰虛陽無에 의해 神明이 어지러운 昏厥을 치료하는 의의를 갖고 있다.

癔病性暈厥의 증상으로는 突然昏倒, 不省人事, 兩目緊閉, 言語不能 등이다. **억병성운궐을 치료하는 조작방법**으로 대횡혈을 취해 직자 1~1.5寸, 그런 다음 작은 각도로 빠르게 지속적인 捻鍼을 하고, 동시에 환자의 표정을 관찰하여 회복상태에 이르면 출침한다. 심서우 씨는 대횡혈을 침자하여 「癔病性暈厥 환자 152명을 치료한 결과 완전치유가 149명이 있었고, 그 외에 3명은 중완혈을 이용하여 아주 양호한 치료효과를 얻었다」고 보도한 바 있다.

第五節 手太陽小腸經經穴

一. 후계혈(后溪穴)

후계혈의 后는 본 穴이 手小指本節 후면에 위치하고 있는 것을 말하고, 손을 오므릴 때 穴지점에 皮肉이 높게 올라오고, 어루만졌을 때 마치 작은 계곡이 굴곡된 것처럼 이루어져 후계라 하였다. 후계혈은 수태양의 脈이 유주하는 兪의 輸木穴(輸는 經氣가 흐르는 것을 의미하고, 腧는 經穴을 말한다)이고, 또한 八脈交會穴 중의 하나이며, 督脈과 서로 통해 있다.

무릇 風寒濕邪와 血行瘀滯에 의한 頭項强痛, 腰腿痛 등은 모두 **散風淸熱 · 疏調經絡**의 공능을 가지고 있는 후계혈을 침자하여 치료할 수 있다. 후계혈은 소장경의 腧穴인데, 小腸과 心은 서로 표리관계이고, 양 經은 모두 火에 속하고, 본 穴은 輸木穴이기 때문에 淸心導火의 공능으로 心熱이 소장으로 전이하여 발생하는 小便短赤의 증상을 치료할 수 있다.

본 穴은 또한 독맥과 통해 있으며, 독맥은 척추 안으로 유주하며, 상행하여 뇌로 들어오므로 **醒腦淸神**의 공능을 가지고 있다. 近人은 임상에서 본 穴을 침자하여 癔病(억병: 히스테리), 癲癇(전간: 간질), 精神病, 中風不語와 같은 질환을 치료하는데 자주 사용한다. ≪靈樞 · 雜病≫편에서 "項痛不能俛仰, 刺足太陽, 不可以顧, 刺手太陽也"라 기재하고 있으며, 또한 ≪鍼灸大成≫과 ≪鍼灸聚英≫에서는 "后溪穴主治頸項痛, 不得回顧"라 설명하고 있다.

■ **후계혈을 취자하여 落枕을 치료할 수 있다.**

본 穴은 주로 落枕을 치료하는 有效穴이다. 낙침은 대부분 그 원인이 수면 시 체위가 올바르지 못하거나, 風寒邪가 외습하여 氣血의 운행을 소통하지 못하고, 經筋이 조체되어 나타난다. 임상에서 급성으로 頸部肌肉의 경련, 강직, 酸脹, 동통이 발생하여 부드럽게 움직이지 못하는 것이 주요증상이며, 輕者는 보통 4～5일이 지나면 스스로 치유되나 重한 者는 동통이 엄중하여 頭部와 上肢를 향해 확산되고 數週가 지나도 쉽게 치유가 되지 않는다.

수태양소장경은 手에서 시작하여 頭로 흐르는데, 肩部에서 分支를 가지고 있고, 족태양방광경과 서로 접촉하며, 頭項部와 독맥과도 서로 통하고 있기 때문에 후계혈을 취자하여 **舒筋活絡**과 **太陽經氣**의 **宣暢**의 공능으로 頭項强痛과 활동장애가 있는 낙침증을 치료한다. 그러므로 近人은 "頭項后溪取"라 설명한다.

낙침을 치료하는 조작방법은 후계혈을 취해 직자 0.8寸 깊이 정도로 하고, 득기 후 瀉法을 사용하여 염전을 1～3분한다. 동시에 환자로 하여금 머리를 좌우로 움직이도록 하여 스스로 頸項部가 轉動이 비교적 편안해지고 동통이 감경하거나 소실되었을 때 서서히 퇴침하고 출침할 때는 침공을 막지 않는다. 양부화 씨는 후계혈을 침자하여 「落枕 환자 54명을 치료한 결과 유효 52명, 무효 2명 이었다」고 보도하였다.

■ **후계혈을 취자하여 急性腰扭傷을 치료할 수 있다.**

후계혈은 수태양소장경에 속하며, 수태양경과 족태양경은 이름이 같은 경락이고, 양 경맥의 氣는 서로 통해 있다. 본 穴은 또한 八脈交會穴의 하나이고, 독맥과 통해 있으며, 무릇 "督脈爲病, 脊

强反折"이라 하였다. 그외에 또한 본 穴은 소장경의 輸穴이고, "兪主體重節痛" 하기 때문에 본 穴의 주치가 肢體沈重, 疼痛의 병증이라는 것을 설명하는 것이다.

急性腰扭傷은 대부분 독맥과 방광경의 經氣損傷에 의한 증상인데, 본 穴을 취자하여 氣를 病所에 이르도록 할 수 있고, 祛邪散滯·舒筋活絡·독맥과 소장경의 經氣疏通·筋脈拘攣强急의 緩解作用으로 손상된 조직의 공능을 회복할 수 있다. 그러므로 임상에서 腰扭傷을 치료할 때 보통 一鍼으로 효과를 볼 수 있다.

급성요뉴상을 치료하는 조작방법은 교차 취혈하여 후계혈을 취해 직자 1寸 깊이 정도, 득기 후 환자로 하여금 일어서도록 하고, 다시 강자극의 수법을 시행하여 한편으로 행침하고, 한편으로 환자에게 전후좌우로 동작을 취해보도록 하며, 최대한도로 腰部를 활동하도록 한다. 유침 10분 후 다시 행침과 행동을 반복하여 여러 차례 행한 다음 腰部活動과 동통이 호전된 후 완만하게 출침한다.

양상임 씨는 후계혈을 침자하여 「急性腰扭傷 환자 57명을 치료한 결과 모두 1차에 치료효과가 있었으며, 완전치유 52명, 유효 3명, 무효 2명이였다」고 보도하였다.

【附】 "一穴療法"으로 腰扭傷을 치료하는 유관문제

急性腰扭傷은 임상에서 자주 발견되는 병중의 하나이고, 보통 運動, 負重, 勞動不愼 등에 의해 骶棘肌 혹은 棘間韌帶損傷이 발생되어 조성된다. 急性腰扭傷은 局部의 氣血瘀阻와 經脈不通을 일으킬 수 있으므로 침자의 목적은 바로 "疏通經脈, 調和氣血"을 위한 것이기 때문에 침자치료는 양호한 치료효과를 가지게 된다.

"一穴療法"을 채용하여 이 병을 치료하는 것은 더욱 치료효과를 높이고 고통을 감경하는데 장점이 있다. 近年 이래 보도에 근거하면 “一穴療法”으로 急性腰扭傷을 치료할 수 있는 單穴은 매우 많고, 그 효과도 매우 현저하다. 다만 이 치료방법에서 取穴, 治法, 留鍼, 鍼刺强度, 選穴과 治療效果의 관계 등의 방면에서 나타나는 몇 개의 유관한 문제를 간략하게 설명하고자 하니 참고하기를 바란다.

1. 取穴에 관련한 문제

“一穴療法”으로 急性腰扭傷을 치료하는 방법은 문헌상에 매우 많고, 비록 서로 다른 腧穴을 취해 치료하나 모두 효과가 매우 현저하며, 取穴하는 단일 穴 또한 수십 개에 이를 만큼 많다.

예를 들면 독맥의 인중혈; 태양경의 질변혈, 은문혈, 후계혈, 양노혈, 정명혈, 승산혈, 비양혈, 위중혈; 소양경의 두임읍혈, 외관혈; 양명경의 합곡혈, 조구혈, 수삼리혈; 삼초경의 지구혈; 임맥의 구미혈; 경외기혈의 인당혈, “閃腰穴”, “扭傷穴”, “臀中穴”, “中平穴”과 아시혈; 평형침의 요통혈 등이다. 그 외에 手鍼의 “요통혈”, “요퇴통점’’; 耳鍼의 “耳平”, “外生殖器”; 腕踝鍼의 下6, 下5 등이 있다.

이 穴들의 急性腰扭傷을 치료하는 유효율은 90% 이상이며, 어떤 腧穴은 유효율이 100%에 도달하기도 하는데, 이것은 단일 穴을 침자하여 急性腰扭傷을 치료하는 효과가 아주 높다는 것을 설명하는 것이다.

2. 治療方法에 관련한 문제

“一穴療法”을 채용하여 腰扭傷을 치료할 때 침자법 외에도 硼砂點眼法과 穴位注射法이 있다. 硼砂點眼法은 민간에서 유래한 것으로 방법이 간편하고 치료효과도 현저하다.

穴位注射法은 當歸注射液으로 승산혈에 주사하거나 아시혈에 진통주사를 놓는 방법이 보도되고 있다.

3. 留鍼時間, 鍼刺强度, 留鍼方法과 治療效果의 관계

유침시간은 어떤 의사는 10~15분, 유침시간 중 행침은 1~2차가 적당하다고 말하고 있으나, 대다수의 보도에 의하면 유침은 20분, 유침시간 중 행침은 여러 차례 하는 것이 효과가 비교적 양호하다. 침자강도는 瀉法(强刺激) 위주로 하고, 또한 주련 씨가 설명하는 "興奮法(弱刺激, 補法)"과 "動留鍼法"을 채용하고 있다.

動留鍼法은 留鍼法의 일종에 속하며, 주요 특점은 유침시간 중에 病人으로 하여금 患部를 활동해보도록 하거나 혹은 한편으로 행침하고, 한편으로 환자의 患部를 활동하도록 하는 것을 말하며, 또한 "動刺法"이라 칭하고, 근대이후 자주 사용하는 刺法 중의 하나이다.

실천증명에서 이러한 종류의 방법은 關節, 肌肉과 軟組織損傷 등의 질환에 대하여 국부신경조직의 반응자격 능력을 억제와 降低하고, 혈액순환을 조절하며, 조직대사를 증강하는 작용을 가지고 있어 손상된 부위의 회복을 가속하고, 국부동통을 신속하게 완해한다. 그러므로 "動留鍼法"을 채용하는 것은 보통 預期의 치료효과에 도달할 수 있다. 다만 주의해야 할 것은 體弱者에 대하여 침자자격을 할 때 너무 강하게 자격하게 되면 暈鍼현상이 발생할 수 있으므로 반드시 자격을 약하게 하여 暈鍼현상을 방지하여야 한다.

4. 選穴과 治療效果의 관계

急性腰扭傷을 치료할 때, 침자 시 穴을 선택하는 것과 치료효과는 일정한 관계를 가지고 있다. 진작림 씨는 병이 족태양경에 있을 때는 대부분 骶棘肌와 腰背筋膜의 손상에 의한 것이고, 병이 족태양경맥이 소재하고 통과하는 脊柱兩側에 있을 때는 후계혈을 침자하여 치료하는 효과가 제일 우수하며, 병이 독맥에 있을 때는 대부분 棘間韌帶損傷에 의한 것이며, 병이 독맥 경맥이 소재하고 통과하는 正中에 있을 때는 인중혈을 침자하는 것이 제일 효과가 양호하다.

그리고 병이 족태양과 족소양경맥에 있는 자는 骶棘肌와 臀大肌損傷이 많고, 腰痛이 환측 脊柱外側에서 臀部와 大腿部位로 연이어 나타날 때는 평형침법의 요통혈을 침자하는 것이 제일 우수한 것으로 인식하고 있다.

그 외에 구건문 씨의 보도에 의하면「두임읍혈을 침자하여 急性腰扭傷을 치료하는 효과가 비교적 명현하나 다만 손상부위에 대하여는 상당히 편파적이며, 손상부위가 正中에 있는 독맥경 부위의 효과는 불량하고, 손상부위가 腰部兩側, 즉 소양·방광·양유경락이 所過하는 곳에 있을 때는 치료효과가 상당히 우수하다」고 하였다. 이것은 두임읍혈이 족소양, 족태양, 양유맥과 교회하는 穴이라는 것에서 연고하는 것이다.

이상의 사례에서 살펴보면 모두 選穴과 治療效果는 일정한 관계를 가지고 있다는 것을 설명하는 것이다. 人體全身經絡은 모두 상호연계와 溝通을 이루고 있으며, 氣血은 경락을 의지하여 周身을 공양하고 機體의 정상생리활동을 유지한다.

急性腰扭傷이 발생 후 당연히 腰部의 軟組織 또한 상응하여 氣滯血瘀의 병리변화가 출현하므로 어떤 腧穴을 침자할 때 당연히 全身經脈을 소통하고, 人體內在의 抗病능력도 調動할 수 있어야만 손상된 연조직이 점차로 康復할 수 있는 것이다. 그러므로 急性腰扭傷이 발생하였을 때 당연히 한 번에 여러 개의 유효한 腧穴를 사용하는 것은 선택 이용에서 제외하고, 만약 어떤 一穴에 대한 치료효과가 좋지 않을 때는 다른 一穴 치료로 바꾸어 사용하여 病人의 고통을 해제하거나 감소하는 것이 바람직하다.

二. 천종혈(天宗穴)

천종혈에서 天은 上部를 지칭하고, 宗은 本을 지칭하는데 중심의 의미를 함유하고 있다. 본 穴은 肩胛崗 중점 아래 둥지의 정중앙에 위치하고 있어 천종이라 하였다.

천종혈은 수태양소장경의 肩胛部 수혈인데 ≪甲乙經≫, ≪鍼灸大成≫, ≪鍼灸圖經≫ 등에서 천종혈이 "肩胛痛", "肩臂酸痛", "肩重肘臂痛不可擧"를 모두 치료한다는 내용을 기재하고 있다. 이것은 천종혈이 **散風祛濕·舒筋利節·活絡止痛**의 공효를 가지고 있으며, 또한 소장경은 "出肩解, 繞肩胛, 交肩上"으로 순행하므로 천종혈은 "肩臂疼痛을 치료하는 要穴이다"는 것을 설명하는 것이다. 또한 본 穴의 感應은 비교적 강렬하여 肩胛을 穿過하여 肩臂部에 전도되고, 심하면 手指까지 전도가 나타나기 때문에 임상에서는 급성뿐만 아니라 만성 肩周炎을 치료하는 효과가 모두 우수하다.

▣ 천종혈을 취자하여 肩周炎을 치료할 수 있다.

肩周炎은 一側肩臂部疼痛과 手臂上擧·外旋·後伸 등 동작이 매우 어려운 병증이며, 주로 50세 전후에 발현되어진다 하여 "五十肩"이라 한다.

견주염을 치료하는 조작방법은 환측의 천종혈을 취해 직자 1寸 정도, 평보평사의 수법을 시행한다. 진침 후 酸麻脹感이 환측의 上

臂三角肌 혹은 手指로 전도되면 된다. 그런 다음 출침을 하고 유침은 하지 않는다. 유관인 씨는 천종혈을 침자하여 「肩周炎 환자 16명을 치료한 결과 아주 만족스러운 효과가 있었다」고 보도하였다.

【附】 장학산 씨는 「천종혈을 지압하여 頸椎病을 진단할 수 있다」고 보도하였다.

① 壓診方法 : 환자에게 상의를 탈의하고 의자에 앉게 한 다음 醫者가 양 손 拇指를 이용하여 균등한 힘으로 양측의 천종혈에 압박을 가했을 때 환자 자각으로 어느 한쪽에 압통이 명현하여 참아낼 수 없을 정도이면 陽性이다.

② 觀察結果 : X-레이 사진으로 사실이 증명된 81명의 경추병 환자에게 천종혈을 안압하여 어느 한 측의 동통이 명현하게 나타난 환자는 79명으로 符合率이 97.53%에 도달하였다. 또한 어느 한 측의 천종혈에 압통이 출현한 양성 환자 53명에게 다시 X-레이 검사를 진행한 결과 경추병자가 49명으로 符合率은 92.45%에 도달하였다. 그리고 다시 對照組 35명(건강인 15명, 위・십이지궤양 환자 10명, 견주염 환자 10명)에게 양측의 천종혈에 안압을 진행한 결과 모두 천종혈에 압통현상이 발현되지 않았다.

이상의 134명에 대하여 임상관찰과 X-레이 결과를 통하여 서로 비교하였을 때 정확률이 95.52%에 도달하였는데, 이것은 일정한 임상진단 의의를 가지고 있는 것이다. 이러한 검사방법은 간단하고 사용하기가 용이하여 임상에서 醫者가 경추병을 진단할 때 하나의 쉽게 이행할 수 있는 보조 진단방법을 제공하는 것이다.

三. 권료혈(顴髎穴)

권료혈에서 顴은 顴骨을 지칭하고, 髎는 骨의 틈새인 窖(교:구덩이)를 의미한다. 본 穴은 顴骨下緣의 凹陷지점에 존재하므로 권료라 하였다. 권료혈은 수태양소장경과 수소양삼초경이 만나는 穴이며, 古今醫家들은 주로 口眼歪斜, 眼瞼痙攣, 面腫齒痛등 증상을 치료하는데 사용하였다.

예를 들면 ≪鍼灸甲乙經≫에서 "頰腫, 脣痛, 顴髎主之; 目赤黃, 顴髎主之"라 하였고, 또한 ≪鍼灸大成≫에서는 "主口歪, 面赤, 目黃, 眼痙攣不止, 頰腫齒痛"이라 하였다. 근대에서는 주로 삼차신경통과 면신경마비를 치료할 때 사용하였다.

▣ 권료혈을 취자하여 三叉神經痛을 치료할 수 있다.

삼차신경통은 돌연적으로 발작이 나타나고, 陣發性·放射性·電擊樣의 극통으로 환자가 참기 어려우며, 대부분 病因은 風寒邪가 陽明筋脈에 침습하거나, 혹은 風熱毒邪가 面部에 침윤하여 筋脈운행에 영향을 주게 되어 氣血이 조체되므로 마비가 발생한다. 권료혈은 수태양경의 腧穴이므로 본 穴을 침자하여 面部經氣를 소통하고, **清熱散風·通經活絡止痛**의 공효를 일으킬 수 있기 때문에 原發性三叉神經痛을 치료할 수 있다.

원발성의 삼차신경통을 치료하는 조작방법은 권료혈을 취해 수직으로 0.8～1寸 깊이를 자입하고, 득기 후 전기에 접촉한 것 같은 침감이 출현하여 面頰部로 확산되면 瀉法 혹은 평보평사의 수법을 시행한다. 유침은 15～30분, 유침시간 중 매 10분마다 행침 1차, 매일 혹은 격일 침 1차.

최술귀 씨는 권료혈을 침자하여 「三叉神經痛 환자 65명을 치료한 결과 완전치유 40명, 현저한 효과 12명, 호전 9명, 무효 4명으로 총 유효율이 93.8%에 도달하였다」고 보도하였다.

第六節 足太陽膀胱經經穴

一. 정명혈(睛明穴)

정명혈(別名 : 精明, 泪孔)은 目內眦에 위치하고 睛에 근접하며, 目疾의 모든 증상을 치료할 수 있고, 明目의 공효를 가지고 있기 때문에 얻어진 이름이다. 또한 精明, 泪孔이라고도 한다. 본 穴의 위치는 目內眦에 있고, 족태양방광경이 시작하여 일어나는 穴이며, 수족태양 · 족양명 · 은교 · 양교 등 五脈이 만나는 穴이며, **散風清熱 · 活絡明目**의 공효를 가지고 있고, 眼病을 치료하는 局部穴位 중의 主穴이며, 그 공효가 매우 돌출되어 古今鍼灸家에게 공인되어 있다.

≪鍼灸甲乙經≫에 "目不明, 惡風, 目泪出憎寒, 目痛目眩, 內眦赤痛, 眦痒痛, 睛明主之"라고 기재되어 있으며, 그 외에 ≪鍼灸圖經≫, ≪秘傳眼科龍木論≫, ≪鍼灸大成≫ 등에도 모두 이러한 내용이 기재되어 있다. ≪會元鍼灸學≫에서 "睛明者, 諸陽氣上行而達目, 明者五臟六腑之精華, ……, 人之雙眼能明者, 賴五臟六腑之精華返射, 諸陽發光而能明"이라 하였다.

정명혈은 방광경의 시작하여 일어나는 穴이고, 五經이 만나는 穴이며, 또한 모든 陽氣가 상행하여 目에 도달하고, 오장육부의 精華가 반사되어 나타난 곳이며, 氣血이 충성한 곳이고, **明目**의 공능을 가지고 있기 때문에 目疾의 모든 병증을 치료한다. 그 외에 그 위치가 오행의 火에 속한 目內眦이고, 目疾은 대부분 熱火에 의한 증상이므로 또한 **淸熱明目**의 공효를 가지고 있다.

≪經穴解≫에서 "此穴爲五經之所聚, 而實爲本經(膀胱經)發源之所, 五經所聚之處, 氣知必盛, 目之爲症, 多從熱起, 此穴一泄, 而諸經之火泄, 而目明矣."라 주석하였다. 그러므로 眼病은 虛實寒熱을 불문하고, 정명혈은 능히 補하고 능히 瀉하는 이중 작용을 가지고 있는데, 임상에서 관찰하여 본 경험에서는 實熱의 目疾에 대하여는 그 효과가 신속하게 나타나나 虛寒의 目疾에서는 비교적 완만하게 나타난다.

근대 문헌보도에 근거하면 정명혈은 일체의 眼病을 치료할 수 있는데, 예를 들면 瞼緣炎, 麥粒腫, 急慢性結膜炎, 沙眼, 各種角膜炎, 夜盲症, 白內障, 青光眼, 視神經炎, 視神經萎縮, 溢泪症, 近視, 視力疲勞 등 병증이다.

▣ 정명혈에 硼砂點眼法을 시행하여 急性腰扭傷을 치료할 수 있다.

붕사점안법을 응용하여 急性腰扭傷을 치료하는 것은 민간요법에서 유래한 것이다. 이것은 "經脈所過, 主治所及"과 "病在下, 取之上"의 치료원칙에 근거하며 붕사의 약알칼리성을 이용하여 目內眦를 자극하면 방광경과 독맥의 經氣를 소통하고 通經活絡의 작용을 갖게 되므로 氣血을 상하로 통창시켜 腰扭傷으로 인기된 경맥의 氣滯血瘀를 해제하여 소통된 즉시 통증이 사라지는 목적에 도달하는 것이다.

그 외에 정명혈에 붕사점안법을 이용하면 환자는 동시에 많은 눈물을 유출하게 된다. ≪內經≫에서 "三百六十五絡, 其氣血皆注于面而走孔竅"라 하였다. 그러므로 전신경락과 孔竅는 밀접한 관계를 가지고 있는데 眼은 孔竅에 속하며, 또한 눈물을 유출하는 것은 전신의 經絡氣血을 소통하고 活血化瘀止痛의 작용을 증강하기 때문에 임상에서 急性腰扭傷을 치료할 때 특수한 효과를 가지게 된다. 고상영 씨는 정명혈에 點眼法을 시행하여 「急性腰扭傷 환자 35명을 치료한 결과 완전치유 34명, 무효 1명이었다」고 보도하였다.

二. 찬죽혈(攢竹穴)

찬죽혈은 足太陽經의 眼區輸穴이다. 攢은 무리를 이루어 모이는 곳을 말하고, 竹은 죽엽이 마치 眉毛를 형용하고 있는 것을 의미하는데, 본 穴은 眉頭의 凹陷지점에 위치하고, 眉毛가 대나무 잎이 무리를 이루고 있는 형상이라 하여 찬죽(別名 : 始光, 夜光, 明光)이라 명하였다. 찬죽혈은 **清熱散風·活絡明目**의 공효가 있으며, 古今醫家들은 眼病을 치료하는 要穴이라 공인하였다.

≪循經考穴編≫에서 "治一切目疾紅腫, 熱泪常流, 迎風冷泪, 目難遠視"라 기재하고 있으며, ≪勝玉歌≫에서는 "目內紅腫痛皺(추: 주름)眉, 絲竹·攢竹亦堪(감:…할 수 있다, 감당하다)醫"라 하였다. 근대 임상에서 주로 頭痛, 目眩, 眉棱骨痛, 眼瞼痙攣, 目赤腫痛, 視物不明, 結膜炎, 角膜炎, 泪囊炎, 近視, 視神經炎 등 병증을 치료하는데 사용한다.

정괴산 씨는 "찬죽혈은 疏風泄熱·活絡明目의 작용을 가지고 있는데, 그 공효가 睛明穴과 동일하며, 일체 眼病을 치료한다. 다만 장기적으로 볼 때 정명혈은 內眼病을 치료하는데 좋고, 찬죽혈은 外眼疾患과 頭痛 등에 좋다"고 지출하였다.

본 穴은 두통을 치료할 때 두유혈과 서로 배합하여 사용하는데,

이것은 찬죽혈은 眼病을 치료하는 要穴이고, 두유혈은 頭痛을 치료하는 要穴이므로 두개의 穴을 배합하여 어떤 병증에 동반하여 발생하는 것이든 혹은 단독으로 출현하는 目疼頭痛 혹은 目疼에 의한 두통을 치료한다. 이것은 "眉間疼痛苦難當, 攢竹沿皮刺不妨, 若是眼昏皆可治, 更鍼頭維卽安康"이라는 내용에 따른 것이다.

또한 찬죽혈은 眼病두통과 鼻淵性 두통을 치료하는 것 외에도 近人은 急性腰背痛과 室上性心動過速(心率100~220次/분) 등의 치료에 사용하여 비교적 양호한 치료효과를 취득하였다.

▣ 찬죽혈을 취자하여 室上性心動過速을 치료할 수 있다.

室上性心動過速은 중의학의 "心悸", "怔忡"의 범주에 속한다. 이것은 氣血虛弱과 心氣不足에 의해 돌연적으로 邪를 접수하여 心神不寧과 心失所養에 의해 인기된다. 대부분의 원인은 精神激動, 疲勞過度, 猛然使力, 內分泌障礙, 胃腸道疾病에 의해 투발된다. 주요 증상으로 心悸, 脈搏跳動이 1분에 120次 이상이고, 心前區가 불편하며, 동반하여 惡心, 手脚發涼 등을 가지고 있다.

중의학에서 眼目은 인체의 五官 중의 하나이고, 그것과 내재한 장부와는 밀접한 관계로 연결되어 있는데, 이런 것은 경락에 의지하여 관통되어 있다는 것을 말하며, 이런 까닭에 人身의 氣血은 필수적으로 경락의 轉輸운행을 통과하여 目으로 올라와 주입되므로 정상의 공능을 발휘하는 것이다.

≪靈樞・大惑論≫에서 "五臟六腑之精氣, 皆上注于目, 而爲之精"이라 하였고, ≪靈樞・邪氣臟腑病形≫에서 "十二經脈, 三百六十五絡, 其氣血皆上于面而走空竅. 其精陽氣上走于目而爲睛"이라 하였으며, 또한 ≪素問・五臟生成篇≫에서도 "諸脈者屬

于目"이라 하였던 것처럼 眼과 經絡의 밀접한 관계와 중요성을 설명하고 있다. 眼區의 腧穴을 침자하여 경락의 傳導를 통과하게 되면 臟腑氣血을 조절하는 작용을 가지게 되므로 찬죽혈을 취자하여 血脈을 調理하여 心悸, 怔忡을 치료하는 공능을 가지게 된다.

현대의학의 관점에서도 「찬죽혈을 침자하게 되면 眶上神經反射性에 인기된 迷走神經의 흥분을 자극하여 충동의 전도는 減慢하여지고, 동시에 迷走神經의 흥분성은 더욱 제고하게 되어 심장박동의 흥분성은 降低되므로 室上性의 心動過速을 통제한다」고 인식한다.

실상성심동과속을 치료하는 조작방법은 먼저 醫者는 左手의 拇指와 食指로 그 穴位를 고정한 다음 斜刺進入하여 0.3~0.5寸 깊이 정도로 皮下에 자입하고, 득기 후 유침은 3~15분, 유침시간 중 매 2~3분마다 염전으로 행침 1차, 일반적으로 中等强度로 자극한다. 왕명화 씨는 찬죽혈을 침자하여 「室上性心動過速을 치료한 결과 아주 양호한 치료효과를 얻었다」고 보도하였다.

三. 폐유혈(肺兪穴)

폐유혈(第三胸椎棘突下, 身柱旁開 1.5寸處)은 足太陽經背部의 수혈로써 兪는 輸의 의미와 동일하고, 그 안은 肺臟과 상응하므로 肺氣의 轉輸와 輸注가 이루어지는 곳이기 때문에 肺臟 질병을 치료하는 중요 수혈이라 하여 폐유라 명하였다. 폐유혈은 주로 肺臟 질환을 치료하는 중요한 수혈이다.

≪鍼灸甲乙經≫에서는 "肺氣熱, 呼吸不得臥, 上氣嘔沫, 喘氣相迫逐, 胸滿脇痞急, 息難, …, 肺兪主之."라 하였고, ≪鍼灸資生經≫에서는 肺兪穴은 "喘과 哮"를 치료한다고 기재하고 있다.

近人은 폐유혈은 주로 肺臟의 병변을 치료하는데 解表宣肺와 肅降肺氣의 작용을 가지고 있어 肺臟功能을 개선하고, 肺臟功能의 상실에 의해 발생된 병리증후를 소제하는 것에 대하여 일정한 공효를 가지고 있다고 지출하였다. 임상에서는 주로 咳嗽, 哮喘, 咳血, 肺勞와 過敏性鼻炎 등의 병증을 치료할 때 사용하며, 현대의학 중의 호흡계통질병에 해당한다. 兪穴은 장부경맥의 氣가 轉輸하고 輸注하는 곳이다. ≪素問・長刺節論≫에서 "迫臟刺背, 背兪也"라고 하였는데, 이것은 背兪穴이 상응하는 장부의 병증을 치료할 수 있다는 것을 설명하는 것이다.

▣ 폐유혈을 取刺하여 氣管支炎, 氣管支哮喘을 치료할 수 있다.

哮喘은 肺臟의 주요 病變이며, 폐유혈은 肺臟의 經氣가 輸注하는 곳으로 肺臟에 近迫하고 있으므로 肺와 직접 內外相應의 관계를 가지고 있고, 능히 肺臟의 經氣를 조절할 수 있기 때문에 효천병을 치료할 수 있다. 임상 관찰의 결과 鍼刺나 挑刺와 溫灸 등 어떤 방법을 불문하고 폐유혈은 모두 哮喘病을 치료할 수 있다. 어떤 의사는 "폐유혈은 喘症을 치료하는데 風寒束肺, 痰濁壅肺, 肺失宣降의 實喘뿐만 아니라 肺氣不足, 肺腎兩虛, 肺脾俱虛의 虛喘도 치료하는 것이 가능하다"고 인식한다.

兪穴과 그 상응한 장부는 생리상과 병리상의 밀접한 연계를 가지고 있기 때문에 장부에 병변이 발생할 때 당연히 그 상응하는 兪穴에 보통 이상 현상이 출현한다. 예를 들면 壓痛, 敏感點, 硬結 같은 이상 현상이 발생하게 되는데, 이러한 원인으로 인해 폐유혈은 肺部疾病의 반응점을 진단하는 것에도 이용할 수 있다.

≪穴位壓痛辨病診斷法≫에 의하면 "호흡계통 질병은 그 兪募穴에 압통의 陽性率이 매우 높게 출현하는데, 100명의 폐결핵 환자 例를 살펴보면 폐유혈에 압통이 93%가 출현하는 것을 알 수 있다"고 설명하고 있다. **기관지염, 기관지효천증을 치료하는 조작방법**은 三棱鍼挑刺法을 사용하여 양측 폐유혈에 1%프로카인(procaine) 0.5㎖를 皮內注射하여 마취한 다음 三棱鍼으로 表皮를 挑破하여 皮下部分의 백색섬유조직에 이를 때까지 계속한다.

挑破 후 또한 소독을 철저히 하고, 약솜과 반창고를 이용하여 덮는다. 매 10일마다 挑刺 1차, 매차 다만 一側의 폐유혈을 挑刺하는 방법으로 양측을 교차하여 사용한다. 挑刺法을 운용할 때 반드시 주의하여야 할 것은 挑刺 후 生冷한 음식, 어류, 맵고 짠 음식 등 자격성이 강한 음식물은 피하고, 아울러 적당한 휴식을 취하도록 한다.

매성 씨는 폐유혈을 挑刺하여 「咳喘病 환자 50명을 치료한 결과 보통 1~6차 이내에 완전치유가 10명, 유효가 40명이었으며, 임상관찰에서 虛證과 實證을 막론하고 모두 양호한 치료효과가 있었고, 수법 상에서 반드시 주의해야 할 것은 實證은 挑刺를 重하게 하고, 虛證은 가볍게 하는 것이 바람직하다」고 보도하였다.

四. 격유혈(膈兪穴)

격유혈(穴位 : 第七胸椎棘突下, 至陽旁開 1.5寸處)은 족태양경의 背部兪穴이며, 膈은 횡격을 말하고, 본 穴의 내부에 횡격이 상응하고 있기 때문에 격유라 하였다. 격유는 血會로서 그 위치가 心兪의 아래에 있고, 肝兪의 위에 있으며, 心은 血脈을 주관하고,

肝은 藏血을 주관하는 까닭에 본 穴은 氣血이 집결하여 모인 곳으로 血會라고도 한다.

≪難經・四十五難≫에서 "血會膈兪"라 기재하고 있으며, 소씨는 말하길 "血病治膈兪也"라 하였다. 또한 본 穴과 膈膜은 內外相應의 연계를 가지고 있고, **和血理血・寬膈利氣**의 공효가 있기 때문에 橫膈病症과 有關血症을 주로 치료하며, 또한 兼하여 肺, 脇肋, 食道, 胃部에 관련한 병증도 치료가 가능하다.

血會膈兪는 血病을 치료하는 總穴인데, 血의 병증은 血虛, 血瘀, 血熱, 出血 등 4개 방면을 개괄하고 있으며, 따라서 본 穴이 가지고 있는 和血理血의 공효는 또한 그 補血, 活血, 涼血과 止血의 치료 작용 상에서 바로 체현된다. 격유혈은 涼血止血의 작용을 가지고 있으며, 일체의 出血病症을 치료할 수 있다. ≪醫宗金鑑≫에서 "更治一切失血證"이라 하였고, ≪類經圖翼≫에서는 "此血會也, 諸血病皆宜灸之, 如此吐血衄血不已…血熱妄行, 心肺二經嘔血, 藏毒便血不止"라 기재하고 있다.

어떤 의사는 본 穴은 주로 상반신 부위에 나타나는 出血症(예: 咳血, 吐血)을 치료하지만, 임상관찰의 결과로는 便血, 崩漏를 치료하는 효과도 비교적 양호하다는 것을 指出하였다. 격유혈은 또한 **祛瘀通絡・行血止痛**의 공효를 가지고 있으므로 近人은 보통 心絞痛, 心肌硬塞, 風濕性心臟病 등 질환을 치료하는데 사용한다. 그리고 격유혈은 방광경에 속해 있고, 방광경은 그 순행 상 巓頂에 이르러 腦絡에 들어오므로 頭痛과 高血壓病을 치료하는 효과도 매우 현저하다.

이것은 모두 近代 醫家들의 격유혈에 대한 치료작용의 발전과 발휘의 공로인 것이다. 그 외에도 격유혈은 補益氣血의 작용으로 紫癜과 貧血 등의 병증을 치료할 수 있다.

현대 연구의 증명(산서성 중의연구소 경락침구연구실 보도)에 의하면 토끼에게 인공적인 瀉血을 하여 빈혈상태(赤血球 400만/㎟ 이하, 血紅蛋白 6.5g% 이하)를 조성한 다음 격유혈과 고황혈로 분별하여 침자하고 對比한 결과, 격유혈을 침자하였을 때 격유혈은 빈혈에 대하여 일정한 치료작용을 가지고 있으며, 빈혈상태가 신속하게 정상으로 회복되는 것을 발견하였다.

▣ 격유혈을 취자하여 呃逆을 치료할 수 있다.

呃逆(애역: 딸꾹질)은 膈神經이 자극을 받아 膈氣가 비자주적인 경련성 수축이 출현하는 것이다. 보통 돌연적으로 찬 음료를 마시거나, 찬 음식을 먹거나, 찬 공기를 흡입한 후 발견되고, 또한 소화계통의 질병 혹은 수술 후 지속적으로 발견된다. 중의학에서 脾胃虛寒 혹은 胃火上沖, 食滯停飮, 氣鬱不暢과 老年氣衰 등의 病因에 의하여 모두 氣機逆亂이 조성되어 呃逆이 발생하는 것으로 인식한다.

증상으로는 呃逆이 연속하여 짧고 빈번하며, 수분 혹은 수시간, 수일 동안 멈추지 않고 지속되고, 가벼운 輕症者는 짧은 시간 안에 스스로 완해가 되지만 嚴重者는 주야로 발작하고, 胃腹이 창만하며, 음식을 삼킬 수도 없고 胸痛과 嘔吐 등을 동반하므로 십분 고통을 가지게 된다. 격유혈은 안에서 膈肌와 상응하고 있고, **寬膈利氣·降逆止呃**의 작용을 가지고 있으므로 격유혈을 취자하여 경련되어 있는 膈肌를 완해하게 되면 呃逆이 스스로 멈춘다.

본 穴을 이용하여 呃逆을 치료할 때 病程이 비교적 짧은 實證에 대한 치료효과는 양호하나, 病程이 길고 危重病 후기의 正氣衰敗의 呃逆에 대한 치료효과는 비교적 차이가 있다. 격유혈을 침자할 때 반드시 短鍼으로 淺刺하거나 斜刺를 하여 득기가 출현할 정도에 도달하면 된다. 절대 深刺는 불가하며, 深刺하면 肺臟을 손상할 수 있고, 氣胸을 형성하여 심하면 질식으로 사망할 수 있으므로 반드시 주의하여야 한다.

애역을 치료하는 조작방법은 양측의 격유혈을 침자하여 빠르게 진침하고, 鍼尖을 脊柱방향으로 향하도록 斜刺하여 鍼尖이 胸椎橫突에 도착하면 적당하다. 제삽을 행하는 것을 禁하며, 염전하여 득기 후 양손으로 鍼柄을 잡고 지속적으로 貫氣(관기 : 地脈을 관통하다)하여 酸麻脹感이 앞 방향으로 방사하도록 하는 것이 가장 우수하다. 유침은 30분.

상령 씨는 격유혈을 침자하여 「呃逆 환자 30명을 치료한 결과 완전치유가 29명, 무효가 1명이 있었고, 1차 침자로 치유한 환자가 15명, 2차 침자로 치유한 환자가 8명이었으며, 3~5차 침자로 치유한 환자가 8명이 있었고, 1명은 위암수술 후 환자인데, 7차 침자로 치료한 결과 呃逆次數가 감소하였으나 효과는 이상적이지 못하였다」고 보도하였다.

▣ 격유혈을 취자하여 高血壓을 치료할 수 있다.

고혈압병은 중의학의 "頭痛", "眩暈", "肝陽" 등의 범주에 속하며, 대부분 肝陽上亢에 의해 氣血이 腦部로 상충하여 발생한다. 증상으로 頭痛, 眩暈, 耳鳴, 腰膝酸軟, 脈弦 등을 가지고 있는 것이다. 격유는 血會이고, 背部의 제7흉추 旁開에 위치하며, 또한 방광경의 背部兪穴이다. 방광경은 순행 상 巓頂에서 絡脈을 통해 腦로 들어온다. 그러므로 격유혈은 **膀胱經氣**를 소통하고, **活血祛瘀·平肝降逆**의 작용을 가지고 있다. 이러한 작용은 血을 인도하여 하행하고, 혈압을 조절할 수 있으므로 혈압을 신속하게 하강할 수 있다. 그리고 皮內埋鍼法을 운용하여 持久的인 강압작용을 증강할 수 있다.

고혈압을 치료하는 조작방법으로 먼저 醫者는 左手의 무지와 식지로 穴位의 양측을 잡아끌어 皮內鍼의 鍼尖이 脊柱방향을 향하도록 자입하고, 皮內에 한정하고 皮下 깊은 곳에 자입하지 않도록 한다. 먼저 鍼尖을 약간 자입하고, 手壓으로 鍼柄 부근을 압박하여 바로 鍼尖을 들어 올려 계속하여 1/2을 자입하며, 手壓으로 鍼柄을 압박하여 鍼尖이 다시 들어 올려지지 않도록 하는 것이 양호하다. 그런 다음 반창고로 고정하여 7일 동안 유침한다. 팽정산씨는 격유혈에 「皮內埋鍼法을 운용하여 고혈압을 치료한 결과 보통 埋鍼 후 10초 이내에 혈압이 즉시 하강하였다」고 보도하였다.

▣ 격유혈을 取刺하여 血管性頭痛을 치료할 수 있다.

혈관성 두통은 주로 頭部動脈의 공능장애로 발생하는 발작성의 질병이며 양측에 두통이 발생하는 것이 주요 증상이다. 중의학에서 "偏頭痛", "頭風" 등의 범주에 속하고, 주요한 원인은 臟腑의 공능실조에 의해 氣滯血瘀가 발생하여 이루어진다. 격유혈은 족태양방광경의 背部腧穴이고, 經氣는 위로 巓頂에 도달하여 絡脈으로 腦에 들어온다.

임상관찰에서 두통환자는 양측 격유혈에 모두 동일하지 않는 정도의 압통을 가지고 있으며, 結節을 이루고 있어 접촉할 수 있다. 격유혈은 또한 血會이기 때문에 氣血을 관리할 수 있으므로 毫鍼鍼刺加電鍼療法을 사용하거나 點刺拔罐法을 사용하더라도 모두 活血化瘀·理氣止痛의 공효를 일으킬 수 있고, 방광의 經氣를 소통하고 도달할 수 있기 때문에 두통을 멈출 수 있다.

혈관성두통을 치료하는 조작방법은

① **毫鍼鍼刺加電鍼療法**으로 양측 격유혈을 취해 脊柱방향으로 75° 각도로 斜刺1~1.5寸, 輕度의 提插捻轉을 행하여 침감이 脊柱 양측이나 肋間에 전도되도록 한다. 그런 다음 電鍼器를 연결하여 환자의 背部에 명현한 酸麻困感이 나타나면 되고, 유침은 30분, 매일 1차. 이정동 씨는 격유혈을 침자하여 「血管性頭痛 환자 137명을 치료한 결과 치유가 79명, 현효가 35명, 유효가 20명, 무효가 3명이었으며, 유효율이 98%에 도달하고 침자차수는 3~15차를 행하였다」고 보도하였다.

② **三棱鍼點刺拔罐法**으로 먼저 양측 격유혈에서 압통점을 찾아 삼릉침으로 자극한 후 다시 부황을 고정하여 약간의 혈액이 방출되도록 하며, 부황을 떼고 난 후 다수의 환자는 즉시 頭部가 가볍고 두통이 사라지는 것을 느끼게 된다. 경관 씨는 격유혈을 취해 「點刺拔罐法으로 편두통 환자 38명을 치료한 결과 치료 2~4차에 전부 우수한 치료효과가 있었으며, 그 중 17명의 頭痛消失患者는 반년 이상 재발이 되지 않았다」고 보도하였다.

五. 간유혈(肝兪穴)

간유혈은 족태양방광경의 背部에 존재하는 輸穴이며, 肝經의 經氣가 輸注하는 곳이기 때문에 肝臟과 內外相應의 연계를 가지고 있다. ≪靈樞·脈度≫ 편에서 "肝氣通于目, 肝和則目能辨五色矣"라 하였다. 肝은 目을 開竅하고, 肝脈은 위의 目系로 연결되어 있으며, 족태양방광경은 目內眦에서 발기하고 있으므로 간유혈은 肝病을 치료할 수 있을 뿐만 아니라 다종의 眼病을 치료할 수 있다.

▣ 간유혈을 취자하여 재발성 麥粒腫을 치료할 수 있다.

맥립종은 다래끼라 하며, 눈꺼풀 내막 바로 밑에 있는 피지선의 변형인 눈꺼풀판샘에 포도상구균이 감염된 것으로 급성화농성염증이며, 눈꺼풀판샘과 속눈썹모낭의 피지선에 염증이 발생하는 것으로 내・외맥립종으로 구분한다.

초기증상으로 안검피부에 국한성의 紅腫, 疼痛이 있고, 硬結이 누르는 듯 압통을 가지고 있다. 맥립종이 眦角部에 위치하게 되면 안구결막에 수종이 발생할 수 있고, 수일이 지난 후 황색반점이 출현하며 일주일 정도에 파괴된 후 점차로 치유된다. 중의에서 본 병은 "鍼眼"이라 하고, 양명위경의 濕熱이 상승하거나 外感風邪가 겸하여 風熱이 서로 접근하여 胞瞼에 놓여있어 발생한다.

맥립종은 대부분 실열증이며, 간유혈을 刺瀉하여 **通經活絡・淸熱解毒**의 공효로 麥粒腫單發者의 치료에 대하여 효과를 가지고 있을 뿐만 아니라 또한 病程이 길고 반복하여 발작하는 완고성의 맥립종을 치료할 수 있다.

맥립종을 치료하는 조작방법은 한쪽 눈에 발생한 환자는 환측, 양 눈에 발생한 환자는 양측의 간유혈을 취한다. 醫者는 간유혈을 취해 하향하여 0.4~0.6寸을 진침하고, 득기 후 강자극의 瀉法을 행하며, 염전을 수차한 후 유침하지 않고 천천히 출침하면서 돌려 침공을 크게 만든다. 출침 후 침공을 막지 않는다. 그런 다음 손으로 穴位 주위를 눌러 침공에서 약간의 혈액이 유출되면 된다. 보통 혈액을 5~8방울 유출한 후 탈지면으로 가볍게 침공을 문지르면 된다. 오속신씨는 간유혈을 침자하여 「再發性 麥粒腫 환자 12명을 치료한 결과 病程이 모두 3~7년에 해당하였으나 침 1~3차에 전부 치유되었다」고 보도하였다.

六. 신유혈(腎兪穴)

신유혈은 신장과 상응하고, 腰背部에 腎氣를 輸注하고 轉輸하는 곳이며, 주로 신장질환을 치료하는 穴이기 때문에 신유라 하였다. 신유혈은 족태양방광경의 背兪穴이고, 족태양방광경은 십사경맥 중에 순행노선이 가장 길며, 腧穴분포도 제일 많은 하나의 經脈으로 12개의 背兪穴과 오장육부의 관계는 밀접하다. 본 穴의 위치는 第二腰椎棘突下의 旁開 1.5寸인데, 이곳은 腎의 精氣가 출입하는 腰背部의 문호이다.

腎은 先天의 本이며, 命火의 根이고, 精을 저장하고, 水를 주관하며, 生殖과 發育을 주관한다. 본 穴은 신장과 유관한 질병뿐만 아니라 비뇨, 생식계통의 질환, 예를 들면 여성의 월경, 대하, 잉태, 출산에 관한 모든 질병과 남자의 遺精, 陽痿, 遺尿, 尿閉, 下焦濕熱淋濁 등의 병증을 모두 치료할 수 있다.

또한 火不生土에 의한 脾虛와 腎의 泄瀉, 水腫, 腎不納氣의 痰飮, 咳喘과 腎陰虛, 腎陽虛, 腎陰陽兩虛에 의한 각종 병증도 모두 본 穴의 치료범위이다. 그 외에도 腎은 耳를 開竅하므로 신유혈은 耳聾, 耳鳴을 치료할 수 있고, 腎은 骨髓를 주관하므로 본 穴은 일반적으로 痿痹不仁, 肢體癱瘓 등의 병증을 치료할 수 있다. 그러므로 신유혈은 주치가 광범위하고, 중요한 腧穴이며, 人體强壯의 要穴이다.

■ **신유혈을 취자하여 腰肌勞損을 치료할 수 있다.**

腰肌勞損은 대부분의 원인으로 外傷 혹은 腰部肌肉을 무리하게 사용하였거나, 혹은 風寒濕邪를 감수하여 脈絡이 조체되어 氣血運行이 장애되고, 병이 오래 되면 精血이 虧耗되기 때문에 腰肌의 유양이 상실되어 腰痛이 발생하는 질환이다.

신유혈은 방광경의 兪穴이며, 위치가 腰部에 있고, 腰는 腎의 府이며, 腎은 또한 骨을 주관하므로 신유혈을 취하여 **補腎益精·強壯腰脊**의 공효로 그 本을 치료하면 腰部의 氣血이 소통될 수 있기 때문에 소통되면 동통이 해제되므로 腰痛이 멈출 수 있다. 실제로는 標本兼治의 의의를 가지고 있다.

요기노손을 치료하는 조작방법은 皮內埋鍼法을 시행하여 양측 신유혈을 취해 원형피내침을 皮內에 자입한 후 반창고로 고정하고, 매침시간은 3~7일. 예를 들면 어느 한쪽의 腰痛일 때 먼저 환측의 신유혈에 매침하면 된다. 이걸 씨는 신유혈에 皮內埋鍼을 시행하여 「腰肌勞損 환자 78명을 치료한 결과 완전치유 46명, 호전 24명, 무효 8명으로 유효율이 89.7%에 도달하였다」고 보도하였다.

七. 대장유혈(大腸兪穴)

대장유혈은 족태양방광경의 腰部의 腧穴이고, 兪는 輸와 동일하며, 본 穴과 대장은 內外相應의 연계를 가지고 있고, 대장경의 經氣가 轉輸하는 곳이기 때문에 대장유라 하였다. 본 穴은 주로 大腸腑의 병변을 치료하며, 고대문헌에서도 빈번하게 기재되어 있다. ≪備急千金方≫에서 "大腸兪主腹中雷鳴, 泄利, 食不消化, 暴泄"이라 기재하였고, ≪十四經要穴主治歌≫에서는 "大腸兪治腰

脊痛, 大小便難此可通, 兼治泄瀉痢疾病, 先補後瀉要分明"이라 설명하였다. 이것은 古代 醫家들이 이미 대장유가 장부의 병변과 腰痛을 치료하는 經驗穴로 사용하였음을 설명하는 것이다.

≪素問・靈蘭秘典論≫에서 "大腸者, 傳導之官, 變化出焉"이라 하였고, 대장은 傳導와 糟粕(조박: 찌거기)을 수송하는 기관으로 脾胃와 더불어 음식물의 소화, 흡수, 전도를 공동 관리하고 있으므로 大腸과 脾胃는 상호영향을 주고받는 밀접한 관계가 있고, 大腸의 經氣가 轉輸하는 곳이 대장유이기 때문에 胃腸의 病變은 모두 본 穴의 치료범위에 속한다.

近人은 대장유는 **疏調腸胃・理氣化滯**의 공효를 가지고 있어 임상에서 보통 便秘, 泄瀉, 痢疾, 腸癰, 痔漏와 急·慢性腸炎 등의 병증을 치료하는데 사용한다. 족태양방광경에 속해 있는 대장유는 腰部에 위치하고 있고, 膀胱과 腎은 서로 표리관계에 있는 장부이기 때문에 따라서 대장유는 또한 **補腎壯腰・通絡止痛**의 공효를 가지고 있으므로 그 국부병증의 치료 작용을 발휘하는 것이며, 腰痛과 坐骨神經痛을 치료하는 有效穴이다.

▣ 대장유를 취자하여 細菌性痢疾을 치료할 수 있다.

세균성이질은 주로 여름이나 가을철에 痢疾杆菌에 의해 감염되어 발생하는 腸道傳染病이다. 중의에서 "滯下", "白痢", "時疫痢", "疫毒痢", "噤口痢" 등으로 칭하고, 外感暑濕疫毒의 氣, 음식불결 혹은 濕熱內生의 원인으로 胃腸氣化가 조체되고, 氣血과 暑濕熱毒이 싸우고 결취되어 울체된 것이 오래 되면 부패되어 膿血便으로 배출된다. 증상으로 腹痛, 腹瀉, 裏急後重, 下痢膿血 등이 매일 10~20차에 도달하고, 또한 고열, 구토 등 증을 가지고 있다.

대장유는 세균성이질과 급성장염을 치료하고, 대장유는 特定穴 중의 兪穴이며, 兪穴은 장부와 직접적인 연계를 가지고 있고, 장부 經脈의 經氣가 輸注하는 부위이므로 상응하는 장부의 병을 치료할 수가 있는 것이다. 대장유를 취자하면 경락을 통과하여 전도되어 大腸腑에 직접적으로 작용되므로 대장의 氣機를 통창하고, 대장의 공능을 증강하여 **固腸澀腸**과 **通腸導滯**의 공효를 갖게 되어 이질을 치료하는 것이 가능하다.

세균성이질을 치료하는 조작방법은 대장유를 취해 수직으로 진침, 득기 후 제삽수법으로 酸脹感이 足이나 小腹으로 모두 전도되면 가능하고, 유침은 10분. 유소무 씨는 대장유를 침자하여 「細菌性痢疾 환자 6명을 치료한 결과 모두 1～3차에 완전 치유되고, 急性腸炎 환자 14명도 1～2차에 모두 치유되었다」고 보도하였다.

八. 차료혈(次髎穴)

차료혈에서 髎는 窌(교: 저장고)와 동일하고, 骨의 틈새이며, 이것은 骶骨後孔을 지칭하는데, 본 穴位가 骶骨 第二空中에 있으므로 次上에 위치한다 하여 차료라 하였다. 骶骨後孔은 모두 좌우 대칭으로 상료, 차료, 중료, 하료로 되어 있어 八髎穴이라 한다.

≪素問·骨孔論≫에서 "腰痛不可轉搖, 急引陰卵, 刺八髎与痛上, 八髎在腰尻八間"이라 하였고, ≪鍼灸大成≫에 또한 "八髎總治腰痛"이라 기재되어 있는데, 이것은 八髎의 四穴이 공동으로 腰痛을 치료하는 要穴이라는 설명이다. 近代 醫家들은 임상실천을 통하여 그 공효와 주치에 대한 진일보한 인식을 가지고 있었다.

사문지 씨는 「腰痛이 少腹部, 늑간 아래와 腹股溝(例 : 骶叢神

經炎, 肌纖維炎 등)에 이르는 동통을 가지고 있을 때는 骶部의 八髎穴을 취하면 그 치료효과가 아주 현저하다」고 하였고, 정괴산 씨는 「좌우의 상료와 차료, 중료, 하료를 합하여 八髎穴이라 하며, 이 穴들은 부인과와 二陰(이음: 소변과 대변)疾患, 腰痛을 치료하는 常用穴」이라 하였으며, 유관군 씨는 그 주치작용을 「하초를 관리하고, 腰腿를 이롭게 한다」고 하였다.

八髎穴 중의 하나인 차료혈은 족태양방광경의 腰骶部에 위치하는 중요 수혈이다. 腰 이하에서 脊骶骨部와 만나는 곳은 족소음, 족태양과 독맥이 순행하고 통과하는 곳이며, 독맥이 관통하는 脊은 腎에 속하고, 족소음경은 腎에 속하며, 絡脈으로 방광과 연결되어 있고, 족태양경은 등골뼈에서 絡脈으로 腎과 연결되어 순행하는 까닭에 이 三經과 腎과의 연계는 밀접하다.

腎은 생식과 발육을 주관하며, 또한 二陰을 주관하고, 방광은 貯尿와 排尿를 주관하므로 ≪金鍼梅花詩鈔≫에서 "其主治功能擧凡下焦前後陰, 大小腸及腰腿諸症, 無不包羅"라 말하고 있고, ≪經穴主治症≫에서는 "治男女生殖疾患, 腰痛, 泌尿器疾患有效"라 하였다. 이것은 "차료혈이 **補腎壯腰·淸利濕熱**과 **理氣化瘀調經**의 공효를 가지고 있고, 주로 요통·부인과병·생식비뇨계의 질환을 치료하는 要穴이다"라는 설명이다. 임상에서 주로 腰痛, 腰脊痛, 帶下, 痛經, 月經不調, 遺精, 陽痿, 淋證, 遺尿, 癃閉와 下肢痲痹 같은 병증을 치료하는데 사용한다.

▣ 차료혈을 취자하여 痛經을 치료할 수 있다.

痛經은 대부분 그 원인이 氣滯血瘀 혹은 寒濕凝滯에 의해 발생한다. 차료혈은 痛經部位의 매우 가까운 곳에 있는 腰骶部에 위치하고 있으므로 局部取穴의 방법이다. 또한 腰骶部와 독맥, 족소음경과 腎의 관계는 밀접하며, 독맥과 沖·任은 모두 胞宮에서 나오기 때문에 "一源而三歧"라 하므로 차료혈을 취자하여 **調理沖任·壯腰補腎·理氣活血·調經止痛**의 공효를 갖게 된다. 沖·任의 脈이 통창되고 氣血이 왕성하게 되면 통행에 정체됨이 없고, 經血이 아래로 흘러 흡인되므로 痛經을 치료하게 된다. 그러므로 近代鍼灸醫家들은 이미 차료혈을 痛經을 치료하는 經驗穴로 공인하였다.

통경을 치료하는 조작방법은 양측 차료혈을 정확하게 잡아 2~3촌 깊이로 자입하고, 환자가 小腹내에 沉脹 혹은 酸麻感을 느낄 때 소폭도의 瀉法을 사용하여 염전하며, 유침은 20~30분, 유침시간 중 행침 1~2차. 寒凝型痛經에 대하여는 灸를 추가하면 그 효과가 더욱 신속하게 나타난다.

적수영 씨는 차료혈을 침자하여「痛經 환자 34명을 치료한 결과 완전치유 31명, 호전 3명으로 유효율이 100%에 도달하였으며, 보통 침자 8~10분에 통증이 멎기 시작하였고, 어떤 환자라도 또한 20분 안에 통증이 멈추었다」고 보도하였다.

【附】八髎穴의 위치와 침자심도에 관한 해석

(1) 팔료혈의 取穴定位에 관하여 歷代醫家들 모두 ≪甲乙經≫에 수록된 것을 근본으로 삼고 있다. ≪甲乙經≫에서 "上髎穴재第一空腰髁하一寸, 挾脊陷者中; 次髎穴재第二空挾脊陷者中; 中髎穴재第三空挾脊陷中; 下髎혈재第四空挾脊陷中"이라 기재되어 있는데, 腰髁孔은 현재 骶後孔에 대한 4개이며, 다만 이것에 대한 구체적 위치는 차이가 있다.

① 上髎는 16椎下, 次髎는 17, 中髎는 18, 下髎는 19椎下에 존재한다는 설명이 있고,

② 上髎는 18椎下, 次髎는 19, 中髎는 20, 下髎는 21椎下에 존재한다는 설명이 있으며,

③ 中線의 旁開2分, 1寸, 1.5寸 等의 거리에 있다는 설명 혹은 脊을 사이에 두고 서로 4寸의 거리로 떨어져 있다는 설명이 있다.

총론적으로 定位의 차이가 비교적 크고, 설명 또한 동일하지 않으며, 각 사람의 先天稟賦도 서로 다르고, 腰骶骨의 발육생장 또한 여러 가지 원인에 의하여 變異를 가지고 있기 때문에 骶骨後孔의 간격 또한 동일하지 않은데, ≪醫學入門≫에 기재되어 있는 "上髎作腰髁下第一空, 挾脊兩旁陷中, 余三髎少斜上濶下狹是也"의 내용이 실제와 부합하다. 따라서 近代 取穴의 대부분은 모두 第一, 二, 三, 四 骶後空 중에서 분별하여 상료, 차료, 중료, 하료로 취하고 있다.

다만 體表 상에서 骶後孔을 정확히 찾는 것은 쉽지 않은 까닭에 일반 取穴法으로 食指 끝을 小腸兪(第一骶後孔, 督脈旁開1.5寸)와 脊椎正中線의 중간에 놓고, 小指를 尾骨상방의 骶角상방에 놓은 뒤, 中指와 無名指를 서로 균등한 거리에 놓아 각 手指끝이 도달하는 곳을 잡아 식지는 상료, 중지는 차료, 무명지는 중료, 소지는 하료로 결정한다.

(2) 八髎穴의 鍼刺深度에 대하여 ≪鍼灸甲乙經≫에서 "上髎刺入三分, 次髎, 中髎, 下髎皆刺入二寸."이라 기재하고 있으나, 이것은 上髎와 기타 三髎의 鍼刺深度의 차이가 비교적 크기 때문에 近代 醫家들은 鍼刺深度를 0.5～1.5寸 혹은 1～2寸 사이를 모두 주

장하고 있는데 이것이 비교적 적당하다. 또한 鍼刺深度의 차이에 따라 鍼感과 치료범위도 다르다.

① 鍼刺深度가 3～5分일 때, 骶神經叢을 자극하므로 鍼感은 대부분 국부에 존재하고, 국부의 風濕痹痛을 치료할 수 있다.
② 鍼刺深度가 1～1.5寸深일 때, 鍼感은 위로는 腰部에 도달하고, 아래로는 족태양과 소양경을 순행하여 오금, 脛, 踝 등 부위에 도달하며, 腰骶部와 下肢疾患을 치료할 수 있다.
③ 鍼刺深度가 2寸 이상일 때, 鍼感은 少腹과 前陰, 肛門, 直腸 등의 부위를 향하여 확산되고, 泌尿·生殖系統과 直腸, 肛門의 질환을 치료할 수 있다.

九. 위중혈(委中穴)

위중혈의 委는 曲의 의미이다. 穴을 취할 때 膝關節을 굴곡하면 본 穴은 오금 횡문의 정중앙에 위치하여 委中이라고 명하였다. ≪靈樞·本輸≫에서 "委中者오금中也, 爲合, 委而取之"라 하였다. 위중혈은 또한 郄中이라고도 하는데 鍼灸四大要穴 중의 하나이며, 족태양방광경의 合穴이고, 족태양경은 少氣多血의 경락으로써 刺血이 비교적 이상적인 穴位이므로 ≪鍼灸大成≫에서는 血郄이라 칭하고 있다.

≪四總穴歌≫과 ≪鍼灸大全≫에서 모두 "腰背委中求"라는 말이 기록되어 있는데, 이 말은 무릇 腰背部의 병증은 모두 委中을 취하여 치료한다는 것을 뜻하는 것이다. 본 穴은 **舒筋通絡·散瘀活血·淸熱解毒** 등의 작용을 가지고 있다. 그러므로 마단양 씨는 鶴膝風의 치료에 사용하였고, 양계연 씨는 丹毒, 癰疽(옹저: 악성

종기 · 종양); ≪醫宗金鑑≫에서는 流注(유주: 근육, 뼈 따위에 생기는 화농성 질환의 고름이 흘러나오는 증세) 등을 치료하는데 사용했다.

【附】 鶴膝風은 무릎마디가 붓고 아프며, 다리 살이 여위어 마치 학의 다리처럼 된 병증을 말한다. 현대의학에서 퇴행성 · 류마티스성 관절염의 범주에 속하며, 대개 40대 이후에 자주 발생하는 질환이다.

학슬풍의 원인은 대개 근육과 관절이 약하게 되어 출현하며, 다른 소모성 질환을 앓은 후 발생하기도 하고, 류마티스가 오래 되어 변형된 관절이 원인이 되기도 한다. 따라서 이 병은 출산과 유산을 많이 한 여성들과 조기폐경을 맞은 골다공증을 가진 여성들에게서 주로 나타나며, 평소 비위가 약하여 편식을 하던 사람들에게 잘 발병한다.

본 병은 나이와 더불어서 발생된다고 하지만 예방을 하면 충분히 발생을 억제할 수 있으며, 또한 발병 시 초기에 적절한 치료를 하면 완치할 수 있는 병이다. 중의학에서는 足三陰經이 허손되어 風寒濕邪가 經絡, 筋脈, 關節 등에 조색되어 출현하는 痹證에 속한다. 또한 위중혈은 太陽經氣를 소통하고 臟腑의 裏熱을 내리는 작용이 있어 刺血法을 행하여 傷暑 · 癨亂 · 吐瀉를 치료할 수 있다. 그리고 淸熱瀉火의 작용으로 火를 인도하여 하행하고 涼血止血의 작용으로 鼻衄을 멎게 한다.

點刺拔罐出血은 또한 능히 血分의 熱邪를 내릴 수 있으며, 淸熱利濕의 작용으로 風疹을 제거하고, 陽邪火毒을 소통하는 작용으로 血分의 積熱을 제거하고, 解毒祛瘀의 작용으로 疔瘡(정창: 악성 종양이나 종기)을 치료하고, 舒筋活絡의 작용으로 錮痹痛을 제거한다. 그 외에 임상에서 주로 下肢痿弱, 偏枯, 酸楚, 腫痛, 小腿拘急痙攣 등 증을 치료하는데 사용한다.

▣ 위중혈에 三稜鍼點刺放血法을 시행하여 急性腰扭傷을 치료할 수 있다.

急性腰扭傷에 의해 발생하는 腰痛은 일반적으로 跌仆, 閃挫에 의해 筋脈이 손상되어 氣血이 凝滯되면 불통되어 동통이 발생한다. 위중혈에 點刺拔罐放血法으로 급성요통을 치료한다는 것은 일찍이 ≪內經≫에 기재되어 있다. ≪素問・刺腰痛≫ 편에서는 "足太陽脈令人腰痛, 引項脊尻(고: 궁둥이)背如重狀, 刺其郄中太陽正經出血"라 하였고, 그 외에도 ≪千金≫, ≪外台≫, ≪銅人≫, ≪大全≫, ≪大成≫, ≪金鑑≫ 등에서 위중혈이 주로 腰痛을 치료한다고 말하고 있다. 예를 들면 ≪席弘賦≫에서 "委中專治腰間痛"라 하였고, ≪靈光賦≫에서도 "五般腰痛委中安" 이라 하였다.

委中穴은 방광경의 合穴이며, 膀胱經脈은 頭에서 足에 이르는 直行 經脈 중에 脊柱 양측으로 분포되어 一支는 腰部에 도달하여 腎臟과 聯絡되고 臀部를 거처 오금에 도달하며, 一支는 肩胛을 경과하여 脊柱를 끼고 하행하며, 髀樞部를 경과하여 大腿 외측 後緣으로 하행하고 있는데, 前支와 회합한 것이 위중혈이다.

위중혈의 穴位는 兩條支脈이 서로 합해지는 곳이며, 소통에 도달한 즉, 통증이 사라지게 되는 **疏調經氣**와 **强腰健膝**의 작용을 가지고 있다. 그러므로 "經脈所過, 主治所及"의 循經取穴規律에 의해 급성요통 등 병증을 치료하는 功能이 결정된 것이다. 또한 해부학의 관점에서 살펴보면 위중혈은 股後皮神經이 분포되어 있고, 深層에는 股神經과 오금동맥, 오금정맥이 있기 때문에 본 穴을 자극하면 침감이 感受器를 통과하여 신경으로 전입되어, 中腦에 인기되어 丘腦의 痛敏細胞에 放電의 영향을 주게 되므로 비교적 양호한 진통작용을 가지게 된다.

위중혈은 주로 跌仆損傷에 의해 발생하는 급성요통을 치료하는데 사용하고, 만약 房勞過度나 腎虛虧損에 의한 腰痛綿綿, 隱隱作痛 등 腎虛腰痛에는 당연히 補腎培元으로 치료하여야 하고, 본穴을 點刺出血하여 처치하는 것은 그 脈을 더욱 虛損하게 되므로 적합하지 않다. ≪類經圖翼≫에서 "虛者不宜刺, 愼之"라 하였다.

급성요뉴상을 치료하는 조작방법은 三棱鍼點刺放血法을 시행하여 삼릉침으로 위중혈 부위에 돌출되어 있는 정맥을 點刺한 후 紫褐色의 혈액이 유출되도록 하고, 보통 매차 放血量은 약 5～10㎖, 양측 위중혈을 동시에 진행하고 난 후 국부안마를 시행할 수 있다. 만약 일주일 후 아직 회복이 되지 않으면 즉시 다시 반복하여 시술 1차를 행한다.

오의재 씨는 위중혈에 點刺放血法을 시행하여 「急性腰扭傷 환자 21명을 치료한 결과 침 1～2차를 치료하여 완전치유 19명, 유효 2명으로 유효율이 100%에 도달하였다」고 보도하였다.

【附】 위중혈을 刺血하는 것은 瀉法에 속하며, 임상응용에서 虛實寒熱을 구분하여 치료하는데 實熱證은 취하는 것이 적합하고, 虛寒證에는 당연히 사용하지 않는다. 조작은 필수적으로 숙련하고 기교를 타당하게 하여 도움이 되도록 하여야 한다. 體位는 急性腰扭傷 혹은 下肢瘀血疼痛이 비교적 극심한 자는 대부분 엎드리도록 하여 취하고 혹은 서 있는 위치를 채용한다.

委中刺血法에서 放血하는 血量은 반드시 病情을 살펴 결정하되 보통 약 1～5㎖, 濃紫色이 紅色으로 바뀌는 정도를 취한다. 만약 출혈이 태과하거나 혹은 근본이 血虛의 素體인 경우에는 氣隨血脫을 발생할 수 있다. 그 외에 오금동맥이나 오금정맥을 誤認하여 손상하면 혈종을 일으켜 쉽게 감염되기 때문에 실제로 鍼家가 경계하여야 하며, 일반적으로 體質虛弱, 精血不足, 病久體衰, 孕婦, 貧血, 一切 虛脫症과 習慣性流產, 失血, 쉽게 출혈이 나타나는 病人에 대하여는 刺血法의 사용을 禁한다.

十. 승산혈(承山穴)

승산혈은 腓腸肌의 兩 肌腹이 구분되어 갈라진 하단의 凹陷지점에 위치하고 있는데, 그 형상이 마치 산의 계곡을 이루고 있는 모습이어서 승산이라 하였다. 또한 그 곳은 마치 산의 중력처럼 전신의 무게를 이겨낼 수 있어 승산이라 하였다.

승산혈은 족태양방광경의 下肢部에 있는 腧穴로써 ≪十四經要穴主治歌≫에서 "承山主鍼諸痔漏, 亦治寒冷轉筋靈"이라 하였고, ≪玉龍歌≫에서는 "九般痔漏最傷人, 必刺承山效若神"이라 기재하였으며, ≪靈光賦≫에서도 "承山轉筋并久痔"라 기재하고 있다. 이것은 古代 醫家들이 일찍이 승산혈을 주로 **腿肚轉筋**과 **肛門疾患**을 치료하는 要穴로써 자주 사용해 왔다는 것을 의미한다. 족태양방광경은 目內眦에서 발기하여 위로 巓頂을 지나 後項部를 경과하여 腰背部로 내려와 臀部直下에서 오금으로 들어오고, 다시 外踝 후면으로 분출되어 足小趾 외측으로 연결되어 있다.

≪鍼灸心悟≫ 중에서 "委中, 承山二穴, 有專治腰背諸疾之功,……, 此二穴雖位于下, 尤如河流之出口, 倘河道爲淤泥所阻塞, 已無出路, 苟決其出口, 則流自通暢, 腰爲腎部, 背爲膀胱之

部分, 其强其痛, 乃該經氣阻塞之故也"라 하였다. 그러므로 승산혈을 取刺하여 **舒筋活絡止痛**의 작용으로 腿肚轉筋의 국부병증을 치료하는 것 외에도 "遠道取穴"의 원칙에 입각하여 腰背疼痛 등 증을 치료할 수 있다. 이러한 이론에 입각하여 近人은 주로 坐骨神經痛, 痛經, 足下垂, 足內翻과 尾閭骨痛 등의 병증을 치료하는데 사용한다.

▣ 승산혈을 취자하여 習慣性便秘를 치료할 수 있다.

승산혈이 항문질환을 치료하는데 있어서 주요한 것은 족태양방광경의 經別이 항문으로 진입하고 있다는 연고이며, 승산혈을 자극하였을 때 그 經氣가 肛門지점에 직접 도달한다는 것이다. 近人은 승산혈을 취자하여 다종의 항문질환(예: 痔疾, 肛門裂, 便血, 便秘 등)을 치료한다.

≪馬丹陽天星十二穴雜病歌≫에서 "承山名魚腹, 腓腸分肉間, 善治腰疼痛, 痔疾大便難."이라 지적하였다. 이것은 승산혈이 또한 大便秘結을 치료하는 공효를 가지고 있다는 설명이다. 변비의 증상은 비록 대장의 傳導功能이 상실되어 나타나나, 腎臟과의 관계도 지극히 밀접하다.

腎은 開闔을 주관하고, 二便을 주관하며, 방광과 腎은 서로 표리관계이고, 膀胱經脈은 足小趾 외측 말단에서 족소음신경과 연결되어 상통하고 있으므로, 따라서 방광경의 승산혈을 침자하게 되면 腎의 開闔이 조절되어지는 것이 가능하다. 또한 승산혈의 別絡이 항문으로 진입하여 大腸과 통해 있으므로 **理氣散滯**의 공효로 인해 大便秘結을 치료할 수 있다.

습관성변비를 치료하는 조작방법은 승산혈을 취해 직자 1.5寸

정도로 자입, 득기 후 中等자극을 행하여 먼저 염전을 10차하고 다시 제삽을 10차한 후 유침은 하지 않는다. 매일 1차, 계속하여 침 10차를 행한다. 동한무 씨는 승산혈을 침자하여 「習慣性便秘 환자 8명을 치료한 결과 완전치유 7명, 무효 1명이었다」고 보도하였다.

▣ 승산혈을 취자하여 痔瘡을 치료할 수 있다.

치창은 痔靜脈의 曲張에 의해 발생하는 항문질환으로 보통 자주 발견되는 질병이다. 항문내외에 작은 육질이 돌출된 것을 모두 痔라고 하며, 그 발생이 肛門齒線을 근거로 하여 위에 존재하느냐 혹은 아래에 존재하느냐에 따라 內痔, 外痔와 混合痔로 구분한다. 대부분 局部腫痛, 瘙痒, 流水, 出血 등 증상을 동반하기 때문에 치창이라 칭한다.

본 병의 초기에는 無痛性便血이 표현되며, 오랫동안 치료를 하지 못하면 바로 脫垂, 腫痛, 局部濕痒, 대변 습관변화와 같은 증상이 출현한다. 각종 원인(예 : 음식불절, 맵고 기름진 음식의 과식, 中氣下陷 등)에 의한 발생으로 濕熱이 下注되어 肛腸氣血이 不調되고 경락이 瘀滯되어 출현한다. 중의학에서는 치창 치료에 대한 풍부한 경험을 갖고 있는데, 예를 들면 近代에서 枯痔, 插藥, 結扎, 挂線 등 방법으로 치창을 치료하였고, 침자하여 치창을 치료하는 방법은 임상에서 비교적 양호한 치료효과를 얻고 있다.

【附】 痔瘡을 치료하는 방법

(1) 枯痔方은 ≪綱目≫에 수록되어 있으며, 방법은 석웅황(웅황), 유황, 백반을 각각 같은 양으로 하고, 위의 약들을 가루내서 먼저 백반가루를 새 사기술잔 안에 절반 정도 펴놓은 다음 석웅황(웅

황)과 유황을 그 위에 펴놓는다. 그런 다음 그 위에 나머지 백반가루를 펴놓고 뚜껑을 덮는다. 그 다음에 불에 구워 가루내서 물에 개어 붙이는데 굳은살이 말라 떨어질 때까지 해야 한다. 그 다음 석고와 오배자를 가루내서 붙이면 헌데 구멍이 아물면서 낫는다.

(2) 挑治法은 민간에서 유행하는 일종의 치료법으로 挑刺한 후 경락을 소통하고 기혈과 장부를 조정하는 공능을 가지고 있다. 임상에서 대장유혈을 挑刺하는 방법과 또한 腰背部에 있는 痔點을 취해 挑刺하는 방법이 있으며, 痔點은 대부분 第一腰椎에서 尾椎에 이르는 양측에 있고, 표피에 丘疹이 돌출되어 있으며, 대부분 灰白, 暗紅, 棕褐, 淺紅色으로 나타나고 눌러도 색이 퇴색되지 않는다. 보통 1~2개를 선택하여 挑治하며, 痔點이 中線에 접근되어 있거나 尾椎에 근접하고 있는 경우 효과는 더욱 양호하고, 內·外·混合痔, 항문가려움증 등의 증상도 모두 치료효과가 양호하다.

승산혈은 痔를 치료하는 작용으로 **通絡散瘀·淸熱止血**의 공효를 가지고 있고, "痔疾을 치료하는 경험혈이다"는 사실은 歷代醫家들에 의해 공인되었다. 예를 들면 ≪玉龍歌≫에서 "九般痔漏最傷人, 必刺承山效如神"이라 기재하였으며, ≪肘後歌≫에서도 "五痔原因熱血作, 承山須下病無踪"이라 기재하고 있다.

본 穴은 直腸의 울체된 血을 降低하고, 痔靜脈의 수축을 촉진할 수 있기 때문에 따라서 승산혈을 침자하여 각종 치질을 치료하는데, 內·外·混合痔를 불문하고 그 消炎止痛 의 효과는 신속하며, 그 외에 항문의 기타 질환인 肛門裂, 便血 등의 질환도 치료효과가 매우 양호하다.

치창을 치료하는 조작방법은 승산혈을 취해 빠르게 약 1.5寸을 자입하고, 강한 자극으로 매 분마다 약 350차 염전을 행하여 환자가 酸麻脹感이 오금, 小腿, 足底部를 향해 확산되거나 혹은 局部脹痛을 느끼면 된다. 유침은 30분, 유침시간 중 매 5분마다 행침 1차를 행한다. 조옥문 씨는 승산혈을 침자하여 「痔瘡疼痛 환자 100명을 치료한 결과 현효 70명, 호전 20명, 유효 7명, 무효 3명으로 유효율이 97%에 도달하였으며, 평균 止痛時間은 약 4시간 동안 지속되었다」고 보도하였다.

十一. 비양혈(飛揚穴)

비양혈의 위치는 곤륜혈 直上 7寸 지점이고, 승산혈에서 外下方 약 1寸 지점이며, 족태양방광경의 絡穴이고, 經氣는 이곳에서 足少陰經으로 신속하게 別走한다. 양상선 씨는 "此太陽絡, 別走向手少陰經, 迅速如飛"라 하여 비양이라 하였다. 또 다른 사람은 빠른 걸음으로 급하게 움직일 때나 혹은 뛰어 오르고 쭈그리고 앉을 때 이 穴지점에 肉棱이 융기되어 나타나고, 탄력이 발동되어지는 것이 마치 비행기가 날 때의 형상과 유사하다하여 비양이라 하였다.

본 穴은 **清熱散風 · 寧神却痔 · 清利頭目 · 疏經活絡** 등의 공효를 가지고 있다. 본 穴은 족태양방광경의 絡穴인 까닭에 족소음신경으로 別走하고 있으며, 膝 이하의 중요 위치에 놓여 있다. 방광경은 目內眦에서 발기하여 頭項部로 순행하고, 絡脈으로 뇌에 연결되어 있으므로 본 穴은 頭部와 心神疾患 위주로 치료하는데, 주로 頭痛, 目眩, 鼻塞, 鼻衄, 癲狂 같은 증상을 치료하며, 그 외에 腰腿痛과 痔瘡을 치료할 때도 이용한다.

≪經穴主治症的硏究≫에서 "飛揚治痔瘡, 足病. 但膀胱經從此穴以下的經穴, 均与眼, 耳, 鼻等頭部器官疾病有關係, 這是不

可思議的, 從經絡學上講, 因爲膀胱經是從頭上起始的緣故. 故飛揚在目眩, 狂癲癎, 鼻衄, 逆上等實證時可以取用, 与流注(卽經絡循行)有直接關係的頭部疾患与眼鼻病, 頭痛, 癲狂, 腦充血, 高血壓, 腦貧血, 腦溢血, 取頭部諸穴及飛揚以下的下肢諸穴, 以及心兪, 肝兪, 膏肓等主治穴."이라 하였다.

그 외에 近人은 또한 본 穴을 방광염, 좌골신경통을 치료할 때에도 사용하는데 그 치료효과가 비교적 양호하다.

▣ 비양혈을 취자하여 急性腰扭傷을 치료할 수 있다.

急性腰扭傷은 동통이 일반적으로 膀胱經內에 위치하고 있으며, 外側線은 京門穴 사이에 이어져 있다. 京門穴(膽經, 在側腰部, 第12肋骨游離端下際)은 腎經의 募穴로써 腎經의 氣血이 결취된 곳이며, 이곳이 삐게 되어 손상되면 氣血이 응체되어 필연적으로 腎과 膀胱의 表裏二經의 經氣의 연계가 저지되어 동통이 발생한다.

비양혈은 족태양방광경의 絡穴이고, 腎經과 膀胱經의 연계를 증강할 수 있기 때문에 表裏二經과 유관한 병증을 치료하고, 經脈을 소통하여 氣滯血瘀로 인해 불통된 經氣를 원활하게 소통하게 되면 동통은 스스로 멈추게 된다.

그리고 ≪素問·繆刺論≫에서 "夫邪客于大絡者, 左注右, 右注左."라 하였다. 따라서 健側의 비양혈을 취자하여 急性腰扭傷을 치료하는 것은 특별하고 우수한 효과를 갖는 것이다.

급성요뉴상을 치료하는 조작방법은 健側의 비양혈을 취해 직자 2寸, 中等자극으로 한편으로 침을 捻하고, 한편으로 환자에게 명하여 腰部를 활동해보도록 하며, 유침은 20~30분, 유침시간 중 매

10분마다 행침 1차, 매차 운침은 1분정도 한다. 정경란 씨는 비양혈을 침자하여 「急性腰扭傷 환자 22명을 치료한 결과 보통 침 치료 1~3차에 완전치유 26명, 현효 3명, 유효 1명, 무효 2명이었다」고 보도하였다.

十二. 곤륜혈(昆侖穴)

곤륜혈은 위치가 外踝와 발뒤꿈치 아킬레스건과의 사이에 놓여 있는 凹陷 中에 있으며, 外踝骨의 높고 큰 형상이 마치 곤륜산을 닮았다 하여 곤륜이라 하였다. ≪經穴解≫에서 "中國之山, 無大于昆侖者, 太陽自睛明而下, 所過之穴, 其骨而峙起者, 無如外踝之大也, …, 故名以昆侖焉."이라 하였다.

곤륜혈은 방광경의 經穴이며, **疏通經絡·淸頭明目**의 공효를 가지고 있다. 그러므로 頭痛, 目眩, 目痛, 落枕, 腰背疼痛의 모든 질병을 치료하는 공능이 있는데, 이것은 족태양방광경의 經脈이 目內眥에서 발기하여 頭巓項을 지나 하행하여 腰背를 경과하는 것에서 연고한 것이다. 곤륜혈의 위치가 外踝部에 있고, 또한 下肢의 국부병증을 치료할 수 있는데 그 **舒筋利節**의 작용을 취한 것이다. 예를 들면 ≪通玄指要賦≫에서 "大抵脚腕痛, 昆侖解愈"라 하였고, ≪勝玉歌≫에서는 "踝跟骨痛灸昆侖, 更有絶骨共丘墟"라 하였다. 임상에서 주로 下肢痹痛, 足下垂, 足跟腫痛, 脚氣 등의 병증을 치료한다.

그 외에 ≪甲乙經≫, ≪大成≫ 등에서 또한 본 穴은 주로 婦人孕難, 胞衣不出을 치료하고, 姙婦에게 취자하였을 때 낙태하였다는 내용이 기재되어 있으므로 難產, 胞衣不下 등의 부인과질환을 치료할 수 있고, 또한 이러한 내용에 근거하여 임산부에게는 반드시 자입을 하지 말아야 할 禁鍼穴이다.

▣ 곤륜혈을 취자하여 眉稜骨痛을 치료할 수 있다.

미릉골통은 대부분 風熱의 邪가 경락에 침습하여 氣血을 瘀滯하므로 불통된 즉 통증이 발현된다. 미릉골통은 현대의학의 篩竇炎(사두염), 額竇炎(액두염)에 의해 발생하는 眉稜骨部의 돌연적인 동통을 말하고, 진통약을 사용하면 점점 완해되나 재발할 수 있다. 眉稜骨 부위인 眉毛內端은 찬죽혈이며, 또한 족태양방광경의 순행부위이고, "經脈所過, 主治所及「의 원칙에 근거하여 遠道取穴인 곤륜혈을 취자하여 **疏通膀胱經氣・宣導氣血・舒筋止痛**의 작용으로 치료한다. 미릉골통은 찬죽혈과 어요혈 부위에 돌연적으로 동통이 발생하고, 동반하여 燒灼感과 眼球壓迫感을 가지고 있다.

미릉골통을 치료하는 조작방법은 곤륜혈을 취해 직자하여 0.5~0.8寸을 자입하고, 득기 후 영수보사법에서 瀉法을 시행하며, 강자극(病程이 긴 자는 평보평사수법 사용)수법을 행하여 침감이 상행하여 위중혈에 이르거나 하행하여 足小趾에 이르면 된다. 유침은 30분, 유침시간 중 매 5분마다 행침 1차. 석윤성 씨는 곤륜혈을 침자하여 「眉稜骨痛 환자 16명을 치료한 결과 완전치유 15명, 무효 1명이었다」고 보도하였다.

【附】 迎隨補瀉法

영수보사법은 하나의 경락을 補法 또는 瀉法으로 조절할 때 해당 경락의 오수혈에 자침하는 원리이다. 영수보사법에서는 오수혈 중에서 두 穴을 선택하여 하나는 補法으로, 또 하나는 瀉法으로 자침한다. 해당경락의 오행특성에 따라 補해야 할 위치와 瀉해야 할 위치가 결정되기 때문에 경락에 따라서 자침하는 오수혈과 補瀉 여부가 다르다. 오수혈은 각 경락마다 존재하는 오행(木, 火, 土, 金, 水)에 해당하는 5개의 穴을 말한다. 또한 오수혈의 위치는 손끝에서 팔꿈치, 발끝에서 무릎 사이에 존재한다.

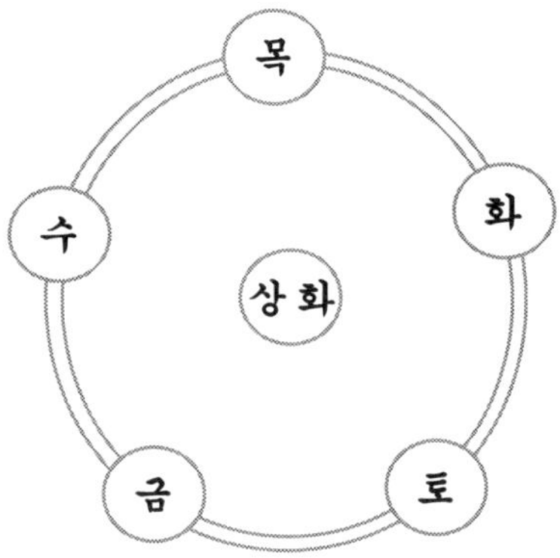

전통적인 영수보사의 원리는 "補할 때는 補母瀉關, 瀉할 때는 瀉子補關"이다. 경락을 補할 때는 경락에 해당하는 기운의 母에 해당하는 기운을 補하고, 손자에 해당하는 기운을 瀉한다. 경락을 瀉할 때는 경락에 해당하는 기운의 子에 해당하는 기운을 瀉하고, 손자에 해당하는 기운을 補한다. 예를 들면 火 기운의 子에 해당하는 것은 土이며, 손자는 金에 해당한다. 그리고 십이경락의 오행 특성은 다음과 같다.

예를 들면 심경(火)을 補하려면 火 기운의 母에 속하는 木(소충혈) 기운을 補하고, 火 기운의 손자에 해당하는 金(영도혈) 기운을 瀉하면 補法이 된다. 반대로 심경(火)을 瀉하려면 火 기운의 子

에 해당하는 土(신문혈) 기운을 瀉하고, 손자에 해당하는 金(영도혈) 기운을 補하면 瀉法이 된다.

오 행	경 락
木	간경, 담경
火	심경, 소장경
土	비경, 위경
金	폐경, 대장경
水	신경, 방광경
相火	심포경, 삼초경

■ 십이경락의 오수혈과 오행 특성은 다음과 같다.

음경	목	화	토	금	수
간경(목)	대돈혈	행간혈	태충혈	중봉혈	곡천혈
심경(화)	소충혈	소부혈	신문혈	영도혈	소해혈
비경(토)	은백혈	대도혈	태백혈	상구혈	음릉천혈
폐경(금)	소상혈	어제혈	태연혈	경거혈	척택혈
신경(수)	용천혈	연곡혈	태계혈	복류혈	음곡혈
심포경(화)	중충혈	노궁혈	태릉혈	간사혈	곡택혈

양경	금	수	목	화	토
대장경(금)	상양혈	이간혈	삼간혈	양계혈	곡지혈
방광경(수)	지음혈	통곡혈	속골혈	곤륜혈	위중혈
담경(목)	규음혈	협계혈	임음혈	양보혈	양릉천혈
소장경(화)	소택혈	전곡혈	후계혈	양곡혈	소해혈
위경(토)	여태혈	내정혈	함곡혈	해계혈	족삼리혈
삼초경(화)	관충혈	액문혈	중저혈	지구혈	천정혈

十三. 신맥혈(申脈穴)

신맥혈의 위치는 足外踝尖의 바로 아래에 있는 凹陷지점이며, 足 관절을 굽히거나 폈을 때 힘을 받는 곳이고, 또한 陽蹻脈이 발기되어 시작되는 곳이며, 신발을 신었을 때 굴신의 주력이 나타나는 곳이다. 申은 신체나 물체의 일부분을 펴고 소통하는 伸通의 의미를 가지고 있으며, 伸筋과 利腰脊의 작용을 가지고 있기 때문에 이름이 정해졌고, 또한 이 穴은 족태양방광경에 속하고, 經氣가 申時(신시: 오후 3시~5시)에 본 經에 유입되기 때문에 신맥이라 하였다.

신맥혈은 족태양방광경에 속하고, 족태양경은 目內眦에 위치하는 정명혈에서 발기되어 그 순행은 額에서 巓으로 교차하여 腦絡으로 들어가고, 別絡은 下項에서 脊抵를 끼고 내려와 腰 중에서 腎絡과 연결되며, 髀樞를 통과하여 大腿外後側으로 하행하여 足에 도달한다. 본 穴의 위치가 膝 아래에 있는 足踝部의 중요 위치에 있는 까닭에 遠道取穴의 효과를 가질 수 있다.

본 穴은 무릇 **祛風散寒·疏通經絡·伸全身筋脈**의 공효를 가지고 있으므로 임상에서 주로 頭痛, 眩暈, 目赤腫痛, 腰痛과 足膝無力, 久立不能 등의 병증을 치료하는데 사용한다.

八脈交會穴의 하나인 신맥혈은 陽蹻脈의 기점이며, 방광경과 양교맥은 모두 뇌로 들어오고, 방광경의 別絡은 心과 통해 있으며, 心은 神明을 主하고, 腦는 元神의 府이므로 본 穴은 또한 **調理心神·寧心安志**의 공효를 가지고 있어 임상에서 주로 癲癎, 心悸, 失眠 등 神志不寧과 神失所守의 병증을 치료하는데 사용한다. 본 穴과 조해혈은 모두 癎病(간병: 간질)을 치료할 수 있는데, 약간의 차이점이 있다.

腎經에 속한 조해혈은 음교맥과 통하고 방광경에 속한 신맥혈은 양교맥과 통해 있으며, 陽에 속하는 양교는 寤(오: 깨다)를 주관하며, 陰에 속하는 음교는 寐(매: 자다)를 주관하는데 晝은 陽이며, 夜는 陰이므로 신맥혈은 癎病이 주간에 발병할 때 사용하고, 조해혈은 癎病이 야간에 발병할 때 사용한다. 장길고 씨는 "癎病晝發灸陽蹻, 癎病夜發灸陰蹻"라 하였다.

▣ 신맥혈을 취자하여 急性泄瀉를 치료할 수 있다.

설사의 증상은 대부분 胃腸虛寒이나 寒濕의 邪를 반복적으로 감수하여 운화와 전도공능이 상실되어 나타난다. 신맥혈은 膀胱經穴로써 八脈交會穴 중의 하나이고, 陽蹻脈의 起始穴이므로 신맥혈에 灸를 하는 것은 陽氣를 溫補하고, 六腑를 소통하고 관리하며, 胃腸을 조화롭게 하여 陽氣가 충족되고 수액과 진액이 사지에 분포하여 소변의 소통이 이롭게 되면 濕滯가 스스로 빠지게 되므로 대변이 實하게 轉化한다.

급성설사를 치료하는 조작방법은 艾條溫灸法을 채용하여 양측 신맥혈에 艾條로 雀啄灸(작탁구: 참새가 모이를 쪼아 먹듯이 뜸쑥을 담뱃대처럼 굵게 말아서 한쪽 끝에 불을 붙여 穴 부위에 가까이 가져가 댓다 떼었다 하면서 열을 쪼이는 방법)를 시행하되 국부에 溫熱感을 갖도록 하고, 灼痛이 없도록 하는 것이 적당하다. 매 穴에 灸를 10분 정도하며, 매일 1차 시행한다.

장등부 씨는 신맥혈에 艾條灸를 시행하여 「급성설사 환자 32명을 치료한 결과 모두 1~3차 치료에 전부 치유되었다」고 보도하였다.

十四. 지음혈(至陰穴)

지음혈은 족태양방광경의 脈氣가 종결된 곳이며, 족소음신경과 만나고, 陽이 다하고 陰에 이른다고 하여 지음이라 하였다. ≪會元鍼灸學≫에서 "至陰者, 足太陽之根, 深通于少陰也, 以陽而至陰分, 由獨陰斜交于湧泉, 故名至陰"이라 하였다. 이것으로 보아 족태양경이 본 穴에 이르러 腎脈에 들어와 용천혈을 관통하고, 그리고 冲·任·督·帶의 모든 맥과 관통하므로 본 穴은 腎·胞宮과 冲任督帶脈의 질환을 치료하는데 사용하며, 古今醫家들은 모두 지음혈이 婦女胞宮을 치료하는 有效穴이라고 하였다.

임상에서 주로 痛經, 月經不調, 胎位不正, 胎盤滯留 등 부인과질환을 치료하는데 사용하고 있으며, 그 외에 또한 腎氣不足에 의한 小便淋漓나 頻數, 遺尿, 水腫 등의 병증을 치료하는데 사용한다. ≪素問·陰陽離合論≫에서 "太陽根起于至陰, 結于命門"이라 하였는데, 여기에서 표현하는 명문은 독맥의 명문이 아니며, 또한 ≪難經·三十六難≫에서 표현하고 있는 右腎도 아니고 바로 정명혈을 의미하는 것이다.

지음혈은 족태양방광경의 井穴이며, 족태양의 根이고, 또한 遠距離取穴(上病下治)의 常用穴이기 때문에 頭面部의 모든 질환에 대하여 모두 본 穴을 먼저 취할 수 있다. 그래서 ≪肘後歌≫에서는 "頭面之疾鍼至陰"이라 설명하였다. 하보인 씨는 본 穴을 취자하면 邪가 太陽경에 머물거나 혹은 七情內傷에 의해 발생한 後頭痛을 치료하는 효과가 현저하며, 그리고 지음혈은 膀胱의 經氣가 소재하고 일어나 나오는 井穴이고, 침구취혈에서 "越遠越效"의 이론을 가지고 있기 때문에 지음혈은 太陽의 風寒을 분산시키고, 太陽의 經氣를 관리하여 後頭痛을 멈추게 한다.

內傷七情에 의해 발생하는 後頭痛은 지음혈을 침자하면 경락을 소통하고 氣血을 조화롭게 하는 작용을 가지게 되고, "井能治滿"을 위한 원인으로 경락이 옹체되고, 氣血이 조화되지 못하여 발생하는 후두통에 대하여 모두 상대적 특이성을 가지고 있으며 치료효과가 만족스럽다고 인식한다. "上病下治"의 원칙은 "經脈所過, 主治所及"과 "標本", "根結"의 이론에 근거하여 의도적으로 만들어졌다.

≪靈樞·動輸≫ 편에서 "夫四末陰陽之氣者, 此氣之大絡也"라 하였는데, 이 말은 四肢末端은 陽氣의 "根"이고, 陰氣의 "本"이 소재하는 부위로써 頭面·軀干의 각종 병증 치료에 대한 중요한 치료 작용과 접촉하고 있으며, 이러한 標本根結의 이론은 침구임상 실천에 대한 중요한 의의와 접촉하고 있다는 설명이다.

▣ 지음혈을 취자하여 痛經을 치료할 수 있다.

여성은 血을 本으로 하여 氣를 사용하고 있는데 氣와 血은 相輔相成의 관계이다. 血은 經水의 주요 성분이며, 經血의 生化와 蓄溢은 氣機의 원활함에 의지하고 있고, 氣行은 곧 血行이며 氣滯는 곧 血瘀이고, 氣가 寒을 갖게 되면 곧 經血을 정체되며, 氣가 熱을 갖게 되면 곧 經血을 응결하는데 痛經 발생의 관건은 經血의 불통에 있으며, 불통되면 동통이 발생하는 것이다.

지음혈을 鍼灸하면 胞宮과 冲任督帶의 모든 脈을 관리하고, 經氣를 소통하며 氣血을 관리하는 작용을 가지고 있으므로 氣血이 통창되면 소통된 즉 동통이 해제된다. 그러므로 寒熱虛實의 痛經을 불문하고 모두 명확한 치료효과를 가지고 있다.

통경을 치료하는 조작방법은 지음혈을 취해 1~1.5寸 깊이로 침자하고, 득기 후 염전수법 위주로 행하며, 제삽은 가볍게 하고, 유침은 30분, 유침시간 중 매 5분마다 행침 1차, 매일 침 1～2차. 침자 치료시간은 월경이 시작되기 2일 전 혹은 痛經이 발작하기 2일 전에 시작하여 월경이 시작되어 동통이 멈출 때까지 한다. 寒者는 艾條灸를 추가하고 출침할 때 침공을 막으며, 熱實者는 灸를 추가하지 않고 출침할 때 침공을 크게 돌려 약간의 출혈이 이루어지도록 하며, 탈지면으로 피를 닦아낸다.

유병권 씨는 지음혈을 鍼灸하여 「痛經 환자 30명을 치료한 결과 다수 환자가 보통 2～3차 월경주기 때 치료하여 치유하였으며, 1년이 지난 후에도 다시 재발하지 않았다」고 보도하였다.

第七節 足少陰腎經經穴

一. 용천혈(涌泉穴)

용천혈은 인체의 제일 낮은 곳인 足底에 위치하고 있으며, 족소음신경의 井穴이며, "所出爲井"이라 하여 마치 수원지와 같이 經氣가 최초로 분출되는 곳으로, 아래에서 샘물이 쏟아져 나오는 곳이라 하여 용천이라 하였다. 본 穴은 족소음신경이 시작되는 穴이며, 腎의 "根"에 해당하고, 回陽九鍼穴(족삼리혈 참조) 중의 하나이다. 그 주요한 치료 작용은 두 가지가 있는데, 첫째는 **醒腦開竅・安神定志**이고, 둘째는 **滋陰降火・熄風潛陽**이다.

용천혈은 足底에 위치하고 있는데, 이곳은 제일 민감한 곳이고, 침자반응도 강하며 또한 족소음신경의 井穴이고, 腎의 根이다. 五臟은 精神氣血魂魄을 소장하고, ≪靈樞・順氣一日分爲四時≫에서 "病在臟者, 取之井穴"라 하였으므로 용천혈은 醒腦開竅와 神志를 정상으로 회복하는 공효를 가지고 五臟急症을 치료한다. 古書에 "厥寒厥熱涌泉清"과 "若下涌泉人不死"라는 한 글귀가 기재되어 있다. 용천혈은 주로 卒然昏倒, 不省人事의 中風閉證과 厥證 등의 치료에 사용하는 急救穴이다.

용천혈은 족소음신경의 起始穴로써 腎과 肝의 二臟관계는 밀접하다. 生理상에서 腎은 精을 저장하고 주관하며, 肝은 血을 저장하고 주관하고 있는데 精血은 근원이 같고, 精과 血은 相互資生의 관계이다. 病理상에서 만약 腎陰이 부족하면 肝은 자양을 상실하여

肝陽이 편파적으로 높게 되므로 風陽이 올라가고 움직이게 되어 깨끗한 竅(규: 몸에 있는 이목구비의 일곱 구멍)를 어지럽히고 혹은 氣血이 반대로 혼란하게 된다.

용천혈은 족소음신경의 井穴이고, 또한 腎의 根이며, 腎陰을 자양할 수 있고, 무릇 **滋陰降火·淸利咽膈·潛陽熄風·導熱下行**의 공효를 가지고 있다. 따라서 陰虛陽亢, 肝陽偏亢, 上實下虛, 淸竅를 어지럽히거나 혹은 氣血이 반대로 혼란하여 발생하는 병증을 치료할 수 있다.

정괴산 씨는「涌泉系腎經之井穴, 有開竅醒神, 交濟水火的作用. 虛火上炎可壯水制火, 實火熾盛能釜底抽薪(부저추신: '솥 밑에 타고 있는 장작을 꺼내어 끓어오르는 것을 막다'의 뜻으로 문제를 근본적으로 해결한다는 의미이다)」라 지출하였다. 이것은 용천혈이 **滋陰降火**와 또한 **平肝潛陽·導熱下行**의 공효를 가지고 있으며 虛熱證과 實熱證을 모두 치료할 수 있다는 설명이다.

▣ 용천혈을 취자하여 咯血을 치료할 수 있다.

각혈은 肺部疾患으로 그 원인은 火가 치성하여 氣가 逆亂하거나, 血熱로 인해 血이 妄行하거나 혹은 陰虛火旺하여 血絡이 灼傷되어 발생한다. 모두 火가 肺金을 灼傷하여 발생하는 것이다. 그러므로 용천혈에 艾灸하거나 혹은 止血貼劑의 敷貼을 막론하고 모두 導熱下行과 引火歸元의 작용을 가지고 있어서 "上病下治"의 법칙에 의해 火가 金을 灼傷하지 않으면 각혈은 스스로 멈추게 된다. 어떤 醫家는 灸나 혹은 약물을 이용하여 용천혈에 부착한 후 하지가 溫熱에 의해 충혈되고, 흉부는 충혈이 감소되어 폐순환압력이 떨어져서 지혈효과를 발생한다고 지출하였다.

폐결핵・기관지확장・만성기관지염에 의해 발생하는 **각혈을 치료하는 조작방법**은 다음과 같다.

① 艾條溫灸法 : 양측 용천혈에 애조온구를 시행한다.

② 止血貼劑敷貼法 : 육계 3g, 유황 18g, 빙편 9g을 준비하여 분말로 만든 다음 용기에 보관한 후 임상에 사용할 때는 통마늘 하나를 다져서 적당량의 분말약재와 함께 조성하여 양측 용천혈에 사포로 싸서 부착한다. 매일 교환 1차.

엽덕전 씨는 용천혈에 溫灸하여 「肺結核 咯血 환자 118명을 치료한 결과 유효자(咯血停止) 106명, 무효 12명으로 유효율이 89.8%에 도달하였다」고 보도하였다. 최향군 씨는 止血貼劑를 용천혈에 부착하여 「咯血 환자 30명을 치료한 결과 완전치유 22명, 현효 5명, 유효 2명으로 유효율이 96.7%에 도달하였다」고 보도하였다.

▣ 용천혈을 취자하여 呃逆을 치료한다.

용천혈은 족소음의 井穴이고, 腎의 根이며, 인체의 제일 낮은 곳인 足底에 위치하고 **滋陰降火・熄風潛陽**의 공효를 가지고 있다. 그러므로 무릇 虛火上炎者는 水를 健壯하여 火를 제지할 수 있고, 實火熾盛者는 솥 밑에 타고 있는 장작을 꺼내어 끓어오르는 것을 막듯이 문제를 근본적으로 해결할 수 있다. 肝風內動・氣血逆亂・淸竅擾亂者는 또한 **平肝降逆・熄風潛陽・導熱下行**의 공효를 가지고 있으므로 上逆된 氣血을 정상으로 회복할 수 있다.

임상에서 또한 "上病下治"와 "經脈所過, 主治所及"의 원칙을 근거로 대부분 頭面과 胸膈部의 질환을 치료한다. 본 穴을 침자하면 **調肝理氣・和胃降逆**의 공효를 가지고 있으므로 胃氣가 上逆

하고, 膈氣가 痙攣했던 것이 정상으로 회복하기 때문에 呃逆이 스스로 멈추게 된다.

애역을 치료하는 조작방법은 양측 용천혈을 취해 신속하게 자입 0.3~0.5寸, 득기 후 호흡보사의 수법(호흡보사법 : 呼氣에 진침하고 吸氣에 출침하는 것을 補法; 吸氣에 진침하고 呼氣에 출침하는 것을 瀉法으로 하는 방법)의 瀉法을 시행하고, 유침은 30분.

하효천 씨는 용천혈을 침자하여 「頑固性呃逆 환자 12명을 치료한 결과 침자 1차로 11명을 완전 치유하고, 침자 2차로 1명을 치유하였다」고 보도하였다.

▣ 용천혈을 취자하여 癔病을 치료할 수 있다.

癔病(억병: 히스테리)은 자주 발견되어지는 일종의 신경관능증으로써, 주요 원인은 情志상실과 정신인소 등으로 臟腑陰陽氣機의 逆亂이 조성되어 발생한다. 현대의학에서 대뇌피층공능과 피층하의 상응관계가 실조되어 발생되는 것으로 인식하며, 정신・감각・운동과 자율신경 등과 같은 방면의 증상이 표현되나 다만 臟器의 실질적인 개변은 없다.

용천혈은 족소음신경의 井穴인데, 十二井穴은 음양경맥의 脈氣가 교통되는 곳이므로 臟病은 대부분 井穴을 취해 그 陰陽氣血이 폐색되고 조체된 것을 관리한다. 그 외에 "井主心下滿"에 의해 胸중의 氣를 소통할 수 있다. 그러므로 용천혈을 취자하면 **調節陰陽・開竅醒腦・疏暢氣機**의 공효와 거기에 **語言誘導**의 작용이 배합되므로 즉시 癔病의 모든 증상이 스스로 해제된다.

억병을 치료하는 조작방법은 먼저 환자의 足心을 부드럽게 안마한 다음, 용천혈을 취해 皮下에 0.2~0.3寸을 자입하고, 한편으로 침을 완만하게 끌어 올리며 돌리는 수법을 행하고, 한편으로 환자의 표정을 관찰하여 언어유도를 진행한다. 3분이 흐른 뒤 아직 완해가 되지 않은 자는 반대쪽 용천혈을 추가로 취자하며, 양측에 침을 행하여도 회복이 불능한 자는 매 5분마다 좌우를 교차하여 행침 1차를 하면 바로 회복할 수 있다.

소인학 씨는 용천혈을 침자하여 「癔病 환자 50명을 치료한 결과 침자 1차에 완전치유 49명, 무효 1명이었다」고 보도하였다.

【附】 癔病 약물치료

專方. 百合寧神湯

〈組成〉 炙백합 30～60g, 炒산조인 30g, 합환화 30g, 炒야교등 30g, 당귀 12g, 단삼 15～30g, 炙감초 3～6g

〈主治〉 鬱證(울증: 우울증).

〈加味〉 아래 증상에 따른 약물을 본 방에 추가한다.

㉠ 肝鬱氣滯 : 시호 10g, 백작 15～20g, 지실 10g

㉡ 氣鬱血滯 : 도인 10g, 홍화 10g, 향부 10g, 청피10g

㉢ 肝鬱化火 : 시호 10g, 백작 15～20g, 치자 10g, 용담초 10g

㉣ 火熱擾心 : 서각 3g, 생지 15～30g, 치자 10g, 연교 10g, 죽엽 10g, 연자심 10g

㉤ 思慮傷脾, 痰濕內蘊 : 진피 10g, 반하 10g, 복령 15g, 백두구인 10g, 석창포 10g, 울금 10g, 원지 10g

㉥ 鬱犯脾肺, 痰氣互結 : 행인 10g, 후박 10g, 반하 10g, 목향 10g, 지실 10g

㉦ 久鬱傷神, 心脾兩虛 : 당삼 15g, 백출 10g, 산약 15g, 용

안육 10g, 원지 10g, 목향 10g

◎ 因鬱傷正, 精血虧耗, 心腎兩虛 : 숙지 15～30g, 제하수오 10g, 황정 10g, 오미자 10g, 토사자 10g, 녹용, 자석 15g

ⓩ 鬱熱傷陰, 陰虛火旺, 心腎不交 : 생지 15～30g, 숙지 15～30g, 구판 10g, 오미자 10g, 용골 15g, 모려 15g, 황련 10g, 육계 1g

▣ 용천혈을 취자하여 失語症을 치료한다.

용천혈은 腎經의 井穴이며, 腎의 根이고, 腎은 精을 저장하고 髓를 생성하며, 腦는 髓의 海이므로 腎과 腦의 관계는 밀접하다. 족소음의 脈은 咽喉와 舌體로 순행하기 때문에 "上病下治"와 "經脈所過, 主治所及"의 원칙에 근거하여 용천혈을 취자하면 腎經의 氣를 진분하고 **淸利咽膈·醒腦開竅**의 작용과 氣機를 소통할 수 있다. 그러므로 구멍이 막힌 곳이 소통되고 氣機가 원활하게 되며 언어가 출현하게 되어 그 병이 치유된다.

≪外台秘要≫에서 "涌泉主癲疾不能言"이라 하였다. 이것은 본穴이 開鬱通竅發聲의 공효를 가지고 있어 '失語症을 치료하는 要穴이다'는 설명이다.

실어증을 치료하는 조작방법은 용천혈을 취해 皮下에 0.2～0.3寸을 자입하고, 강자극의 수법으로 찧듯이 염전하면 약 1분 정도에 대부분의 환자는 즉시 발음을 하게 된다. 1차에 치유가 되지 않는 자는 격일에 다시 침 1차를 시행한다. 유경 씨는 용천혈을 침자하여 「失語症 환자 68명을 치료한 결과 침 1차에 완전치유 66명, 무효가 2명이었다」고 보도하였다.

■ **용천혈을 취자하여 乳汁不足을 치료한다.**

용천혈은 족소음신경의 井穴이고 足部에 위치하며, 이 穴은 십이경맥의 脈氣가 교차하여 연계되는 곳이고, 歷代醫家들이 모두 開竅急救의 穴로 사용하고 있다. 乳汁不通은 乳竅가 밀폐된 것을 말하고, 유방은 흉부의 가슴에 위치하며, “上病下治”의 법칙에 근거하여 용천혈을 침자하면 乳竅가 소통되어 乳汁이 즉시 흘러나온다. 그 외에 용천혈은 바로 인체의 胸乳腺部가 足掌에 놓여 있는 상응점이며, 生物全息學說에 근거하여 그 상응점을 침자하면 乳絡이 소통되고, 乳汁이 분비되어지는 작용이 가능하다. 임상에서 乳汁不通과 乳汁分泌不足의 缺乳症을 모두 치료하는 효과가 있다.

유즙부족을 치료하는 조작방법은 단측 혹은 양측 용천혈을 취해 진침 1寸 정도, 득기 후 침감이 大腿, 腹股溝와 小腹으로 방사되도록 강자극과 평보평사수법을 행하여 염전을 2～3분 행한다. 유침은 30분, 매 10분마다 염전 1차. 침자한 후 유방을 5～10분간 안마하고 쥐어 짜낸다. 매일 1차, 연속하여 3차 시행한다. 황영생 씨는 용천혈을 침자하여 「産後 缺乳 환자 56명을 치료한 결과 현효 34명, 유효 20명, 무효 2명이었다」고 보도하였다.

二. 태계혈(太溪穴)

태계혈은 족소음의 原穴이고, 氣血이 소재하고 유주하는 곳이며, 족소음경의 脈氣가 용천혈로 출입하고 경락을 유주하여 연곡혈로 흐르며, 이 脈氣가 이곳에 이르러 집합하여 큰 시냇물을 이루는데 太는 즉 大를 의미하므로 태계라 하였다.

또 다른 이름으로 呂(려 : 아악에서의 12율 중 陰에 속하는 音)

細라고도 하는데, 呂細는 즉 呂聲의 세약한 것을 말하고, 呂는 陰聲이고 세약한 것은 陰象이며, 腎은 陰 중의 陰에 속하므로 그 原穴은 呂細와 같아 이름이 지어졌으며, 이는 音律의 운용에 따른 것이다. 태계혈은 족소음신경의 輸穴이고, 陰經이 흐르고 모이는 대표적인 근원이므로 原穴이라 하였고, 또한 족소음신경의 經氣가 흐르고 모이는 곳이며, 腎經의 原氣가 經絡을 유주하여 집합하여 멈추는 곳이다.

腎은 水火의 臟이고 안으로 元陰과 元陽을 소장하고 있는데, 腎陰은 一身陰液의 本이며, 腎陽은 기체 생명활동의 동력이므로 무릇 腎陰虧損과 腎陽不足의 病症은 우선적으로 본 穴을 취하여 치료할 수 있으며, 임상에서 주로 月經不調, 痛經, 帶下, 陽痿, 遺精, 遺尿, 癃閉, 水腫과 같은 병증치료에 사용한다. 그 외에 태계혈을 취자하여 **補腎益腦 · 滋陰降火**의 작용으로 腎精不足과 髓海空虛에 의해 발생하는 頭痛, 眩暈과 精血이 위로 충양되지 못하여 발생하는 耳鳴, 耳聾과 虛火上炎에 의해 발생하는 齒痛, 咽喉腫痛 등의 병증도 치료할 수 있다.

▣ 태계혈을 취자하여 頻尿症을 치료한다.

빈뇨증은 대부분 腎氣가 허약하면 방광의 氣化作用이 실조하게 되어 방광의 開闔이 정상적으로 이루어지는 것이 불능하여 발생한다. 태계혈을 취자하면 **補益腎氣**와 **固澀小便**의 작용이 이루어지므로 소변이 정상상태로 회복되어지는 것이 가능하다.

빈뇨증을 치료하는 조작방법은 태계혈을 취해 鍼尖이 外踝骨을 향해 0.5~0.8寸을 斜刺하고, 득기 후 환자의 체질강약에 근거하여 輕重이 다른 溫補手法을 운용하며, 유침은 15~20분한다. 이죽방 씨는 태계혈을 침자하여 「頻尿症 환자 15명을 치료한 결과 완전치유 13명, 무효 2명이었다」고 보도하였다.

▣ 태계혈을 취자하여 腎絞痛을 치료한다.

비뇨계결석에 의해 발생하는 신교통은 중의학에서 "石淋", "熱淋", "腰痛" 등의 범주에 속하며, 중국 隋代의 소원방은 "若飮食不節, 喜怒不時, 虛實不調, 則臟腑不和, 致腎虛而膀胱熱也"라 하였고, 또한 "石淋者, 腎主水, 水結則化爲結石, 故腎客結石, 腎虛爲熱所乘"이라 하였다.

그는 淋症의 병인병기를 총괄하여 "腎虛而膀胱熱"이라 하였고, 또한 石淋은 腎이 水를 주관하지 못해 수액이 빠져 나가지 못하고 모이게 되면 방광에 열이 생겨 바짝 달여져서 결석이 이루어진다고 지출하였다. 그러므로 濕熱과 沙石이 水道를 가로막아 通降의 순리를 상실하게 되어 絞痛이 발생한다. 그러므로 신교통의 병인병기는 下焦濕熱, 腎氣虛弱, 氣滯血瘀의 3개 방면으로 개괄된다.

태계혈은 족소음신경의 原穴이고 무릇 **強腰補腎 · 淸利濕熱 · 通暢氣機 · 行氣化水 · 通利水道 · 止痛**의 작용을 가지고 있다. 신교통을 치료할 때 비록 단지 이 하나의 穴을 취자하는 것이라 할지라도 標本兼治의 공효를 가지고 있으므로 지통효과가 만족스럽다. 다만 만약 排石 시에는 바로 中 · 西醫藥을 배합하여 종합적인 치료요법을 운용하여야 비교적 좋은 排石效果를 얻을 수 있다.

신교통을 치료하는 조작방법은 양측의 태계혈을 취해 鍼尖이 外踝骨을 향해 0.5~0.8寸을 斜刺하고, 득기 후 中强 자극수법을 행하여 환자가 麻脹感을 느끼고, 또한 鍼感이 足을 향해 방산되면 좋다. 유침은 30~90분, 매 10분마다 행침 1차.

왕지의 씨는 태계혈을 침자하여 「비뇨계결석에 의해 발생하는 腎絞痛 환자 23명을 치료한 결과 침자 1～3차에 동통소실 18명, 명현감경 5명으로 전부 유효하였다」고 보도하였다.

三. 조해혈(照海穴)

조해혈은 족소음신경의 腧穴로써 照는 光照를 의미하고, 海는 百川의 水가 회귀하여 소재하는 곳을 말한다. 본 穴은 연곡혈 후면에 위치하고 있는데, 연곡혈은 족소음신경의 滎(火)穴이므로 마치 龍雷의 火가 비치고 있는 象을 가지고 있다.

음교맥은 본 穴에서 발생하고, 또한 腎經의 經氣도 바다와 유사한 이곳에서 회귀하여 모인다 하여 照海(조해)라 하였다. 조해혈은 족소음신경의 腧穴이며, 또한 팔맥교회혈 중의 하나이고, 음교맥이 소생하는 곳이다.

【附】 八脈交會穴

팔맥교회혈이란 기경팔맥과 12정경의 經氣가 서로 교통하는 8개의 穴을 말하는데 주관절, 슬관절 이하에 분포한다. 팔맥교회혈 중 陰經絡에 있는 4穴은 오장의 질병을 다스리고, 陽經絡에 있는 4穴은 육부와 지체, 두면부의 질환을 다스린다. 腎은 또한 水火의 臟이고, 先天의 本이며, 精을 저장하고 생식발육의 근원인 骨髓를 생성한다. 그러므로 본 穴은 **補腎調經 · 淸熱利濕**의 공효를 가지고 있다.

고대문헌 중 예를 들면 ≪甲乙經≫, ≪千金方≫, ≪大成≫, ≪大全≫, ≪聚英≫ 등에는 본 穴이 "女子不下月水, 婦人陰挺出,

혈 위	소속경맥	팔 맥	회합부위
공 손	족태음	충 맥	胃, 心, 胸
내 관	수궐음	음 유	
후 계	수태양	독 맥	目內眦, 脇, 頸, 耳後, 肩
신 맥	족태양	양 교	
외 관	수소양	양 유	目外眦,項,耳,肩胛
임 읍	족소양	대 맥	
열 결	수태음	임 맥	胸, 肺, 膈, 喉嚨
조 해	수소음	음 교	

少腹痛, 女子子宮久冷不受胎孕, 赤白帶下, 小腸疝氣, 遺尿, 女人產後血暈, 經水不調, 婦女逆經" 등을 치료한다고 기재되어 있다. 일본인 本間祥白 씨는 "본 穴은 부인과병(예: 월경불순, 자궁내막염, 자궁위치 이상 등)에 대하여 모두 최고로 탁월한 치료효과가 있고, 어떤 종류의 부인과질환을 막론하고 모두 조해혈을 병용하는 것이 가능하며, 이것은 매우 드문 경혈이다"라고 하였다.

이것은 본 穴이 부인과질환, 비뇨생식계통질환을 치료하는 중요 수혈이라는 설명이다. 조해혈은 踝部에 있는 腎經의 腧穴이며, 腎經은 心으로 들어오고 一身의 陰氣를 주관하며, 위로 目內眦에 이르러 양교맥과 서로 만나고 다시 상행하여 腦에 이른다. 心은 神明을 주관하고, 腦는 元神의 府인데, 만약 神明이 無主하게 되면 神은 소재하고 있는 직무를 상실하게 되므로 神志病變이 발생하게 된다.

조해혈을 취자하면 心·腦가 막힘이 없이 통하는 것이 가능하므로 **安神定志**의 작용으로 또한 癲癇, 癔病, 神經衰弱, 失眠 등과 같은 병증을 치료할 수 있다. 또한 음교맥은 陰主寐에 속하고 있기 때문에 조해혈은 야간에 발생하는 癲癎치료에 사용한다.

▣ 조해혈을 취자하여 肋間神經痛을 치료할 수 있다.

늑간신경통은 중의학의 "脇痛" 범주에 속하며, 대부분 情志抑鬱, 肝氣不舒 혹은 寒邪, 閃挫, 跌仆 등의 원인으로 氣血運行이 소통되지 못하거나, 肝經의 經脈이 氣滯 혹은 血瘀에 의해 동통이 발생된다. 조해혈은 족소음신경의 腧穴이고, 腎經의 경맥은 위로 肝을 지나 횡격에서 胸部로 순행하며, 또한 팔맥교회혈의 하나이기 때문에 늑간신경통을 치료할 때는 그 **疏通經絡**과 **調和氣血**의 작용을 취하여 사용한다.

늑간신경통을 치료하는 조작방법은 양측 조해혈을 취해 자입 1~1.5寸 정도 반복하여 염전제삽의 瀉法을 시행하고, 유침은 15분 한다. 양려 씨는 조해혈을 침자하여 「肋間神經痛 환자 50명을 치료한 결과 완전치유 29명, 현효 11명, 호전 6명, 무효 4명으로 유효율이 92%에 도달하였다」고 보도하였다.

▣ 조해혈을 취자하여 流行性耳下腺炎을 치료한다.

조해혈은 족소음신경의 腧穴이고, 또한 음교맥의 기점이며, 음교맥은 족소음신경의 別脈으로 연곡혈의 후면에 위치하는 조해혈에서 시작하고, 그 순행은 內踝에서 상향하여 頸項·面頰을 경로하여 眼內角에 도달하며, 수족태양·족양명·양교맥이 정명혈에서 만난다. ≪難經·二十八難≫에서 "陰蹺脈者, 亦起于眼中, 循內踝上行, 至咽喉, 交貫沖脈", 足少陰腎經也 "循咽喉, 挾舌體"라 하였다.

그러므로 본 穴은 咽喉와 耳下腺部 병증을 치료하는 要穴이며, 三棱鍼點刺出血은 바로 **疏通經脈 · 淸瀉邪熱 · 疏腫止痛**의 공효를 가지고 있기 때문에 임상에서 유행성이하선염의 이하선부 腫脹과 咽喉腫痛 등 증을 치료하는데 현저한 치료효과가 있으며, 자주 點刺出血 후 그 동통이 스스로 멈추게 된다. 그래서 古人은 "噤口, 喉風鍼照海, 三棱出血刻時安"이라 하였다. 近人은 또한 咽炎, 扁桃腺炎 등 증의 치료에 사용하는데 치료효과가 아주 양호하다.

유행성이하선염을 치료하는 조작방법은 三棱鍼點刺放血法을 운용하며, 조해혈을 취해 三棱鍼을 이용하여 點刺出血한 후 탈지면으로 닦아낸다. 엄중자는 양측 이하선에 모두 腫脹이 있는데, 이런 경우는 익일 다시 침 1차를 시행하면 된다. 주자옥 씨는 조해혈을 침자하여 「流行性耳下腺炎 환자 33명을 치료한 결과 모두 1~2차 치료에 전부 치료되었고, 치유율이 100%에 도달하였다」고 보도하였다.

第八節 手厥陰心包經經穴

一. 내관혈(內關穴)

내관혈은 心包絡에 속하고 譬의 내측에 위치하며, 關脈 후면에 놓여 있으므로 내관이라 하였다. 또한 內는 內臟을 말하고, 關은 要地出入을 말하며, 본 穴은 팔맥교회혈 중의 하나로 음유맥과 교회하는데, 음유는 일신의 裏를 주관하며, 전신의 陰經과 연락작용을 가지고 있고, 음유는 병이 臟에 있기 때문에 따라서 본 穴은 內臟疾患을 치료하는 要穴이므로 내관이라 하였다. 앞에 설명한 것은 그 위치에서 말한 것이고, 나중에 서술한 것은 그 공능에 의해 정해진 것이다.

수궐음심포경의 絡穴이고, 手少陽三焦經과 別走하고, 팔맥교회혈 중의 하나이고, 음유와 통해있는 내관혈은 임상에서 자주 사용하는 要穴 중의 하나이다. 近人은 ≪四總穴歌≫ 중에 추가로 기입되어 있는 "胸脇若有病, 速与內關謀"의 문구를 파악하여 四總穴에 내관을 추가하여 족삼리, 합곡, 열결, 위중과 더불어 五總穴이라 하였다. 내관혈의 치료범위는 매우 광범위하며, 古人은 "胸脇之病內關擔"이라 요약하여 설명하였다.

이에 近人은 더욱 명확하게 내관의 주요 치료는 心·胸·胃의 질병이라 지출하였는데, 이것은 내관혈의 치료범위에 대한 구체적인 설명이라 할 수 있는 것이다. 그렇다면 내관혈은 어떤 원인으로 心·胸·胃의 질병을 치료할 수 있는가?

이것은 첫째 원인으로 내관혈이 수궐음심포경의 絡穴이고, 심포경은 수소양삼초경과 別走하고 있으며, 이 二經은 또한 胸 중에서 교회하고, 동시에 또한 모두 膈 아래에서 상·중·하초로 순행하는데, 心·胸·胃는 상·중초의 범위에 속하기 때문이고; 둘째는 내관혈은 팔맥교회혈 중의 하나이고, 음유와 통하는데 음유는 일신의 陰을 주관하며, 충맥과 통해 있는 공손과 서로 心·胸·胃에서 회합한다. 그러므로 내관혈은 경락을 통과하는 작용으로 心·胸·胃의 질병을 치료할 수가 있는 것이다.

내관혈은 주로 心의 병증을 치료하는데, 이것은 내관혈이 수궐음락맥이기 때문에 내관혈에서 상행하여 "系于心包, 絡心系"의 연고에서 살펴보면 내관혈은 "心"과의 밀접한 연계를 가지고 있는 것을 알 수 있다.

임상 관찰결과 내관혈은 心의 병증에 대하여 특수한 치료작용을 가지고 있는 것이 확실하다. 心의 공능은 血脈을 주관하고 神志를 주관하는 양 방면을 포괄하고 있는데, 내관혈은 **益心氣·寧心神**의 작용을 가지고 있으므로 血脈과 神志에 대한 양 방면의 질병을 치료할 수 있으며, 현대의학에서 心血管 계통과 精神神經 계통의 질병에 해당한다.

임상에서 주로 心絞痛, 心動過速, 心動過緩, 高血壓病, 低血壓病, 無脈症, 風濕性心臟病과 心臟神經官能症, 神經衰弱, 失眠, 癔病, 癲狂癇 등 병증을 치료하는데 자주 사용한다.

현대연구 증명에서도 내관혈은 심장질환을 치료하는 작용을 가지고 있다. 본 穴은 心絞痛을 치료할 때 동통을 완해하는 작용이 명확하게 나타났으며, 또한 실험증명에서도 내관혈을 침자하면 左心功能을 개선하고 心肌收縮力을 증가하는 것으로 나타났다. 이것은 내관혈이 심장공능에 대하여 명현하고 상대적인 특이성을 가지고 있다는 것을 설명하는 것이다.

그리고 내관혈은 胸部疾患을 치료하며, 주요한 것은 **寬胸理氣**의 작용을 가지고 있기 때문에 임상에서 주로 胸痛, 脇痛, 結胸, 哮喘, 胸脘痞悶, 脇下支滿과 같은 병증을 치료하는데 자주 사용한다. 또한 내관혈은 주로 胃部疾病을 치료하며, 이것은 ≪新編鍼灸學≫에서 "對胃有影響, 可止吐, 急慢性胃炎皆可用"이라 하였고, 江蘇省의 ≪鍼灸學≫에서도 "內關主治……翻胃, 膈中滿, 痞脹, 脾胃不和"라 기재하고 있는데, 내관혈이 **胃部疾患**을 치료하는 작용을 가지고 있음을 설명한 것이다.

≪玉龍歌≫에서 "腹中氣塊痛難當, 穴法宜向內關防, 八法有名陰維穴, 腹中之疾永安康"이라 하였으며, 이것은 내관혈이 또한 복부병증을 치료할 수 있다는 것을 표명한 것이다. 胃를 치료하는 것에서 발전하여 복부병증을 치료할 수 있는 것에 이르렀다는 것은 그 주치범위가 확대되고 진일보한 것이다. 그러므로 내관혈은 **調和脾胃·舒肝理氣·降逆止嘔** 등의 공효를 가지고 있어 임상에서 주로 急慢性胃炎, 嘔吐, 呃逆, 胃痙攣과 膽絞痛, 急腹痛과 같은 질환을 치료하는데 자주 사용한다.

그 외에도 내관혈은 수궐음심포의 絡穴이고 수소양삼초경과 別走하는 까닭에 古人은 "삼초는 陽氣의 父, 심포는 陰血의 母로서 전신기혈을 소통하고 조화롭게 할 수 있다"고 하였다. 본 穴은 또한 음유와 통하며, 음유는 모든 음을 유지하고 일신의 裏를 주관하는 작용을 가지고 있다.

그러므로 임상에서 또한 瘧疾, 黃疸, 產後血暈, 腦溢血, 半身不遂, 結膜炎, 正中神經痛, 肘臂神經痛 등의 병증을 치료하는데 사용한다. 결론적으로 내관혈은 **寧心安神·寬胸理氣·舒肝解鬱·調理脾胃·活血通絡·消瘀化滯·疏通心脈·除痹止痛** 등의

효를 가지고 있고, 주로 心·胸·胃의 질병을 치료한다. 그 외에 내관혈은 아직 3개 방면의 치료 특징을 더 가지고 있다.

첫째는 내관혈은 만성병뿐만 아니라 또한 급성병도 치료할 수 있다. 임상에서 주로 昏厥·心絞痛·哮喘의 급성발작과 感染性休克·過敏性休克 등의 급증을 치료하는데 자주 사용한다.

둘째는 내관혈은 양호한 쌍향성의 작용을 가지고 있다. 내관혈은 기존의 心動過速을 치료할 수 있을 뿐만 아니라 또한 心動過緩도 치료할 수 있고, 기존의 고혈압병을 치료할 수 있을 뿐만 아니라 또한 저혈압병도 치료할 수 있으며, 기존의 止吐를 할 수 있을 뿐만 아니라 또한 催吐를 할 수 있는데, 이것은 내관혈이 가지고 있는 양호한 쌍향성의 치료작용을 설명하는 것이다.

셋째는 내관혈은 비교적 양호한 鎭靜止痛 작용을 가지고 있다. 내관혈은 각종 통증에 대하여 모두 명현한 진정지통의 효과를 가지고 있다. 임상에서 주로 心痛, 胃痛, 腹痛, 胸脇疼痛, 上肢疼痛, 扁桃體炎과 咽喉炎에 의한 頭痛, 牙痛 등을 치료하는데 자주 사용하며, 모두 현저한 지통효과를 가지고 있다.

그 외에도 頭, 頸項, 胸, 腹部와 기타 부위를 수술할 때 鍼刺麻醉로 먼저 본 穴을 자주 사용하는데, 이것은 내관혈이 명현한 진정지통의 작용을 가지고 있다는 것을 명시한 것이다.

▣ 내관혈을 취자하여 神經性嘔吐를 치료한다.

앞에서 서술한 내관혈에 대한 총괄적인 논술에서 구토를 치료하는 機理를 이해하는 것이 어렵지 않을 것이다. 내관혈은 주로 胃部病症을 치료하며, **和胃理氣·降逆止嘔**의 작용을 가지고 있으므로 구토를 치료하는 효과가 현저하다.

신경성구토를 치료하는 조작방법은 환자가 식사 후 아직 구토가 출현하기 전에 편안하게 눕도록 하여 양측 내관혈을 취해 약 0.8～1寸 정도를 자입하고, 득기 후 양측 穴位에 동시 雀啄術(작탁술: 참새가 모이를 조아 먹는 형상의 수법) 형태로 제삽의 수법을 10～15차 행하고, 제삽하는 과정 중에 환자로 하여금 深吸氣와 深呼氣를 2～3차 하도록 한다.

유침은 30분 하고, 유침시간 중 매 5분, 15분, 30분마다 雀啄術 1차를 중복한다. 매일 아침・점심・저녁 식사 후 각 침 1차를 시행한다. 웅신안 씨는 내관혈을 침자하여 「神經性嘔吐 환자 13명을 치료한 결과 침자한 지 1～5일에 전부 치유되었으며, 반년 이상 재발이 없었다」고 보도하였다. 손이인 씨는 내관혈을 침자하여 「慢性哮喘의 급성발작환자 285명을 치료한 결과 보통 치료 1～2차에 즉시 哮喘이 완전 치유되었으며, 그 중에 12명은 4차에 치료되었고, 8명은 6차에 치유되었다」고 보도하였다.

【附】 구토치료 지압요법: 내관과 외관을 동시에 지속적으로 2분 정도 지압한 후 몇 분 동안 휴식을 취하고 다시 지속적으로 지압하여 구토가 멈추면 정지하는 방법도 있다.

▣ 내관혈을 취자하여 冠心病을 치료한다.

내관혈은 수궐음심포경의 絡穴이고, 심포경과 심장관계는 밀접하다. ≪靈樞・經脈≫에서 "手厥陰絡脈은 내관에서 상행하여 그 絡脈이 心과 연계되어 있기 때문에 그 병은 實한 즉 心痛이고, 虛한 즉 心煩"이라 기재하고 있다. 내관혈은 또한 음유맥과 통해 있으며, "陰維有病, 苦心痛"이라 하여 본 穴과 "心"과의 특수한 관계를 알 수 있으므로 歷代醫家들에게 心病을 치료하는 要穴이라 추앙 받았다.

관심병은 중의학의 "胸痹", "心痛" 등의 범주에 속하고, 내관혈을 침자하여 비교적 명현한 진정지통의 효과를 가지고 있다. 임상관찰에 근거하면 내관혈에 강한 자극을 30분 한 후 바로 심교통을 완해하였다고 보도된 바 있다.

어떤 의사는 내관혈을 主穴로 하는 6組의 관심병을 치료한 자료 1323例를 수집하였는데, 그 중 심교통은 1137例이고, 완해지통의 유효율은 81.1~98.02%이었으며, 또 다른 의사는 양측 내관혈을 침자하여 「急性心肌梗死의 환자 4명을 치료한 결과 그 동통의 완해율이 100%에 도달하였으며, 그 중 胸痛이 완전 소실된 자는 7명이고, 輕度로 전환된 자는 6명이 있었다」고 보도하였다. 또한 임상연구에서 내관혈을 침자하면 심장공능에 대하여 조정 작용을 가지고 있고, 일종의 양성적인 雙向性의 작용을 가지고 있다고 표명하였다.

병리상태 하에서 심장 공능이 실조된 것은 평형으로 변하게 하여 정상으로 회복하고, 정상의 심장 공능에 대하여는 방해하는 것이 없다. 그 외에 또 어떤 의사는 건강한 남성 18명을 추가로 관찰한 결과 내관혈을 침자하여 「心率緩慢(51차/분 이하) 者는 더욱 빠르게 하고, 心率快速(75차/분 이상) 者는 減緩하였으며, 中度者(51~75차/분)는 변하지 않았다」고 보도하였다.

임상관찰에서 心肌搏動圖, 心電圖, 心音圖를 사용하여 參數變化數를 측정한 것을 근거로 하여 내관혈을 침자하면 관심병 환자의 좌심공능이 명현하게 개선되었음을 표명하였다. 그리고 심전도 검사에서 초기 관심병환자의 S-T단이 개선되어 확실히 명현한 특이성을 가지고 있음이 증명되었다.

【附】ST 분절

(1) 정 의: 심실근육이 수축을 끝내고 휴식을 취하는 초기, 급성 심근경색증에서 상승. 심실의 재분극은 혈액관류에 민감하므로, 심근경색, 허혈성 심장질환의 존재가 의심스러울 때 기준선으로 ST-T 부분의 높낮이에 주의.

(2) ST 상승: 심근손상, 심근경색, 이형성 협심증

(3) ST 저하: 심근 허혈, 심실내막 허혈

관심병자로 의심되는 환자에 대해 내관혈을 침자하여 전후를 비교한 결과 심전도 Tv5-v6에 발현된 좌심실비대가 현저한 의의의 개선이 있었다. 왕금한 씨는 관심병 환자 30명에게 심동공능검사를 통과하도록 하여 내관혈의 침자 전후를 대비하여 발표하였는데, 내관혈의 침자를 통과한 관심병 환자는 PEP(전구출기: 심전도의 전기적 수축이 시작되는 ORScomplex의 시작부터 도플러 심전도에서 반월판이 열릴 때까지의 시간간격)가 단축되고, LVET(좌심실분출량)는 연장되고, PEP/LVET(수축시간 간격)는 降低했으며, CI(중대한 급성심근경색증)는 제고되어 心肌收縮力이 증강되고 좌심실 순응성이 개선되었음을 표명하였다.

心輸出量(CO)은 衡量心臟工作效率에 있어서 하나의 중요한 지표이고, 그 증가는 冠狀動脈供血量도 상응하여 증가하기 때문에 일정한 정도에서 心肌에 血과 산소의 수요가 부족한 모순을 결정하여 관상동맥의 순환을 개선한다.

총론적으로 내관혈을 침자하면 **寧神安神·行氣活血·消瘀化滯·疏通心脈·除痹止痛** 등의 작용을 가지고 있어 심교통을 소제하고 완해하는 것과 心率의 양성적 쌍향성의 작용을 조정할 수 있을 뿐만 아니라 冠狀動脈流量과 血·산소의 공급을 증가하고 관

상동맥의 순환을 개선할 수 있다.

내관혈을 침자할 때 그 침자의 感應과 傳導는 효과를 얻는 관건이며 "氣至病所" 하여야 치료의 유효율을 제고할 수 있다. 어떤 의사는 임상관찰을 통하여 내관의 感傳반응은 線狀感傳, 散亂感傳과 放射性感傳 등 3 종류가 있다고 하였다.

보통 중요한 感傳路線은 심포경에 연착하여 전도하는 것으로 만약 腋下·胸部에 전도가 파급될 때는 즉시 효과가 나타날 수 있다. 특별한 것은 感傳이 胸腔 깊이 이루어져 심장에 들어올 때 관심병심교통은 즉시 완해하거나 소실되며, 心悸·胸悶·頭暈·肢麻 등 관심병의 주요 증상도 부분적으로 완해하거나 소실된다.

관심병을 치료하는 조작방법은 양측 내관혈을 취해 빠르게 수직으로 0.8~1.2寸 정도를 자입하고, 酸·麻·重·脹感이 출현하도록 염전을 2분간하여 침감이 肘·腋·胸部를 향해 전도되도록 한다. 만약 침감이 내관국부에 국한되면 지압수법을 부가하고 재차 침을 운용하여 感傳을 투발하며 혹은 鍼體를 皮下로 후퇴시켜 鍼尖방향을 상향하여 조정한 다음 재차 진침하고, 침감을 얻은 후 유침은 30분하고 유침시간 중 행침은 1차 행한다. 매일 1차, 10차가 1 치료과정이며, 3개 치료과정을 침자할 수 있다.

조영 씨는 내관혈을 침자하여 「冠心病 환자 36명을 치료한 결과 實證환자 16명은 전부 치유(치료 후 胸痛·心悸·胸悶 등 主症전부 소실)되었고, 虛證환자 20명은 완전치유 18명, 개선 1명, 무효 1명으로 유효율이 97.2%에 도달하였다」고 보도하였다.

【附】 관심병에 대한 환자 자아 치료방법

① 호흡은 평온하게 하고 똑바로 앉아서 양 눈은 지그시 감는다.

② 찬죽혈을 양 손 중지를 이용하여 시계방향으로 12회, 시계 반대방향으로 12회 안압한다.

③ 내관혈을 ②번과 동일하게 안압한다.

④ 신문혈을 ②번과 동일하게 안압한다.

⑤ 전중혈을 ②번과 동일한 방법으로 각각 36회씩 안압한다.

⑥ 양측 중지를 각각 12회씩 안압한다.

⑦ 심교통 발작 시에는 다른 사람에게 부탁하여 전중과 지양혈을 각각 36회씩 안압한다.

※ 이 방법은 오래된 관심병에 대해 일정한 예방과 치료작용을 가지고 있다.

▣ 내관혈을 취자하여 高脂血症을 치료한다.

고지혈증은 혈청내의 지질성분이 정상 이상으로 증가된 상태이며, 가족성이 있거나 원인을 알 수 없는 산발적인 형태의 原發性 고지혈증과 갑상선 기능저하증이나 폐쇄성황달, 腎증후군, 異常단백혈증, 홍반성낭창, 당뇨병, 뇨독증, 알콜중독증 등에 의한 繼發性 고지혈증이 있다. 고지혈증은 5가지의 표현형으로 구분되며 비만이나 당뇨병, 동맥경화증, 대장암, 췌장암, 유방암, 전립선암, 자궁내막암, 심근경색, 뇌졸중 등의 원인이 된다.

고지혈증의 환자는 대부분 심혈관계통의 질환과 증상을 가지고 있으며, 痰濁이 凝聚되어 혈액 중에 留滯되어 발생한다. 내관혈은 수궐음심포경의 原穴이고, 음유와 통해 있으며, 心·胸·胃의 질환을 치료하는 要穴이다. 그리고 **寬胸理氣·和胃降逆**의 작용을 가지고 있고, 氣機를 소통하며 行氣散滯할 수 있어 中焦氣機를 원활하게 하면 痰濁이 발생하지 않아 血脂가 스스로 내려간다.

현대 의학적으로 침자하여 고지혈증을 치료하는 원리는 아직 명확하게 규명된 것은 없으나, 내관혈을 침자하여 血脂를 강하하는 메카니즘의 가능은 鍼刺가 여러 종류의 내분비체 효소와 호르몬의 작용에 영향을 주게 되어 이러한 부분에 진입하고 통과하여 血脂의 강하를 촉진하는 것과 유관하다.

고지혈증을 치료하는 조작방법은 단측 혹은 교차취혈로 내관혈을 취해 직자 1～1.5寸을 진침하여 제삽을 시행하되 약한 염전수법을 추가한다. 득기 후 유침은 20분, 유침시간 중 매 5분마다 같은 수법으로 행침 1차하며, 매차 2분 동안 시행하고, 격일 침 1차 한다.

조화희 씨는 내관혈을 침자하여 「高脂血症 환자 72명을 치료한 결과, 치료 후 각종 지표가 모두 不同 정도로 강하하였고, 遠期效果로는 콜레스테롤, 트리스티아린(甘油三脂)에 대해서는 명현하지 않았으나 β-脂蛋白(저밀도 脂蛋白)의 增高에 대하여는 매우 양호한 치료효과가 있었다」고 보도하였다.

▣ 내관혈을 취자하여 藥物過敏反應을 치료한다.

수액, 수혈과 약물 과민반응은 임상에서 자주 발견되는 일이다. 수액, 수혈반응은 보통 熱源반응 혹은 類似熱源반응으로 임상에서 출현하며, 그 반응시간은 약 10～30분이고, 개별 병 사례에서 나타나는 寒戰 등의 반응은 40분 이상 연속되며, 頭暈·嘔吐·面色蒼白 등의 증상이 동반하여 출현한다.

그리고 각종 약물의 과민반응은 더욱 多種多樣하므로 그 규율을 귀납하기가 어렵다. 어떤 때의 과민반응은 매우 극렬하기 때문에 긴급하고 위급한 상황에서 급히 구조하기가 무력하고 이러한 원인으로 사망에 이르기도 한다.

내관혈은 手厥陰心包絡經이고, 强心寧神・淸心開竅・寬胸降逆과 퇴열 등의 작용을 가지고 있다. 그리고 본 穴은 또한 수궐음심포경의 絡穴이고, 삼초경과 別走하며, 심포는 陰血을 위한 母이고 삼초는 또한 陽氣의 父이다. 그러므로 본 穴을 취자하면 또한 全身氣血을 조절하는 작용을 가지고 있어 임상에서 자주 사용하는 중요한 急救穴 중의 하나이며, 수액・수혈과 약물 과민반응을 급히 구조하는 효과가 현저하다.

약물 과민반응을 치료하는 조작방법은 내관혈을 취해 직자 1~1.5寸, 中度 자극수법으로 염전 3~5분 혹은 電鍼치료기를 사용하여 유침 시 通電을 10분한다. 심서우 씨는 내관혈을 침자하여 「輸液・輸血・약물 과민반응 환자 53명을 치료한 결과 완전치유 52명, 1명의 환자는 10분 후 자동 회복상태였다」고 보도하였다.

▣ 내관혈을 취자하여 落枕을 치료한다.

내관혈은 수궐음심포경의 絡穴이고, 팔맥교회혈 중의 하나이며, 삼초경과 別走한다. 수궐음경은 胸에서 시작하여 腹部에 이르고, 순서에 따라 삼초와 연락한다. 양계주 씨는 "三焦乃陽氣之父, 包絡乃陰血之母"라 하였으므로 이 二經은 全身氣血을 疏調하는 작용을 가지고 있다. 삼초경은 위로 頸項과 통해 있다.

현대 실험에서 내관혈을 침자하면 機體의 통증과 溫覺을 느끼기 시작하는 경계가 명현하게 제고되어 溫經止痛의 작용을 일으켰는데 그것은 頸部의 지통효과에 대하여 본 穴이 우세하다는 것을 의미하는 것이다. 내관지압법을 채용하여 낙침을 치료하는 것은 신속하게 지통하고 肌肉의 경련을 완해할 수 있고, 舒筋活絡・行氣活血의 작용을 일으켜 筋脈이 받는 압력과 拘急을 해제하여 병증을 소제하는 작용이다.

낙침을 치료하는 조작방법은 指鍼療法을 시행하며, 환자의 病側 前臂를 위로 올려 손목은 구부리게 하고, 醫者는 左手로 患者病側의 手背를 잡고, 右手拇指로 환자의 내관혈을 지압하면서 동시에 중지 혹은 식지로 외관혈을 눌러 病人이 酸·脹·痳·熱感을 느끼고 감각이 위로 전도되면 환자에게 명하여 頸部를 좌우로 돌리고, 앞으로 구부리고 뒤로 누이는 등의 활동을 자유롭게 하면서 점차로 전동각도를 증대하면 3분 전후하여 증상이 즉시 크게 감경하거나 소실된다.

그 외에 완전한 치료효과를 위해 醫者는 환자압통이 제일 명현한 부위에 무지를 사용하여 안마 1분을 하고, 다시 주먹을 쥐듯이 손을 오므려서 공기압으로 동통부위를 가볍게 1분 동안 두드린다. 장합현 씨는 내관혈을 지압하여 「落枕 환자 47명을 치료한 결과 전부 치유하여 유효율이 100%에 도달하였다」고 보도하였다.

▣ 내관혈을 취자하여 急腹痛을 치료한다.

급복통의 주요 원인은 氣의 운행이 상실되어 나타나기 때문에 침자치료의 중점은 당연히 氣를 조화롭게 하기 위한 방법이다. 삼초는 原氣를 위한 별도의 經이고 모든 氣를 주관하며, 심포경은 胸중에서 시작해 胸에서 脇으로 나와 순행하여 삼초와 연락한다. 내관은 심포경에 속하고, 외관은 삼초경에 속하므로 내관혈에서 외관혈 방향으로 透刺하는 방법을 취한다.

내관혈은 胸脇의 질병을 치료할 뿐만 아니라 또한 腹腔내의 모든 병을 치료하는 要穴이다. ≪標幽賦≫에서 "胸滿腹痛刺內關"이라 하였고, ≪玉龍歌≫에서는 "腹中氣塊痛難當, 穴法宜向內關防,

八法有名陰維穴, 腹中之疾永安康"이라 하였다.

그러므로 古人은 "삼초는 陽氣의 父이며, 심포는 陰血의 母라 칭하고, 兩者는 전신기혈의 공능을 함께 조화하여 血凝氣滯에 의해 발생하는 복통에 대한 효과가 비교적 양호하다"고 하였다. 심호흡을 배합하여 腹腔臟器가 각종 자극을 받아 발생하는 경련상태를 가일층 개선하고, 氣機를 통창하여 지통작용을 좋게 하며, 침자효과를 증강하였다.

급성위장염・급성위염・장경련・담도회충・담낭염・급성방광염 등에 의해 발생하는 **급복통을 치료하는 조작방법**은 내관혈을 취해 직자하여 외관혈을 향해 透刺한 후 雀啄提插手法을 시행하고, 아울러 환자에게 비교적 길고 균등한 深吸氣와 深呼氣를 5~7차 하도록 하고, 동시에 醫者는 左手로 환자의 복부를 가볍고 부드럽게 1~2분 정도 어루만진다. 그 후 매 5분마다 手法을 중복하여 1차 행하고, 복통이 소실된 후 유침을 15분한 다음 출침한다.

웅신안 씨는 내관혈투외관을 침자하고 심호흡을 배합하여 「急腹痛 환자 200명을 치료한 결과 복통소실 119명(소실 최단시간은 2~3분, 최장시간은 30분), 현효 34명, 호전 26명, 무효 21명으로 유효율이 89.5%에 도달하였다」고 보도하였다.

▣ 내관혈을 취자하여 蕁麻疹을 치료한다.

심마진(두드러기)는 자주 발견되는 일종의 변태반응성 질병이며, 중의학에서 "癮疹" 혹은 "風疹塊"라고 말하고, 대부분 邪가 腠理에 울체되어 발생하는 것과 유관하다. ≪難經・三十六難≫에서 "三焦者, 水穀之道路, 氣之所終使也"라 하였는데, 이것은 삼초는 수곡의 통로이고 氣機를 관리한다는 설명이다.

수궐음심포의 경맥과 수소양삼초경은 서로 絡에 속하므로 수궐음심포경의 絡穴인 내관혈을 침자하여 삼초경의 氣機를 조절하고, 피부의 調理를 촉진하여 邪가 피부 밖으로 나오게 되면 심마진이 치유된다.

현대의학 관점에서 내관혈을 침자하여 심마진을 치료하는 것은 鍼刺가 기체면역공능을 조절하고 免疫機制를 증강하여 과민을 발생하는 물질에 대한 반응성을 강하하고 혹은 면역세포가 組織아민(amine)・緩激펩타이드・慢反應物質 등을 분비하지 않게 하거나 적게 분비되도록 하고 혹은 기체가 이런 물질의 민감성을 降低하는 것과 유관하다고 인식한다. 이런 방면은 금후에 가일층 깊은 논의가 이루어져야 한다.

급성심마진을 치료하는 조작방법은 내관혈을 취해 직자 0.5～1寸 정도 하고, 평보평사의 수법을 시행하여 中强자극을 하며, 유침은 20분하고, 유침 시간 중 매 2분마다 행침 1차. 동흥명 씨는 내관혈을 침자하여 「急性蕁麻疹 환자 72명을 치료한 결과 완전치유 62명, 호전 10명으로 유효율이 100%에 도달하였다」고 보도하였다.

▣ 내관혈을 취자하여 急性乳腺炎을 치료한다.

중의학에서 급성유선염은 肝胃不和로 인해 경락의 조색이 이루어져 氣血이 凝滯되고 熱邪가 蘊結되어 癰腫을 발생한다고 인식한다. 내관혈은 수궐음심포경에 속하고, 循經路線은 胸에서 手로 흐르며, 胸脇部 질환을 치료하는 要穴이고, "胸中之病內關担"의 說을 가지고 있다.

내관혈을 침자하면 삼초의 氣를 조절하고, 심포를 맑게 하며, 熱邪를 배출하고, 寬胸和・·疏通淤乳・化滯散結・通乳할 수 있어 경락이 소통하게 되고, 氣血이 조화를 얻게 되어 神經을 조절하고, 止痛・鎭靜・消炎의 공효를 가지게 되므로 본 병을 치료한다.

급성유선염을 치료하는 조작방법은 내관혈을 취해 염전자입 1~1.5寸, 득기 후 염전 2~3차를 한 후 다시 제삽 2~4차를 행하고, 반복하여 행침 3차, 행침하는 시간 중에 환자가 즉시 편안함을 느끼면 된다. 행침 과정 중 한편으로 행침하면서 한편으로 환자에게 명하여 가볍게 종창의 包塊를 안압하도록 하고, 동통이 감경했다고 느낄 때 유침을 10~15분하고, 유침 시간 중 행침을 3~4차 하고 즉시 출침한다.

病程이 짧고 전신증상이 명현한 자는 보통 강한자극을 채용하되 환자가 인내할 수 있는 정도면 되고, 유침시간은 상대적으로 짧게 하며, 매 5분마다 행침 1차하며, 病程이 긴 자 혹은 전신증상이 가벼운 자는 보통 中强자극을 채용하고 유침시간은 적당히 연장하여 10~15분을 하는 것이 양호하다.

장응근 씨는 내관혈을 침자하여 「急性乳腺炎 환자 70명을 치료한 결과 침 2차 이내에 전부 치유하였다」고 보도하였다.

▣ 내관혈을 취자하여 突發性耳聾을 치료한다.

耳聾의 증은 비록 肝腎 二臟과 유관하지만 耳는 宗脈의 所聚인 까닭에 십이경맥은 모두 耳에 연결되어 있다. ≪靈樞・邪氣臟腑病形≫에서 "十二經脈, 三百六十五絡, 其氣血皆上于面而走空竅,……其別氣走于耳而爲聽"이라 하여 耳와 전신 경락장부는 모두 밀접한 연계를 가지고 있음을 제시하였다. 그러므로 오장육부, 십이경맥의 病變은 모두 耳聾을 일으킬 수 있다. 心은 神明을 주관하고 오장육부의 大主인데, 만약 심신이 혼미하고 희미하면 淸竅

가 불리하여 耳聾을 발생할 수 있다.

내관혈은 수궐음심포경의 絡穴이고, 팔맥교회혈 중의 하나이다. 心은 흉중에 있고 心包는 밖에서 둘러싸 호위하고 있어 心과 동체이므로 본 穴은 **理氣散滯·通暢心絡·開竅醒神**의 공효를 가지고 주로 心痛, 心悸와 驚厥, 각종 神離本位의 병증을 치료한다. 突發性耳聾은 대부분 大怒·大驚·大氣에 의해 발생하는 氣血逆亂, 經絡阻滯, 淸竅被蒙의 증이기 때문에 내관혈을 취자하여 治神, 調神, 安神과 開竅通閉의 공능으로 氣順, 血和, 神安, 竅通하여 耳聾이 스스로 치유된다.

돌발성이농을 치료하는 조작방법은 내관혈을 취해 먼저 瀉한 후 補法을 사용하고, 환자에게 명하여 深呼氣를 한 후 吸氣를 크게 하고 멈추며, 이와 동시에 양측 내관혈에 침자하여 유침은 氣를 기다리고, 다시 환자에게 명하여 氣를 팽팽하게 하는 동작을 취해 그 "氣"가 耳를 충만하고 神氣가 존재하도록 하여 大氣가 耳에 머물게 한 후 출침한다. 왕원풍 씨는 내관혈을 침자하여「突發性耳聾을 치료한 결과 효과가 만족스럽다」고 보도하였다.

二. 대릉혈(大陵穴)

대릉혈의 大는 高大를 말하고, 陵은 丘陵·隆高의 의미이며, 본 穴位가 丘陵이 융기되어 형성된 언덕 아래에 놓여있다 하여 대릉이라 하였다. 대릉혈은 심포경의 原穴로써 오행의 土에 속하며, 본 經의 子穴이다. "實則瀉其子"의 원칙에 근거하여 무릇 심포경의 實證은 모두 본 穴을 취하여 瀉하는 것이 가능하며, ≪鍼灸大成≫에서 "心包經實證, 大陵主之"라고 지적하였다.

따라서 본 穴을 취자하면 **淸熱瀉火·開竅醒神·寧心定志**의 공효를 갖게 되므로 임상에서 주로 癲, 狂, 癎, 癔病과 心熱口臭, 口舌生瘡, 心悸失眠 같은 증상의 치료에 사용한다. 또한 대릉혈은 **舒筋活絡**의 작용을 가지고 있으므로 "經脈所過, 主治所及"의 원칙에 근거하여 본 經의 경맥이 순행하고 있는 胸脇, 肘臂疾患과 手臂經筋弛緩 혹은 拘急의 증상을 치료하는데 사용한다.

▣ 대릉혈을 취자하여 手痙攣症을 치료한다.

手경련증은 즉시 手指경련이 출현하며 心肝兩經의 陰血이 耗傷되는 원인으로 인해 風火가 망동하여 병이 된다. 대릉혈을 취자하면 **舒筋活絡·行血散滯**와 **壯筋補虛**의 공효를 가질 수 있고, 자주 鍼感이 指尖으로 전도될 수 있기 때문에 경련은 바로 신속하게 완해된다. **手경련증을 치료하는 조작방법**은 환측 대릉혈을 취해 자입 0.1~0.3寸 깊이, 麻感이 출현하면 鍼尖을 다시 재이동하지 않고 처음 그곳에서 點鍼을 하여 鍼感의 전도를 크게 한다.

하유수 씨는 대릉혈을 침자하여「手경련증 환자 25명을 치료한 결과 모두 침 1차 치료로 치유되었다」고 보도하였다.

▣ 대릉혈을 취자하여 失眠症을 치료한다.

현대 의학 관점에서 失眠은 대뇌기능의 평형이 실조되어 나타나는 공능성의 질환이다. 대릉혈은 수궐음의 脈이 所注하는 輸의 輸(土)穴이며 心包絡의 原穴이다. 심포는 相火에 속하고, 穴은 土에 속하며, 또한 본 經의 子穴이다. "實則瀉其子"의 법칙에 근거하여 심포경의 子穴인 대릉혈을 취자하면 **淸心火·安心神**의 작용을 갖게 된다.

그 외에 대릉혈에서 외관혈을 향해 투과하면 실제로 上·中·下의 삼초기능이 실조된 정체를 평형으로 이루는 작용을 가지게 되므로 음양이 평형되고 神志가 평온하여 실면이 개선된다. 본 穴은 또한 최면의 주치작용을 가지고 있다.

실면증을 치료하는 조작방법은 대릉혈에서 외관혈을 향해 透刺하고, 득기 후 유침은 5~15분, 유침시간 중 득기 반응을 지속적으로 증강하기 위해 매 5분마다 좌우로 염전하거나 혹은 제삽을 1차 행한다. 임의 씨는 대릉혈透외관혈을 침자하여 「失眠 환자 86명을 치료한 결과 치료효과가 비교적 양호하여 유효율이 100%에 도달하였다」고 보도하였다.

▣ 대릉혈을 취자하여 足底痛을 치료한다.

足跟骨刺는 일종의 퇴행성 병변으로 보통 중년 이후에 발병하고 대부분 足跟結節에 발생하는데 足跟痛이 출현하고 반듯하게 걷지도 못하며, 도로를 걸을 때 동통이 더욱 심하게 출현한다.

대릉혈은 수궐음심포경의 輸穴이고 또한 原穴이며, 舒暢經筋·通經活絡의 작용을 가지고 있어 임상에서 주로 局部筋脈損傷(예: 腕管綜合症, 腕下垂, 手痙攣症 등)을 치료하는데 사용한다. 또한 그 부위가 足根과 상대적인 腕部에 위치하고 있으므로 대릉혈을 취하여 足根骨刺를 치료하는 것은 일종부위의 상대적인 치료방법이다. 이것은 주진화 씨가 수십 년의 임상실천과 반복적인 체험에 의해 제출한 手鍼新療法이다.

그 귀납과 총결적인 수침요법의 이론 중에서 경락의 相對, 穴位의 相對, 예를 들면 합곡혈과 노궁혈에 기재되어 있는 "合谷下應太冲, 勞宮能通湧泉"을 지적하였다. 穴位相對는 규칙적이지 않으며 부위와 부위 사이에 상대와 소통하고 감응하는 길을 가지고 있다. 이것으로 알 수 있듯이 경락이나 穴位의 상대에 필수적으로 구속받지는 않으며, 반대로 부위의 상대에서 소통과 감응 그리고 치법을 취득한다.

예를 들면 手指는 足趾와 상대하고, 手背는 足背와 상대하며, 掌面은 足底와 상대하는 등 위치에 대한 취혈요법을 찾을 수가 있으며, 足의 上에 대한 병은 手의 上에 침자하고, 手의 上에 대한 병은 足의 上에 침자할 수 있다. 대릉혈을 취자하여 足跟骨刺를 치료하는 것은 바로 부위 대응요법으로 임상실전을 통하여 확실히 현저한 치료효과를 가지고 있다.

족저통을 치료하는 조작방법은 대릉혈을 취해 평보평사수법을 사용하고, 득기 후 酸·麻·重·脹感이 출현하면 한편으로 침자수법을 시행하며, 한편으로 환자에게 일러 환측의 足跟을 진동하고 발을 힘주어 밟아 보도록 하되 수법은 그리 과하지 않게 하면 보통 침자한 지 5~10분 안에 동통이 즉시 완해한다. 매일 1차.

조환유 씨는 대릉혈을 침자하여 「足底痛 환자 67명을 치료한 결과 완전치유 50명, 현효 12명, 유효 4명, 무효 1명으로 유효율이 98.5%에 도달하였다」고 보도하였다.

三. 노궁혈(勞宮穴)

노궁혈은 掌心에 소재하고 손을 이용하여 노동할 때 물건을 잡는 곳이라 하여 노궁이라 하였다. 노궁혈은 수궐음심포경에 속하고, ≪靈樞·邪客≫에서 "心者, 五臟六腑之大主也, 精神之所舍也, 其臟堅固, 邪勿能容也.……故諸邪之在于心者, 皆在于心之包絡.

包絡者, 心主之脈也."라 하였다.

心包絡은 心을 밖에서 호위하고, 心을 대신하여 邪를 접수하므로 심포경에 邪를 접수하여 출현한 병증과 心에 표현된 병증은 기본적으로 일치한다. 그러므로 노궁혈은 심경의 병증을 치료할 수 있다. 본 穴은 또한 심포경의 滎(火)穴이며 火經 중의 火穴이다. "滎主身熱"이며 心은 火에 속하므로 노궁혈은 **清心火·泄煩熱·安神定志**의 작용으로 心火亢盛에 의해 발생하는 허다한 병증을 치료할 수 있다.

예를 들면 ① 熱이 神明을 손상하여 발생하는 心煩, 心悸, 失眠과 神昏譫語, 狂躁不寧. ② 熱이 津液을 손상하여 발생하는 口燥舌乾. ③ 熱이 小腸으로 이동하여 발생하는 溲短溲黃(수단수황: 소변을 짧게 보고 황색인 것). ④ 熱이 血絡을 손상하여 발생하는 吐血, 衄血. ⑤ 熱毒이 치성하여 발생하는 모든 瘡紅腫熱痛과 舌紅, 脈數은 모두 노궁혈의 치료범위이다.

또한 노궁혈은 回陽九鍼穴(족삼리혈 참조) 중의 하나이며, 開竅醒神의 急救作用을 가지고 있기 때문에 임상에서 中風, 昏迷, 癲癎發作, 癔病같은 병증을 치료하는데 사용한다.

▣ 노궁혈을 취자하여 胃痙攣을 치료할 수 있다.

胃痙攣痛은 대부분 그 원인이 폭음폭식이나 혹은 生冷硬物을 탐식한 후 돌연적으로 胃腑에 진발성·경련성의 동통이 발생하며, 어떤 때는 嘔吐, 食慾不振, 噯氣, 腹脹 등을 동반하기도 한다. 이처럼 食積이나 寒邪가 胃腑에 조체하면 氣機가 불리하여 氣血이 울체되어 동통을 발작한다. 수궐음심포경은 삼초와 연락하므로 노궁혈은 삼초의 氣機를 관리하여 胃腑疾患을 치료한다.

노궁혈을 침자하면 경락의 氣를 격발하여 氣血운행이 원활하게 되고, 氣가 조화되면 血이 순리를 이루므로 통한 즉 동통이 없어 경련은 완해하고, 동통은 소실될 수 있다. 임상관찰에서 노궁혈을 침자하여 행침할 때 환자는 보통 열의 흐름이 胃部에 도달하는 느낌을 받았고 동통이 바로 멈추었다고 했는데, 이것은 氣가 病所에 도달한다는 것을 분명히 증명하는 것이다.

위경련을 치료하는 조작방법은 노궁혈을 취해 직자 0.5～1寸 정도 평보평사수법을 행하고, 유침은 40분 하며, 유침시간 중 매 10분마다 행침 1차. 설호 씨는 노궁혈을 침자하여 「胃痙攣 환자 30명을 치료한 결과 모두 침 1차에 치유되었다」고 보도하였다.

四. 중충혈(中冲穴)

중충혈은 手中指尖端에 위치하고, 수궐음심포경에 속하며, 그 經氣의 순행은 手臂의 中道로 운행하여 手中指尖端에 직접 도달하고, 심포경에서 나온 井의 요충지이므로 명하였다. 중충혈은 심포경의 井穴이고 指端의 요충지에 위치하며, 또한 본 經의 氣血이 뚫고 나가는 곳이므로 이 穴은 氣血이 왕성한 곳이다. 심포는 또한 相火이고, 그 脈은 下膈에서 삼초와 연락하고 있어 본 穴은 **寧心安神・開竅醒腦・淸熱瀉火・消腫止痛**의 주요 공효가 있다.

中風昏迷, 暈厥, 休克 등 神志가 맑지 못하여 발생하는 모든 병증에 대하여 본 穴을 취자하여 **醒神救脫**의 공효를 얻을 수 있으므로 ≪玉龍歌≫에서 "中風主症症非輕, 中冲二穴可安寧"이라 말하였다. 그 외에 본 穴은 淸心泄熱의 힘이 우세하게 강하므로 무릇 身熱如火, 面赤, 煩躁, 舌强, 熱血攻心, 舌下腫痛 같은 心火亢盛

의 증상에 대하여 放血瀉의 효과가 매우 좋다.

▣ 중충혈을 취자하여 小兒夜啼症을 치료한다.

소아야제증은 대부분 心經에 熱이 울체되거나 驚恐(경공: 놀라 두려워하다)에 의해 발생하며, 밤이 되면 간헐성의 啼哭(제곡: 큰 소리로 울다)을 발작한다. 중충혈을 點刺放血하면 **清熱瀉火**와 **寧心安神**의 공효를 가지게 되므로 소아야제증의 心經에 熱이 있어 안녕하지 못한 자에 대한 치료효과가 탁월하다.

소아야제증을 치료하는 조작방법은 三棱鍼點刺放血法을 이용하여 양측의 중충혈을 취해 1~4방울의 혈액을 적출하면 된다. 당서빈 씨는 중충혈을 點刺放血하여 「小兒夜啼症 환자 49명을 치료한 결과 완전치유 46명, 무효 3명으로 보통 1차 치료에 즉시 유효하였다」고 보도하였다.

▣ 중충혈을 취자하여 急性結膜炎을 치료한다.

급성결막염은 "紅眼病"이라 하는데 眼結膜에 세균이나 혹은 병독이 감염되어 발생하고, 대부분 여름철이나 가을철에 유행하며, 중의학에서 "目赤腫痛", "天行赤眼", "火眼" 등의 범주에 속한다. 중충혈은 心包絡經의 井穴이고, **活血開竅**와 **清熱散邪**의 공효를 가지며 急救穴 중의 하나이다.

중충혈은 본 經의 말단에 위치하고 있는 까닭에 수소양경과 아래에서 접하며 수소양경맥은 目銳眦에서 멈추므로 또한 眼部의 병증을 치료할 수가 있다. 임상에서 중충혈을 點刺放血하여 급성결막염을 치료하는 효과는 아주 우수하다.

급성결막염을 치료하는 조작방법은 三棱鍼點刺放血法을 이용하는데, 醫者는 환자의 중지를 압박하여 삼릉침으로 중충혈을 點刺放血하여 쥐어짠다. 만약 한쪽 눈이 감염되었을 때는 환측을 취자하고, 양 눈이 감염되었을 때는 동시에 양측을 취자한다. 보통 처음 눈병을 가졌거나 눈병 말기에는 1차 치료면 되고, 엄중자는 1차에 효과가 있고, 2차에는 더욱 명현하다.

정임 씨는 중충혈을 점자하여 「急性結膜炎 환자 100명을 치료한 결과 모두 1~4차 치료에 전부 치유되었다」고 보도하였다.

【附】 중충혈의 정확한 위치에 관하여

中冲穴의 정확한 위치에 관하여 허다한 침구서적과 교과서 중에 의견이 일치하지 않은 부분이 있다. ≪鍼灸大全≫에는 "中指內端是中冲"이라 하고, ≪鍼灸大成≫에서는 "手厥陰心包井中冲, 中指內端去甲韭葉"이라 하였으며, 明代의 ≪楊敬齋鍼灸全書≫에서는 "中冲二穴手中指內廉之端, 去瓜甲如韭葉許"라 하였다. 그러므로 양개빈 씨는 중충혈의 위치가 中指橈側端距瓜甲角1分處가 정확하다고 지출하였으니 참고할 수 있을 것이다.

≪甲乙經≫과 ≪千金方≫에서 手中指의 端에 있다는 말을 근거하면 "端"자는 당연히 指末端을 의미하며, 현재 침구학 교과서와 ≪腧穴學≫에서 "手中指尖端之中央取穴"이라 하여 사용하고 있다.

第九節 手少陽三焦經經穴

一. 액문혈(液門穴)

액문혈은 또한 "掖門"·"腋門"이라고도 하고, 수소양삼초경의 滎穴이며, 그 위치가 소지와 무명지 사이의 요함 중에 있어 예를 들면 "腋", "門"과 같은 開合을 이루고 있기 때문에 액문이라 하였다. 액문혈은 **淸熱瀉火·疏經活絡·散風發汗解表·聰耳明目** 등의 공효를 가지고 있어 임상에서 대부분 頭痛, 感冒, 目赤腫痛, 耳聾, 耳鳴, 咽腫, 齒痛, 瘧疾, 手背腫痛, 指臂攣痛 등의 병증을 치료하는데 사용한다.

사문지 씨는 상초와 중초에 熱이 옹색되어 발생하는 頭面, 五官, 咽喉 등의 질환에 대하여 본 穴의 주요한 적응증이라 명확하게 지적하였다.

▣ 액문혈을 취자하여 感冒를 치료한다.

감모는 임상에서 자주 발견되는 多發病의 하나이고, 發熱·畏寒·頭痛·鼻塞·噴嚏·流涕·咳嗽 등의 특정을 가지고 있다. 감모는 또한 보통감모와 유행성감모로 구분한다. 보통감모는 "傷風"이라 하고, 증상은 비교적 가볍다. 유행성감모는 "流感"이라 하고, 증상은 비교적 重하며, 유감병독에 의해 발생하는 일종의 급성호흡도전염병으로 전염성이 비교적 강하고 폭발적인 유행을 발생하는 것이 용이하다.

주요 증상으로 전신증상이 명현하고, 寒戰高熱・頭痛身痛・鼻塞流涕・咽喉腫痛이며, 체온이 39℃이상으로 높고, 咳嗽・惡心嘔吐・腹瀉 등의 증상이 출현할 수 있다. 중의학에서 본 病은 "時行感冒"라 하고, 대부분 기후가 돌변하거나 風邪가 외부에서 침습한 원인으로 肺가 그 宣降 기능을 상실하여 발생하는 것이다. 증상에 근거하여 보통 風寒型과 風熱型으로 구분할 수 있다.

액문혈은 수소양경의 滎穴이고, 滎穴은 身熱을 주관하며, 陽經의 滎穴은 水에 속하고, 壯水는 制火가 가능하므로 "身熱"의 증상을 치료할 수 있을 뿐만 아니라 外感發熱과 火熱壅盛의 증상을 포함하여 치료할 수 있다. 그 외에 액문혈은 陽經의 精液과 血津이 출입하는 문으로써 汗・尿・唾液과 같은 모든 液도 본 穴을 취자하면 그 液의 분출, 즉 發汗이 촉진된다.

≪鍼灸甲乙經≫에서 "熱病汗不出"을 치료한다고 기재되어 있고, ≪備急千金方≫에서도 "熱病先不樂, 頭痛面熱無汗" 등을 치료한다고 기록되어 있다. 이것은 본 穴이 **散風淸熱・發汗解表**의 작용을 가지고 있다는 것을 설명하는 것이므로 感冒를 치료하는 효과가 매우 양호하다.

감모를 치료하는 조작방법은 먼저 男左女右 방법으로 一側의 액문혈에 0.5～1寸 깊이로 자입하고, 좌우로 염전을 수차하여 국부에 酸・脹・麻電感이 출현하고 指와 臂肘방향으로 방사되도록 하는데, 만약 10분 이내 효과가 명현하게 나타나지 않으면 다시 반대측의 액문혈에 침자한다. 유침은 15～30분.

신건 씨는 액문혈을 침자하여 「感冒 환자 394명을 치료한 결과 유효율이 98%에 도달하였고, 그 외에도 그 치료의 범위가 또한 광범위하여 頭痛・牙痛・頭暈・眼痛・鼻塞・耳鳴・耳痛・口舌痛

과 咽喉痛 등 頭面五官病症 환자 3000명을 치료한 결과 단 40명만 무효이고, 총 유효율이 98.6%에 도달하였다」고 보도하였다.

二. 중저혈(中渚穴)

중저혈에서 渚는 물 사이의 하천 가운데에 있는 작은 섬을 의미한다. 본 穴은 소지와 무명지의 掌關節 후면에 있는 凹陷지점에 위치하고, 經氣가 이곳을 통과하여 陽池穴을 향해 이동하는데 마치 水流에 의해 흙이나 모래가 수중에 퇴적하여 수면에 나타난 땅처럼 渚(저: 섬)를 이루는 형상이며, 수소양경의 순행이 手背의 수삼양경의 중간에 머물고 있어 중저라 하였다. ≪經穴解≫에서 "渚者, 水所留之稱也, 中乃三焦之脈, 行乎兩經之中也, 故名中渚"라 하였다.

중저혈은 수소양삼초경의 輸(木)穴이며, "滎輸治外經"의 원칙에 근거하여 본 穴은 주로 삼초경의 경맥이 흘러 통과하는 부위의 병변을 치료한다. 삼초경맥은 무명지의 尺側 말단에서 발기하여 臂의 외측으로 상행하여 肩項部로 순행하고, 頭面部의 耳・目・面頰・腋部 등의 부위에 도달한다.

삼초의 火는 쉽게 경락을 순행하여 위로 올라와 어지럽혀 대부분 眼・耳・咽喉・頭部에 질환을 발생한다. 삼초는 相火에 속하고, 중저혈은 火經 중의 木穴이며, 木은 능히 火를 生하므로 본 經의 母穴이다. 만약 본 穴을 취자하면 釜底抽薪(부저추신: 솥 밑에 타고 있는 장작을 꺼내어 끓어오르는 것을 막다) 할 수 있으니 火邪가 평온하여 삼초의 울체된 熱이 스스로 해제되어 모든 증상이 치유될 수 있다.

중국 淸代의 구함진 씨는 "此乃本經木穴, 木生火者, 目眩頭痛, 耳鳴耳聾, 目翳咽腫, 皆火病也, 泄其母穴, 所以解其熱也."라 하였다. 그러므로 중저혈을 취하여 熱이 삼초의 眼, 耳, 咽喉, 頭部에 울결하여 나타나는 질환을 치료하는데 循經取穴의 역할을 다하여 少陽經氣를 소통하고, 木을 사하여 火를 제거하는 방법으로 少陽熱邪를 내리고 소통하는 兩重의 치료 작용이다. 임상에서 보통 耳鳴, 耳聾, 中耳炎, 目眩, 目赤, 喉痹, 偏頭痛 등의 병증을 치료하는데 사용한다.

▣ 중저혈을 취자하여 落枕을 치료한다.

중저혈은 삼초경의 輸(木)穴이고, ≪難經・六十八難≫에서는 "兪主體重節痛"이라 하였다. 그러므로 본 穴은 또한 風寒의 邪가 少陽經脈에 침습하여 발생하는 頸項・肩背沈重・疼痛・活動受限의 落枕病(낙침병: 베게를 잘못 베고 자거나 한기가 들어서 목이 뻣뻣하게 되는 병)을 치료한다. 落枕은 頸項의 과도한 피로나 수면자세가 올바르지 못하거나 風寒外邪를 감수하여 頸項局部經脈의 氣血이 응체되어 頸筋의 拘急이 형성된다.

手少陽經筋은 頸으로 순행하여 太陽經筋과 합해지므로 본 經 遠端取穴의 원칙에 따라 그 "經脈所過, 主治所及"의 의의를 취해 중저혈을 우선 사용하는데, 본 穴은 肝에 상응하는 木에 속하고, 肝은 筋을 주관하는 까닭에 **疏通氣血・舒筋活絡**의 작용으로 소통되면 동통이 사라지게 되는 목적에 도달하는 것이다.

낙침을 치료하는 조작방법은 指鍼療法을 사용하여 醫者는 무지로 환자의 환측의 중저혈을 안압하고 또한 식지와 중지로 掌側을 압박하여 환자가 명현한 酸・脹・麻感을 느끼고, 이 감응이 上肢

에 전도될 수 있도록 한다. 동시에 환자에게 명하여 頸部를 활동하도록 하여 스스로 활동에 이르면 동통의 소실이 즉시 가능하다. 매차 1～2분을 행한다. 장건국 씨는 중저혈을 지압하여 「落枕 환자 20명을 치료한 결과 1차 치유 17명, 2차 치유 2명, 현효 1명이었다」고 보도하였다.

▣ 중저혈을 취자하여 肩周炎을 치료한다.

견주염은 一側의 肩臂部에 동통이 발생하여 手臂를 위로 올리고 밖으로 돌리며 뒤로 굽힐 때 동작의 장애가 나타나는 것이 주요 특정인 병증이다. 중의학에서 "肩背痛", "肩凝" 등의 범주에 속하고, 대부분 50세 전후에 발생하므로 "오십견"이라 말한다. 중저혈이 肩背痛을 치료하는 것은 고대문헌에 이미 기재되어 있는데, 예를 들면 ≪席弘賦≫에서 "久患傷寒肩背痛, 但鍼中渚得其宜"라 하였고, ≪肘後歌≫에서도 "肩背諸疾中渚下"라 하였다.

본 穴은 삼초경의 輸穴이고, ≪難經・六十八難≫에서 "兪主體重節痛"이라 하였으며, 삼초경맥은 臂肩으로 순행하므로 중저혈을 취자하여 그 "經脈所過, 主治所及"의 의의를 취해 삼초의 經氣를 통창하며, 風寒을 소산하고 活絡止痛한다. 또한 肩部의 공능을 단련하는 것을 배합하여 肩臂의 동통과 활동에 한계가 있는 것 등의 증상을 점차로 개선하거나 소실할 수 있다.

견주염을 치료하는 조작방법은 醫者는 左手로 환자의 手腕部를 잡고, 右手로는 환자의 健側 중저혈을 취해 斜刺 1～1.5寸, 득기 후 좌우염전의 강한 자극 수법으로 국부에 酸・麻・脹感이 위의 肘部에 전도되도록 지속적인 운침을 한다. 침자와 동시에 환자에게 患肢의 手臂를 위로 올리고 밖으로 돌리며 뒤로 굽히는 동작을 멈추지 않고 10～15분 정도 계속하도록 한다. 매일 1차.

우득림 씨는 중저혈을 침자하여 「肩周炎 환자 23명을 치료한 결과 완전치유 21명, 무효 2명(1명은 關節腫大變形, 1명은 肌肉萎縮)이었다」고 보도하였다.

三. 양지혈(陽池穴)

양지혈은 手腕背部 횡문 중의 尺側에 있는 凹陷지점에 위치하고 있으며, 手背는 陽에 속하고 凹陷지점은 마치 늪처럼 움푹하게 들어간 곳과 비슷하여 양지라 하였다. 삼초경의 原穴인 양지혈은 삼초의 氣機를 관리하는 중요한 수혈이며, 그 위치가 肘 이하의 腕部에 있는 까닭에 본 경맥의 순행부위의 병변을 치료할 수 있다.

고대문헌, 예를 들면 ≪鍼灸大成≫에서 "手臂拘攣, 兩手筋緊不開; 或因折傷手腕, 提物不得, 肩臂痛不得擧"를 치료한다고 기재되어 있고, 또한 ≪玉龍經≫에서는 "臂痛, 身沈步難"을 치료한다고 기재되어 있다. 이것은 본 穴이 **通經活絡·舒筋利節**의 공효를 가지고 있으며, 주로 "腕과 臂部의 공능장애와 동통을 치료하는 要穴"임을 설명하는 것이다.

▣ 양지혈을 취자하여 急性踝關節扭傷을 치료할 수 있다.

급성 踝관절뉴상은 대부분 足部에 돌연적으로 과도한 內翻 혹은 外翻에 의해 발생하며, 踝관절 주위에 보통 腫脹·瘀血·壓痛을 갖게 되고, 일종의 관절손상의 외과에서 자주 발견되는 병이다. 양지혈은 급성 踝관절뉴상에 대하여 비교적 양호한 치료효과를 가지고 있다.

이것은 양지혈이 수소양경의 腧穴이며, 수소양경과 족소양경은 이름이 같은 經이고, 二經은 外眼角部의 동자료혈에서 서로 만나며, 또한 여러 차례 肩·面·耳後 등의 부위에서 서로 만나고 있기 때문에 二經의 관계는 밀접하다. 족소양경의 순행부위는 아래의 踝部·足背部와 大小趾部에 이른다. 또한 양지혈은 수소양삼초경의 原穴인데, 原穴은 原氣가 경과하고 체재하는 곳이며, 原氣는 삼초를 통과하여 전신의 장부경락을 통달한다.

그러므로 양지혈은 능히 元氣를 분발시켜 족소양경맥을 통과하여 踝部에 도달할 수 있으며, 그 **疏通經絡·舒筋利節**의 작용을 발휘할 수 있다. 따라서 踝관절뉴상을 치료하는 현저한 효과를 가지고 있으며, 이것은 또한 ≪內經≫의 "下病上治"의 원칙에 부합하는 것이다.

급성 踝관절뉴상을 치료하는 조작방법은 환측의 양지혈을 취해 직자 0.3~0.5寸, 득기 후 유침은 30분, 유침시간 중 환자는 스스로 환처를 안마할 수 있다. 모치수 씨는 양지혈을 침자하여 「急性踝關節扭傷 환자 31명을 치료한 결과 침 2~12차에 전부 치유하였다」고 보도하였다. 또한 양지혈은 삼초경의 原穴이고 삼초의 중요한 腧穴이며, **宣肺解表·淸利濕熱·舒筋通絡**의 작용을 가지고 있다.

原穴은 바로 原氣가 경과하고 체재하고 있는 부위이고, 原氣는 人體 근본의 氣이기 때문에 先天의 腎 중의 精氣가 화생하고, 後天의 수곡정미의 충양에 의지하여 지속적으로 자생하는 생명활동의 원동력으로 인체장부음양의 근본이다.

그러므로 ≪靈樞·九鍼十二原≫과 ≪難經·六十五難≫에서 原穴의 작용에 대하여 "五臟有疾, 當取十二原"이라 하여 장부의 질병은 모두 그 상응하는 原穴을 취하여 치료한다고 한층 명확하게 설명하였다. 또한 原氣와 삼초는 밀접한 관계가 있으며, ≪難經·

三十八難≫에서 삼초는 "原氣別焉, 主持諸氣"라 설명하고 있다. 삼초는 六腑의 하나이며, 水穀精氣·津液과 臟腑經絡의 氣가 출입하는 곳으로 인체의 氣化를 총괄한다.

삼초는 모든 氣를 주관하고 유지하며, 인체의 氣化를 총괄하고, 주요한 것은 삼초는 原氣를 통행할 수 있어 原氣를 전신의 장부경락의 연고에 이르도록 수포하는 것인데, 이것은 삼초가 原氣의 別使로써 原氣를 수송하여 전신의 공능에 도달하도록 하는 작용을 설명한 것이다. 따라서 原氣는 삼초를 도로로 삼아 周身에 산포하고 도달하여 각개 장부조직의 공능활동을 격발하고 추동한다.

그러므로 ≪中臟經≫에서 삼초는 "總領五臟六腑, 營衛經絡, 內外左右上下之氣也, 三焦通, 則內外左右上下皆通也, 其于周身灌注, 和內調外, 榮左養右, 導上宣下, 莫大于此者也"라 하였다. 양지혈은 삼초경의 原穴인데, 原穴의 주치성은 祛邪작용 뿐만 아니라 또한 扶正의 특징적 작용을 가지고 있어 양지혈을 취자하면 삼초의 原氣를 통달하여 原氣를 격발하고, 그 正氣를 유지하고 보호하는 것을 발휘하며, 病邪에 저항하고 방어하는 공능을 갖는다.

그러므로 본 穴은 原氣를 관리하는 작용을 가지고 있을 뿐만 아니라 매우 많은 急·慢性病의 整體療法을 가지고 있는 극소수에 해당하는 하나의 매우 중요한 腧穴이다. 그러므로 일본인인 代田文誌 씨는 중완혈과 양지혈에 대하여 "此二穴爲調和三焦的原氣的必要穴, 兩陽池爲三焦經的原穴, 要調理三焦的原氣, 此穴甚爲重要, 整體治療應先調理三焦的原氣, 借着(차착: 의지하다)原氣的力量使各病自然治愈, 陽池与中脘二穴, 決不缺少的原因卽在此"라 인식하였다.

그 외에 ≪素問·靈蘭秘典論≫ 편에도 "三焦者, 決瀆(결독: 도랑을 파서 물길을 내듯 체내의 기혈을 순환시키는 작용을 한다는 뜻)之官, 水道出焉"이라 하였으며, 이것은 삼초는 水道를 소통하고 水液을 운수하는 작용을 가지고 있으며, 水液昇降出入의 통로라는 설명이다. 만약 삼초의 氣化가 직무를 상실하면 水道는 소통이 불능하여 水氣가 滯留되므로 腫脹이 발생한다. 그러므로 삼초경의 原穴인 양지혈은 **疏通水道・通利水液滯留・淸利濕熱**의 공효를 가지고 있다.

▣ 양지혈을 취자하여 急性睾丸炎을 치료한다.

급성고환염은 고환에 감염이 이루어진 후 腫脹과 灼熱疼痛이 발현하는 질병이며, 중의학에서 "疝氣", "偏墜"의 범주에 속하고, 대부분 濕熱이 아래로 내려와 고환에 맺혀 풀리지 않아 발생한다. 그러므로 삼초의 原穴인 양지혈을 취하여 灸하는 것은 모든 氣를 주관하고 견지하며, 原氣를 격발하며 하초를 소통하고, 扶正祛邪하는 일종의 整體療法이며, 또한 淸利濕熱과 水道를 소통하는 작용으로 下注된 濕熱을 제거하면 腫脹도 해소되고, 原氣가 통창하므로 병이 치유된다.

급성고환염을 치료하는 조작방법은 艾炷直接灸法을 사용하여 양지혈의 穴位 표면에 바셀린(vaseline)을 바르고, 그 위에 녹두알 크기의 艾炷를 놓아 매차 灸 3炷를 한다. 매일 灸 1차, 연속하여 1주일 동안 시행한다. 피부가 손상되지 않도록 보호하여 감염을 방지한다. 양정임 씨는 양지혈에 애주하여 「急性睾丸炎 환자 204명을 치료한 결과 전부 치유하여 치유율이 100%에 도달하였다」고 보도하였다.

四. 외관혈(外關穴)

외관혈은 수소양경의 絡穴로써 腕의 後外側에 존재하고 있으며, 삼초경은 양유와 심포의 關(관: 관문)과 통해 있고, 또한 내관과 서로 반대되므로 외관이라 하였다. 삼초경의 絡穴인 외관은 수궐음경과 別走하고, 팔맥교회혈 중의 하나이며, 양유맥과 통해 있고, 주요 공효는 **淸熱瀉火·通經活絡**이다.

삼초의 脈은 그 支脈이 缺盆部에서 시작하여 위의 項部로 흐르고, 耳後를 끼고 耳上角으로 직상하며, 耳後에서 耳中으로 진입하여 耳前으로 빠져 나온다. 그러므로 무릇 風熱上擾 혹은 삼초의 火가 上炎하여 발생하는 頭, 耳, 眼, 咽喉, 耳下腺部의 병증은 모두 본 穴의 치료범위에 속해 있다.

임상에서 주로 頭痛, 感冒, 耳鳴, 耳聾, 中耳炎과 急性咽炎, 急性結膜炎, 瘰癧(나력: 경부임파선결핵) 등의 질환을 치료하는데 사용한다. 이러한 循經取穴을 취하는 것은 少陽經氣를 선통하고 삼초의 火를 하강시켜 내리는 이중치료 작용의 효과이다. 그 외에 본 穴은 또한 **舒暢經筋·通經活絡**의 공효를 가지고 있으며, 體表의 순행통로 상에 있는 수소양경맥의 病變을 주로 치료한다. 임상에서 또한 주로 手·足·肩臂疼痛과 攣急, 頸項强痛 등의 증상을 치료하는데 사용한다.

▣ 외관혈을 취자하여 急性踝關節扭傷을 치료한다.

외관穴은 급성 踝관절뉴상을 치료하는 有效穴이다. 이것은 외관혈이 삼초경의 絡穴이고, 심포경과 통해 있는 까닭이다. 삼초는 陽氣의 父이고, 심포는 陰血의 母이므로 외관혈을 취하면 全身氣

血을 소통하고, 조화하는 작용을 가질 수 있고, 그 **通經活絡**과 **理氣止痛**의 공효를 증강할 수 있다. 또한 그것은 양유맥과 통해 있는 까닭에 양유맥은 모든 양경과 연락하고 독맥과 만나며, 태양·소양경과는 더욱 밀접하게 종속이 이루어진다.

또한 足外踝 아래의 금문혈에서 같이 일어난다. 따라서 외관혈을 취자하면 少陽經氣를 소통하고, 양유맥을 통과하여 足踝部에 직달하고, 舒筋活絡止痛의 작용에 도달하도록 일으키므로 임상에서 踝部의 급성 扭傷을 치료하는 효과가 현저하다. 그러므로 ≪鍼灸大成≫에서 외관혈의 주치는 "足內踝骨紅腫痛", "足趾節痛"이라 설명하고 있다.

급성 踝관절뉴상을 치료하는 조작방법은 외관혈을 취해 手足상응과 좌우교차로 취혈하며, 즉 환자의 반대쪽 穴位를 취한다. 직자 1～1.5寸, 득기 후 반복하여 염전과 제삽을 2～4차하고, 행침하는 과정 중에 한편으로 행침하면서 한편으로 환자에게 명하여 환측의 肢體를 처음에 가볍게 하다 점점 重하게 활동하도록 하면 동통이 즉시 감경한다. 유침은 10～50분, 유침시간 중 반복하여 운침을 3～4차하고 출침한다.

病程이 짧고 紅腫과 동통이 명현한 자는 보통 환자가 능히 참을 수 있을 정도의 강한 자극을 행하고, 유침시간 중 매 5분마다 행침 1차를 시행한다. 病程이 길고 자각증상이 가볍고, 紅腫이 그리 명현하지 않으며, 동통과 공능장애가 비교적 가벼운 자는 매 10～15분마다 운침을 1차 행한다.

장응근 씨는 외관혈을 침자하여 「급성 踝관절뉴상 환자 250명을 치료한 결과 침자 1차 치유 165명, 2차 치유 47명, 3차 치유 30명, 4차 치유 8명으로 모두 완전 치유효과가 대단히 우수하였다」고 보도하였다.

■ **외관혈을 취자하여 尿結石에 의한 腎絞痛을 치료한다.**

외관혈은 수소양삼초경의 絡穴이며, 팔맥교회혈 중의 하나이고 양유맥과 통해 있다. 삼초는 모든 氣를 주관하고 유지하며 인체의 氣化작용을 총괄하고, 原氣가 통행하고 수액을 운행하는 통로이다. 따라서 외관혈을 단독으로 취하여 原氣를 전신으로 산포하는 것을 보조하고, **淸利濕熱 · 通利水道**의 공효와 **條暢氣機 · 通經活絡 · 理氣止痛**의 작용을 가지고 있으므로 외관혈을 취자하여 腎絞痛을 치료하는 것도 또한 현저한 효과를 가지고 있다.

신교통을 치료하는 조작방법은 외관혈을 취해 2촌 호침으로 穴內로 빠르게 자입하여 염전수법을 시행하고, 득기 후 鍼尖을 皮下로 들어 올려 다시 자입 1～1.2寸하고 刮鍼瀉法을 시행한다. 동시에 환자에게 명하여 腰部를 활동하도록 하고, 간헐적으로 刮鍼을 2차 행하며, 유침 30분 후 출침한다. 양검협 씨는 외관혈을 침자하여 「腎絞痛 환자 10명을 치료한 결과 모두 즉시 止痛의 효과를 얻었다」고 보도하였다.

五. 지구혈(支溝穴)

지구혈은 수소양의 經穴이다. 支와 사지는 통해 있고, 溝는 溝渠(구거 : 도랑, 하수구)를 말하며, 그 경맥 순행이 이곳, 즉 上肢前臂의 尺과 橈의 양 骨이 협착된 사이를 경과하여 상행하는데, 예를 들면 마치 물이 흐르는 하수구와 비슷하여 지구라 하였다. ≪會元鍼灸學≫에서 "支溝者, 手臂表面, 兩筋如溝, 肘前曰肢, 故名支溝"라 하였다.

지구혈은 수소양삼초경의 經(火)穴이며, 주요 작용은 삼초의 熱

을 내리고, 삼초의 경맥을 소통하며, 理氣·潤腸·通腑이므로 便秘와 脇肋痛을 치료하는 有效穴이다. 협늑동통은 대부분 肝氣鬱結·肝絡不舒·氣機昇降의 관장을 상실한 것에 의해 발생한다.

삼초는 모든 氣를 주관하고 유지하며, 原氣를 인도하고, 運化를 출납하는 등 一身의 중심이 되는 작용을 가지고 있으며, 內外上下로 통하지 않는 곳이 없다. 또한 삼초경과 족소양담경의 경맥은 서로 만나고, 소양과 궐음은 서로 表裏의 經이다. 그러므로 지구혈을 취자하면 行氣·調氣의 작용을 갖게 되는 까닭에 능히 氣機의 昇降을 정상으로 회복할 수가 있다. 氣機가 원활하게 되면 즉시 협늑창통을 완해한다.

≪醫學綱目≫에서 "脇肋痛, 取支溝透間使瀉之"라 하였는데, 이것은 古代 醫家들이 이미 일찍이 이 경험을 가지고 있었다는 설명이다. 그 외에 삼초경맥의 순행은 手臂, 肩, 項, 耳, 目, 頭面部를 경과하고, 지구혈은 또한 삼초의 經(火)穴이며, 기존에 소양경의 熱邪를 내리고, **行氣通絡止痛**의 공효를 가지고 있어 近人은 또한 주로 頭痛·耳鳴·耳聾과 落枕·腰扭傷 등의 병증치료에 사용하고 있는데 모두 비교적 양호한 효과를 가지고 있다.

▣ 지구혈을 취자하여 習慣性便秘를 치료한다.

변비는 대부분 腑氣不通과 熱結腸燥의 원인에 의해 발생한다. 삼초경맥은 체내에서 缺盆으로 순행하여 膻中·下膈에 분포하고, 삼초는 모든 氣를 주관하고 유지하며, 水道를 소통하고 조화한다. 삼초가 邪를 감수하면 腑氣가 불통하여 변비가 발생한다. 지구혈은 삼초의 氣機를 선통하고, 水道를 소통하고 조화하며, 淸腸通腑의 작용을 가지고 있어 본 穴을 침자하면 삼초의 氣機를 선통하여 진액이 스스로 아래로 내려오게 되고, 胃氣는 腸腑와 스스로 조화하게 되는 까닭에 변비가 해제될 수 있다.

고대문헌 중 ≪玉龍歌≫, ≪玉龍賦≫, ≪類經圖翼≫, ≪醫宗金鑑≫ 등에 모두 지구혈은 대변을 통하게 한다고 기재되어 있다. 또한 ≪十四經要穴主治歌≫에서 "支溝中惡卒心痛, 大便不通脇肋疼, 能瀉三焦相火盛, 兼治血脫暈迷生"이라 하여 지구혈의 공능작용에 대하여 간단명료하게 설명하고 있다.

近代 醫家들은 습관성 변비를 치료하는데 지구혈을 자주 사용하고 있으며, 그 病程의 長短과 體質盛衰를 불문하고 치료효과가 아주 탁월하다.

습관성 변비를 치료하는 조작방법은 지구혈을 취해 남자는 좌측을 취하고, 여자는 우측을 취한다. 직자 혹은 약간 상향으로 斜刺하여 1~1.5寸을 진입하며, 득기 후 酸麻脹感을 가지고 있다. 체질의 정황에 근거하여 鍼感이 하향하여 指端에 도달하거나 상향하여 肘上에 도달할 수 있도록 적당한 제삽염전수법을 운용하면 腹 중에 熱感 혹은 涼感, 蠕動과 변을 보고 싶은 대변감이 출현할 수 있다. 유침은 15~20분하고, 유침시간 중 행침은 2~4차 행한다.

송록법 씨는 지구혈을 침자하여 「習慣性便秘 환자 30명을 치료한 결과 완전치유 29명, 무효 1명이었다」고 보도하였다.

▣ 지구혈을 취자하여 急性腰扭傷을 치료한다.

≪難經・三十八難≫에서 "三焦爲原氣之別, 主持諸氣"라 하여 삼초는 原氣의 출납을 인도하고, 一身의 중심이 되는 공능을 운행하며, 內外上下로 통하지 않은 곳이 없어 氣機의 운행이 상실되고, 氣滯血瘀의 병리변화에 대하여 삼초의 經氣를 소통하고 氣血

을 관리하는 작용을 기도할 수 있다.

지구혈은 삼초경의 火穴이고, 氣機를 선통하고 鬱結을 해산하는 중요한 穴位이다. 急性腰扭傷은 氣機가 조색되어 氣滯血瘀가 이루어져 불통되어 통증이 발생한다. 그러므로 지구혈을 선용하여 氣機를 선통하고 경락을 소통하며, 拔火罐法을 배합하여 瘀血을 풀어주게 되면 통한 즉 동통이 사라지는 치료효과를 얻을 수 있다.

급성요뉴상을 치료하는 조작방법은 豪鍼鍼刺에 拔火罐法을 배합 운용하며, 지구혈을 취해 鍼尖을 약간 상향하여 斜刺 1寸 정도 진입하고, 제삽염전수법을 행하여 득기 후 환자에게 깊은 호흡이나 기침을 하도록 한다. 吸氣 시 큰 폭으로 염전하여 빠르게 진입하고, 吸氣 시 완만하게 출침한다. 鍼感이 상향하여 肩 혹은 脇部에 전도되도록 하고, 침을 꽂은 채로 환자에게 명하여 일어나고 앉으며, 허리를 돌려보고 틀어보고 굽혀보며, 걸어보는 등의 활동을 하도록 한다. 유침은 20분, 유침시간 중 매 5~10분마다 행침 1차. 출침 후 국부에 拔火罐을 배합하여 10~15분을 행한다.

서백수 씨는 지구혈을 침자하고 拔火罐을 배합하여 「急性腰扭傷 환자 421명을 치료한 결과 완전치유 379명, 현효 36명, 무효 6명으로 유효율이 98.57%에 도달하였다」고 보도하였다.

六. 천정혈(天井穴)

천정혈의 위치는 肘를 구부려 후면에 위치하는 척골 鷹嘴(응취: 매의 부리)의 상방 약 1寸이며, 주위에 四개의 높은 곳 중간에 우물(井)과 유사한 凹陷지점에 있어 천정이라 하였다. 천정혈은 수소양삼초경의 合(土)穴인데, 삼초경은 相火에 속하고, 穴은 土에 속해 있으며, 土는 火를 위해 소생하므로 본 穴은 또한 해당하는 經의 子穴이라 말한다.

삼초경의 순행은 手에서 시작하여 頭側面에 이르기 때문에 천정혈을 취하면 淸熱散風·疏解少陽의 작용으로 임상에서 주로 偏頭痛, 耳聾, 目外角痛, 喉痹, 頸項强痛과 기이한 가려움이 특징인 癮疹(은진: 두드러기) 등의 병증을 치료하는데 사용한다. 이상의 병증은 모두 삼초가 火邪를 감수하여 경맥을 순행하여 위로 올라 어지럽혀 발생한 것으로써, 해당 경락의 子穴인 본 穴을 취하여 소양경의 熱邪를 내리므로 모든 병증을 소제할 수 있다.

≪經穴解≫에서 “前症皆本經所行部分, 有邪客之, 或風, 或寒, 或火, 故作痛焉, 而取此穴, 乃實則泄其子之意”라 하여 확실하게 설명하였다.

▣ 천정혈을 취자하여 落枕을 치료한다.

천정혈은 삼초경의 合穴이며, 기존에 **疏通經絡·啓閉通竅**의 공효를 가지고 있다. 그 낙침을 치료할 때 취하는 것은 “經脈所過, 主治所及”의 원칙으로 그 경맥을 소통하고, 그 氣血을 조화롭게 하여 開閉散滯와 舒筋利節의 작용으로 頸項部의 筋을 부드럽게 하고, 동통을 완해하여 활동이 스스로 이루어지도록 함으로써 낙침을 치료하는 목적에 도달하는 것이다.

낙침을 치료하는 조작방법은 환측의 천정혈을 취해 鍼尖을 약간 상향하여 斜刺 1寸 정도 강자극 수법을 행하여 염전, 득기 후 환자에게 명하여 頸部를 움직여보도록 한다. 매 1분마다 행침 1차하고, 다시 환자에게 頸部를 점점 크게 활동범위를 증대하여 움직여 보도록 하며, 행침 5차 후 출침하고, 매일 1차.

유거 씨는 천정혈을 침자하여 「落枕 환자 27명을 치료한 결과 유효율이 96%에 도달하였다」고 보도하였다.

七. 천유혈(天牖穴)

천유혈에서 天은 상부를 지칭하고, 牖는 창구를 말한다. 穴은 귀 뒤 乳突 후 하방의 하합각과 평행한 곳인 胸鎖乳突肌後緣에 위치하며, ≪靈樞・寒熱≫ 편에 의하면 主治는 "暴聾氣蒙, 耳目不明"이라 하였으며, 耳目의 모든 구멍은 天部의 窗牖와 유사하여 천유라 하였다. ≪腧穴命名集解≫에서 "天牖, 天指上, 指頭, 牖指戶, 有頭竅的意思, 該穴主治頭風耳聾, 目中痛不明諸疾, 因名天牖"라 하였다.

천유혈은 수소양삼초경에 속하며 頸項部를 치료하는 八要穴 중의 하나이다. 본 穴의 주요 작용은 **淸頭聰耳・通竅散瘀**이고, 古代醫家들은 주로 頭風・耳目疾患의 치료에 사용하였다. 예를 들면 ≪鍼灸大成≫에서 "主暴聾氣, 目不明, 耳不聰, ……, 頭風, 面腫, 項頸不得回顧, 目中痛"이라 하였다.

近人은 사용이 비교적 적으나 또한 대부분 耳目疾患, 頸項肩背痛과 頸源性頭痛을 치료하는데 사용한다.

▣ 천유혈을 취자하여 頭痛을 치료한다.

천유혈은 수소양삼초경에 속하고, 이 經은 肩部와 頭部에서 담경과 소장경이 서로 교회하고 있는데, 일단 經氣의 운행이 순조롭지 않게 되면 즉시 一經에 질환이 발생하게 되고, 서로 만나는 經에도 조색이 감전되므로 氣血이 瘀滯되어 불통되면 즉시 통증이 나타난다.

解剖生理學의 관점에서 살펴보면 만약 環樞의 추간반이 위치를 이탈하거나 경추 1~4번 뒤의 관절이 삐게 되면 頸動脈과 그 진입한 枕骨大空處에 압박을 받게 되어 두통을 일으키는 원인이 된다. 천유혈을 지압하여 삼초의 經氣를 소통하고, 국부의 氣血을 원활하게 되면 소통이 원활하여 통증이 멎는다. 그러므로 頸源性의 頭痛을 치료할 수 있다.

경원성두통을 치료하는 조작방법은 指鍼요법을 행하여 환자를 머리를 아래로 하여 옆으로 눕게 한 후 醫者는 먼저 융기된 대역의 압통점을 조사하여 찾아야 하는데, 보통 천유혈 위에 융기된 대역의 압통점이 발현되며, 찾은 다음에는 부호를 표시하고, 먼저 삼초경의 頸項 부위를 가볍게 지압하고 무지 끝으로 정확한 대역의 천유혈에 대한 健側의 꼭대기를 향해 밀어 보아 압통점이 소산되면 指鍼이 성공한 것임을 나타내는 것이다. 만약 압통점이 아직 존재하면 다시 指鍼 1차를 시행할 수 있다.

오목 씨는 천유혈을 지침하여 「頸源性의 頭痛 환자 461명을 치료한 결과 완전치유 161명, 현효 299명, 무효 1명으로 총 유효율이 99.78%에 도달하였다」고 보도하였다.

八. 예풍혈(翳風穴)

翳의 원래 의미는 羽毛扇(우모선: 새의 깃털로 만든 부채)을 말하며, 遮蔽(차폐: 가리다, 감추다)의 의미이다. 예풍은 양 귀가 마치 가리고 있는 것과 같고, 穴이 놓여 있는 곳이 耳垂 후면으로 바람을 막아주는 곳이라 하여 명하였다.

≪會元鍼灸學≫에서는 "翳風者, 兩耳如翳, 兩完骨如屛, 所謂爲擋前後之風……閉口前有耳, 後有完骨, 下有頰骨護之, 故名翳風"이라 하였고, 또한 그곳은 우선하여 風邪를 치료하는 까닭에 예풍이라 하였다. 예풍혈은 수소양삼초경과 족소양담경이 만나는 穴이며, 기존의 **清熱散邪・通關利竅**의 공효를 가지고 있고, 주요 치료는 穴位가 소재한 곳과 가까이 근접하는 곳의 국부병증이며, 고대문헌에 많이 기재되어 있다.

≪鍼灸大成≫에서 예풍혈은 주로 "耳鳴耳聾, 口眼歪斜, 脫頷頰腫, 口禁不開불능언,……"등을 치료한다고 기재되어 있고, ≪玉龍歌≫에서는 "耳聾氣閉痛難言, 須刺翳風穴始愈, 亦治項上生瘰癧, 下鍼瀉動卽安然"이라 하였다. 이것은 예풍혈이 耳, 齒, 耳下腺, 扁桃腺과 下頷疾患을 치료하는 妙穴이라는 것을 설명하는 것으로 소양경맥의 순행이 耳, 耳下腺, 咽喉와 頰部로 이루어지는 것과 연고가 있는 까닭이다.

본 穴의 鍼感은 일반적으로 耳內, 耳下腺部, 咽喉部에 직접 도달하며, 심한 경우 咽部에 긴장과 열을 발생하거나 喉部에 가려움과 咳嗽를 발생하기도 한다. 또한 본 穴은 소양경맥의 氣를 소통하고, 經絡氣血이 옹체된 것을 선통하며, 清熱散結의 공효를 가지고 있으므로 국부병증을 치료할 수 있다. 近人은 본 穴을 응용하여 偏頭痛・眩暈을 치료하고, 쇼크가 일어난 病人을 急救하는데 모두 그 치료효과가 아주 좋다.

▣ 예풍혈을 취자하여 偏頭痛을 치료한다.

중의학에서 편두통은 "少陽經頭痛"에 속하고, 예풍혈은 수족소양경과 만나며, 경맥을 소통하고 소양경의 氣를 조정하고, 活絡止

痛의 작용을 가지고 있다. 현대의학에서는 예풍혈을 침자하면 직접적으로 頸上神經節에 영향을 주어 顱內外血管舒縮 공능을 조정하여 편두통이 발작하였을 때 제어할 수 있고, 아주 양호한 진통효과를 얻을 수 있다고 인식한다.

편두통을 치료하는 조작방법은 예풍혈을 취해 下頷角과 乳突 사이에 진침하되 반대쪽의 乳突 방향으로 1.5~2寸 자입, 제삽은 작게 하고, 염전은 많이 하는 수법을 사용하여 환자가 명현한 酸·麻·脹感을 느끼며, 그 鍼感이 咽喉나 舌根部에 이르러 확산되도록 하고, 유침은 20분, 유침시간 중 행침을 2차한다. 만약 鍼感이 명현하지 않거나 咽喉나 舌根部로 확산되지 않으면 G6805치료기를 이용하여 전기를 통하면 즉시 아주 명현한 鍼感을 얻을 수 있으며, 다시 유침을 20분하면 된다.

위풍파 씨는 예풍혈을 침자하여 「偏頭痛 환자 150명을 치료한 결과 유효 146명, 무효 4명으로 유효율이 97%에 도달하였다」고 보도하였다.

九. 각손혈(角孫穴)

각손혈은 수소양삼초경에 속하고 耳上角頭顳部의 細小絡脈의 發際지점에 위치하고 있다. 角은 耳上角을 말하고, 孫은 작고 세밀한 絡脈을 의미하므로 각손이라 하였다. 수소양삼초경에 속하는 각손혈은 수태양소장경과 족소양담경이 만나는 穴이다. 모든 陽經은 또한 모두 頭部로 올라와 순행하므로 頭는 모든 陽이 모이는 곳이다. 따라서 각손혈은 **清頭明目·清熱散風**의 작용을 가지고 있으며, 頭面五官疾患은 모두 본 穴의 치료범위이다.

≪甲乙經≫에서 각손은 "齒牙不可嚼, 齗腫"을 치료한다 하였고, ≪類經圖翼≫에서는 "堪治耳齒之病"라 하였으며, ≪經穴主治症≫에서는 한층 진일보하여 "耳病之外, 能治齒痛, 口腔病. 三焦經中, 從角孫以下, 耳門, 和髎, 絲竹空均与眼病有關, 爲眼病的常用穴"이라 하였다. 임상에서 주로 耳中腫痛, 耳廓紅腫, 齒齦腫痛, 頭項强痛과 結膜炎, 視神經炎 등의 병증을 치료하는데 사용한다.

▣ 각손혈을 취자하여 流行性耳下腺炎을 치료한다.

유행성이하선염은 일종 병독에 의한 급성호흡도전염병인데 發熱, 耳下腺腫脹, 疼痛이 주요 특징이며, 취학 전후의 아동에게 대부분 발병되고, 합병증으로는 생식계통의 고환염이나 난소염을 야기하고, 신경계통의 無菌性腦膜炎과 多發性神經根炎, 脊髓炎, 耳聾, 膵臟炎, 腎炎, 心肌炎, 乳腺炎, 甲狀腺炎 등을 야기한다.

중의학에서 본 病은 外感風溫疫毒의 邪가 소양경에 조색되면 경맥을 불창하고, 氣血을 뭉치게 하는 까닭에 발생한다. 각손혈은 수족소양경과 수태양경의 交會穴인데, 이 三經脈은 모두 耳下腺 부위와 밀접한 상관관계가 있어 이 穴을 灸하여 經氣를 조화롭게 소통하고 국부의 氣血壅滯를 선통하여 분산할 수 있으므로 耳下腺에 대하여 **清熱散結**과 **消腫止痛**의 공효를 일으킨다.

≪鍼灸大成≫에서 "以火瀉之, 速吹其火, 開其穴也"라 하였으며, 火柴灸는 화력이 강하고 집중적이며, 조작도 신속하고 일정량이나 혹은 일과성의 溫熱자극으로 인하여 "溫以散之"를 시행하고, 熱邪를 인도하여 밖으로 배설하는 "瀉法"의 범주이다.

유행성이하선염을 치료하는 조작방법은 환측의 각손혈을 취해

火柴灸法(화시구법: 성냥에 식용유 한 방울을 살짝 묻힌 후 점화하여 穴位에 정확하게 접촉하는 방법)을 행하는데, 먼저 穴位 부근의 모발을 가위로 자르고 겐티안 바이올레트 혹은 먹물을 이용하여 표기를 한다. 국부를 소독한 후 火柴에 불을 붙여 각손혈에 정확히 접촉하면 一燒에 즉시 가능하다.

장홍 씨는 각손혈에 火柴灸를 이용하여 「流行性耳下腺炎 환자 81명을 치료한 결과 기본치유 80명, 유효 1명으로 유효율이 100%에 도달하였다」고 보도하였다.

第十節 足少陽膽經經穴

一. 풍지혈(風池穴)

풍지혈은 風邪의 침습이 용이한 곳이며, 또한 風을 치료하는 要穴이고, 穴位가 胸鎖乳突肌와 斜方肌 사이에 늪처럼 움푹하게 들어간 곳에 위치하여 풍지라 하였다. ≪談談穴位的命名≫ 중에 "風爲陽邪, 其性輕揚, 頭頸之上, 惟風可到. 風池穴在顳顬後發際陷者中, 手足少陽, 陽維之會, 主中風偏枯, 少陽頭痛, 乃風邪蓄積之所, 故名風池"라 하였다. 족소양담경에 속하는 풍지혈은 수족소양·양유·양교맥과 만나므로 치료범위가 매우 광범하다.

≪鍼灸大成≫에서 모든 風門·傷寒門·心邪癲狂門·汗門·頭面門·耳目門·鼻口門·胸背脇門 등은 모두 풍지혈을 主穴로 사용하거나 혹은 配穴로 사용하여 병을 치료한다고 기재되어 있는데, 이는 古代 醫家들이 이미 풍부한 경험을 누적해왔다는 것을 설명하는 것이다.

풍지혈은 족소양담경의 頭部에 있는 주요한 穴位이고, 여러 종류의 공능과 효과를 가지고 있으며, 그 중에 특히 우수한 것은 風類疾患을 치료하는 것인데 外風 혹은 內風에 의해 발생하는 병증을 막론하고 임상에서 모두 현저한 치료효과를 가지고 있다. 왜냐하면 풍지혈에서 족소양과 양유맥이 만나고, 양유와 모든 陽經은 모두 연계를 이루며, 一身의 表를 주관하고 있기 때문에 따라서 본 穴은 **疏風解表**의 공효를 가지고 있어 임상에서 주로 發熱, 頭痛, 鼻塞,

頸部强痛 등의 外感風邪表證을 치료할 때 사용한다.

그리고 肝과 膽은 서로 表裏관계이므로 본 穴은 또한 **疏肝·熄風·通絡·明目**의 공효를 가지고 있어 주로 肝膽火盛·肝風內動·肝陽上亢의 中風, 眩暈, 目赤腫痛, 頭痛, 耳鳴 같은 內風의 질환을 치료할 때도 사용한다.

일본인 本間祥白 씨는 풍지혈은 "주로 일반 頭部의 모든 기관, 예를 들면 眼·耳·鼻와 뇌신경계통의 病所의 치료에 사용하는 중요한 經穴인데, 본 穴은 특별하고 현저한 치료효과가 있으며, 자침 후 頭部의 充血을 해제할 수 있다. 따라서 腦出血, 腦溢血, 充血性頭痛, 耳鳴, 蓄膿症, 肥厚性鼻炎 등의 병증은 본 穴에서 鍼灸할 수 있다"고 말하였다.

풍지혈은 腦血管彈性을 증가하고, 腦血流循環을 촉진하여 肢體와 頭面五官의 국부병리반응을 개선할 수 있다. 그러므로 풍지혈은 腦·目·脈絡을 통달하여 頭·腦·五官·頸項의 모든 질환을 치료하는 중요한 腧穴이다.

그 외에도 풍지혈은 **安神定志·調氣健腦**의 공효를 가지고 있다. 精氣內虧, 膽氣虛怯의 神志病과 肝火 혹은 痰熱上犯의 精神疾患에 대하여 본 穴을 침자하면 氣를 조화하고 腦를 건강하게 하여 대뇌피질기능에 대한 일종의 조정 작용을 일으켜 정신이 흐릿하고 놀래어 경기하는 것과 같은 情感微弱의 상태를 변화하고 개선한다. 따라서 임상에서 또한 주로 癲·狂·癎症과 神經衰弱, 失眠, 健忘 등의 정신질환을 치료하는데 사용한다.

▣ 풍지혈을 취자하여 失眠症을 치료할 수 있다.

풍지혈을 이용하여 실면증을 치료하는 것은 近代 鍼灸醫籍에서 제출된 것으로, 예를 들면 주련의 ≪新鍼灸學≫과 중의연구원의 ≪鍼灸學簡編≫, 상해중의대학의 ≪鍼灸學≫ 중에 기재되어 있다.

풍지혈은 무엇 때문에 실면을 치료할 수 있는가?

그것은 본 穴이 족소양경·양유·양교맥이 만나는 穴이고, 족소양담경은 別經으로 心을 관통하며, 양유맥은 모든 陽經과 연계하고, 양교맥은 眼瞼의 開合을 관장하는 까닭에 그러므로 **寧心安神**의 공효를 가지고 있다. 또한 膽主驚, 心藏神하므로 膽氣가 실조되어 心이 神의 수성을 상실하게 되면 心膽氣虛의 병리반응이 출현하게 되는데 그 증상이 心悸, 失眠이다. 따라서 풍지혈을 침자하거나 지압하면 膽腑의 氣機를 조화롭게 소통하고, 心神을 편안하게 하므로 失眠症을 치료할 수 있다.

실면증을 치료하는 조작방법은 指鍼요법을 행하여 양측의 풍지혈을 취해 좌우를 분별하여 무지로 지압을 하고, 酸脹感이 나타나기를 기다렸다가 다시 상방을 향해 힘껏 지압을 하여 그 脹感이 즉시 담경의 순행노선인 양측 頭皮를 타고 前額部에 이르도록 몇 초 동안 전도되면 가능하다.

이세번 씨는 풍지혈을 指鍼하여 「失眠症을 치료한 결과 보통 1차에 효과를 얻었으며, 만약 효과가 약간 차이가 있는 환자라 할지라도 제 2차 치료에 즉시 현효가 있었다」고 보도하였다.

【附】 풍지혈에 대한 주의사항

(1) 풍지혈의 위치가 頸部 상단의 顱底部에 접근하고 있고, 이곳은 허다한 중요 신경과 혈관을 경과하고 있다. 그런 까닭에 만약 진침할 때 角度가 정확하지 못하거나 혹은 과도한 深度를 하게 되면 바로 顱腔(정수리의 두개골강)으로 刺入하거나 혹은 혈관을 破

刺하게 되어 엄중한 결과를 초래하게 된다.

임상결과 보도에 의하면 풍지혈을 침자하여 延髓와 血管을 손상하고 혹은 蛛网膜下腔出血을 일으키거나 심한 경우 사망을 조성한 사례가 빈번히 보도되고 있으므로 필수적으로 풍지혈의 정확한 진침의 심도와 각도, 방향을 장악하는 것은 매우 필요한 것이다.

풍지혈의 진침각도, 방향과 심도에 관하여는 ≪中國鍼灸學≫, ≪鍼灸學≫에서는 모두 "刺左風池, 鍼尖對右眼窩, 刺右風池, 鍼尖對左眼窩, 深度皆爲 5~8分"이라 서술하고 있으며, ≪鍼灸學辭典≫에서는 "向鼻尖方向斜刺 0.5~1寸"이라 기재하고 있고, ≪圖譜≫에서는 "向對側眼球方向進鍼 1~1.5寸"이라 기재되어 있다. 따라서 유관군 씨는 국부해부 관찰에 근거하여 침자 후 피하조직을 경과하여 胸鎖乳突肌와 斜方肌 사이를 뚫고 頭肌, 頭半棘肌를 따라 頭後大肌外側, 頸椎橫突 후방의 蜂窩조직, 深部의 延髓에 도달할 수 있으므로 상향하여 침자하는 것이 바람직하다.

보통 耳廓軟骨根部下緣과 수평선으로 만나는 곳을 초과하는 것은 적합하지 않으며, 제일 깊이 자입하는 것도 1.5寸을 초과하지 않도록 하여 延髓를 자상하는 등의 불량결과를 발생하지 않도록 해야 한다고 말했다.

(2) 유범씨는 풍지혈을 침자할 때 국부해부에서 살펴보면 호침이 지나는 곳에는 복잡한 신경, 혈관 등 組織結構를 이루고 있으므로 進鍼의 角度, 方向과 深度의 차이에 따라 그 치료하는 病症도 다르다는 것을 인식하였다. 본 穴에 대한 어떤 하나의 主治공능을 얻기 위해서는 필수적으로 그 主治공능과 상응하는 진침방법, 즉 적합한 각도, 방향과 심도를 채취하여야 氣가 병소에 이르러 만족한 치료효과를 얻을 수 있다. 그리고 3종의 서로 다른 진침방법을 제출

하였다.

① 호침의 鍼尖이 반대쪽 眼窩 방향으로 깊이 斜刺하여 0.8寸을 초과하면 경추와 닿게 되는데, 그런 다음 침을 후퇴하여 약간 외측을 향해 피하에 이르도록 하여 경추쪽으로 심자하면 2寸 이상 도달할 수 있다. 이 방법은 주로 頭部질환의 치료에 적합하다. 환자는 득기 후 보통 모두 頭痛, 頭暈, 頭沉, 目眩, 耳塞目不明 등 증상이 감경되거나 소제되는 것을 느꼈다.

② 호침의 鍼尖이 同側鼻旁을 향해 평행하여 직자하면 경추를 통과하여 2寸 이상 깊이 자입할 수 있다. 이 방법은 주로 頭部질환 외에 肢體질환, 예를 들면 中風, 腦血栓形成, 半側肢體麻木 등의 치료에 적합하고 치료효과도 비교적 양호하다.

③ 호침의 鍼尖이 同側 口角下方을 향해 자입하면 경추를 통과하여 심도가 2～3寸에 도달할 수 있다. 이 방법은 軀幹, 頸項, 上下肢와 喉部氣管 등의 질환을 치료하는데 적합하다.

이상의 三種으로 풍지혈을 침자하는 방법은 진침심도가 문헌에 기재되어 있는 0.8寸을 초과하여 1.5寸에서 2～3寸까지 도달할 수 있다.

(3) 산서성의 중의연구소 양점임 씨 등은 52명(남 35명, 여 17명)의 성인 시체해부 증명에서 풍지혈을 반대측 眼球방향으로 1～2寸을 침자했을 때 顱底를 경과하여 顱腔으로 진입하는 위험이 없고, 전방을 향해 직자하고 鼻尖을 향해 같은 깊이로 침자하거나 좌우 방향으로 더욱 2～3寸 깊이의 횡자했을 때도 역시 顱腔으로 진입하는 위험이 없었다.

이것은 그 진침심도가 1～3寸에 해당하고 유씨의 진침심도의 안전성을 실제로 증명하는 것이다. 다만 침자수법이 보통 숙련되지 않은 初學者들은 심도 깊이가 1.5寸을 초과하지 않도록 하여 의외의 사고가 출현하는 것을 피해야 한다. 이상의 臨床試驗測量의 결과를 근거로 하여 진침방향은 통상적으로 반대측 眼球를 향하거나 同側의 鼻尖, 口角 등의 방향이 가장 안전하며, 절대적으로 반대측 耳屛이나 혹은 耳屛앞 방향으로는 침자하지 말아야 의외의 사고를 방지할 수 있다.

▣ 풍지혈을 취자하여 足根痛을 치료할 수 있다.

풍지혈을 침자하여 족근통을 치료하는 것은 "陽蹻脈者, 起于跟中, 循外踝上行風池"와 "陰蹻脈者, 亦起于跟中, 循內踝上行至咽喉, 交貫冲脈", 그리고 二脈은 "氣幷相還"하며, 모두 족소음·족태양경맥과 서로 통하고, "病在下者高取之"의 이론에 근거한 것이다. 그러므로 풍지혈을 취자하면 양교맥과 음교맥을 통과하여 足跟으로 직달하며, **祛風利濕·行氣活血·疏通經脈**의 공효로써 "通則不痛"의 목적에 도달할 수 있다.

족근통을 치료하는 조작방법은

① 直刺法 : 풍지혈을 취해 반대측 眼球의 內下角 방향으로 0.5~1寸 깊이를 자입한다. 득기 후 빠르게 염전을 5~10차 행하고, 유침은 50분, 유침시간 중 매 10분마다 행침 1차. 이 방법은 단측의 족근통을 치료할 때 사용한다.

② 透刺法 : 醫者는 左手의 무지와 식지로 양측의 풍지혈을 잡고 右手로 침을 잡아 반대쪽의 풍지혈을 향해 2~2.5寸 깊이로 투자한다. 다만 피부 표면으로만 穿透하는 것은 필요하지 않다. 계속하여 제삽을 3~5차하고, 다시 대폭도의 염전을 행하되 그 자극량이 반드시 환자가 인내할 수 있을 정도이어야 한다. 유침은 50분을

행하고 정황에 따라 수법을 반복하여 행한다. 이 방법은 양측의 족근통을 치료할 때 사용한다.

조만성 씨는 풍지혈을 침자하여 「足根痛 환자 216명을 치료한 결과 완전치유 134명, 현효 43명, 호전 22명, 무효 17명으로 유효율이 92%에 도달하였다」고 보도하였다.

【附】 양교맥과 음교맥에 관하여 양교맥과 음교맥은 모두 기경팔맥에 속하고, "蹻"는 민첩하다는 뜻과 다리를 들어 높은 곳을 뛰어넘다는 의미를 가지고 있고, "蹻"는 바로 足根이며, 足根과 통해 있음을 말한다. ≪難經 · 三十八難≫에서 "陽蹻脈者, 起于跟中, 循外踝上行入風池"와 "陰蹻脈者, 亦起于跟中, 循內踝上行至咽喉, 交貫沖脈"이라 하였다.

이것은 陰陽二蹻脈은 모두 跟 중에서 일어나고, 內 · 外踝로 분별하여 상행하고 目內眦로 도달하며, 수족태양 · 족양명경과 정명혈에서 만난다. 양교맥은 다시 상행하여 發際, 耳下後에 들어오고 풍지로 들어와 끝난다. 陰陽蹻는 바로 一身의 動靜을 주관하는데, 動은 陽이고, 靜은 陰이며, 兩脈의 別支는 모두 目에서 相交하고 그 絡이 腦로 들어간다.

전신의 衛氣운행과 음양교맥의 공능은 분리할 수 없으며, 주간에는 陽氣가 盛하며, 이때에는 衛氣운행이 陽에 있어 양교맥이 盛하게 되므로 目脹不寐하여 정상활동을 하고, 야간에는 陰氣가 盛하여 이때에는 衛氣운행이 陰에 있어 음교맥이 盛하게 되므로 目閉慾睡하여 正常休眠을 취하기 때문에 음양교맥과 인간의 정상생활과는 아주 밀접한 관계가 있다. 임상실천 중에서 蹻脈을 운용하여 癲癇病을 치료할 수 있고, 陰陽蹻脈者는 癲癇을 주치한다.

陽蹻脈 병증의 癲癇은 陽證에 속하고 주간에 발생하며, 그 증

과 족태양방광경은 서로 유관하고, 신맥혈을 취해 癲癎이 주간에 발생하는 것을 치료할 수 있고, 陰蹻脈 병증의 癲癎은 陰證에 속하고 야간에 발생하며, 그 증과 족소음신경은 서로 유관하고, 조해혈을 취해 癲癎이 야간에 발생하는 것을 치료한다.

장결고 씨는 "癎病晝發灸陽蹻, 癎病夜發灸陰蹻"라 하였다. 그 외에 中風癱瘓, 風濕痹證, 轉筋麻木, 疝氣崩漏 등의 병증도 陰陽蹻脈의 치료 작용임을 중시해야 한다. 예를 들면 풍지혈을 침자하여 족근통을 치료할 때 임상효과가 현저한 것이 이를 증명하는 것이다.

二. 견정혈(肩井穴)

견정혈은 족소양담경의 肩部에 위치하는 腧穴로써 缺盆 위 윗부분이 벌어지고 밑 부분이 조금 좁은 타원형의 그릇처럼 大骨 앞의 凹陷지점에 있는데 그 깊이가 마치 우물과 닮아 명하였다.

견정혈은 족소양담경의 腧穴이고, 수소양·족양명과 양유맥이 만나는 穴이며, 一穴로써 모든 陽經脈과 통하고 있어 따라서 **疏通經絡·祛風止痛·理氣散瘀** 등의 공효를 가지고 있는데 그 중에서도 疏通經氣의 작용이 더 우수하며, 肩病을 치료하는 국부에 사용하는 것 외에도 또한 循經取穴로 腰股(요고: 허리와 사타구니)와 髀樞部(비추부: 대퇴부)동통을 치료하는 작용을 가지고 있다.

≪甲乙經≫에서 "肩背髀痛, 臂不擧, 寒熱凄索, 肩井主之"라 하였으며, 임상에서 주로 頸項强痛, 肩背腰股痛, 手臂不能上擧 등의 병증을 치료하는데 사용한다. 그 외에도 본 穴은 **調氣降逆**의 공효를 가지고 있는데 ≪鍼灸精粹≫에서 "此穴有鎭肝氣, 降逆氣

之效"라 하였으며, 임상에서 上氣咳逆, 脚氣上冲, 嘔吐反胃와 婦人難産 등의 모든 병증은 모두 본 穴을 취하여 치료할 수 있다.

▣ 견정혈을 취자하여 急性乳腺炎을 치료할 수 있다.

급성 유선염은 중의학의 "乳癰"의 범주에 속한다. 유방은 陽明에 속하고, 乳汁은 수곡의 정화로써 胃에서 출원하며, 유두는 厥陰肝經에 속한다. 肝은 疏泄을 주관하고 乳汁분비를 조절하는 공효를 가지고 있는데, 만약 肝의 疏泄작용이 실조되고 양명의 熱이 온결되면 경락이 조색되고, 氣血이 瘀滯되어 乳絡이 불통되는 까닭에 乳汁배출의 불창으로 결취하여 癰이 결성된다.

중의변증은 대부분 實證과 熱證에 속하므로 乳癰이 아직 膿이 생성되지 않을 때는 당연히 疏散하는 위주의 치료를 하여야 한다. 견정혈은 수소양삼초경 · 족소양담경 · 족양명위경과 양유맥의 四脈이 만나는 곳이고, 이 四脈의 경맥과 유방은 밀접한 연계가 있으며, 이 一穴을 취하면 여러 經에 작용이 가능하게 되어 즉, 肝經의 울결을 疏泄할 수 있다.

또한 胃經에 熱이 적체되어 있는 것을 瀉할 수 있기 때문에 疏通經絡 · 理氣化瘀 · 淸熱散結의 치료 작용을 기도하여 乳汁의 瘀積을 통창하고, 腫塊를 소산하여 동통을 스스로 멈추게 한다. 견정혈을 취하여 鍼刺나 指鍼療法으로 급성유선염을 치료하는 것은 단지 아직 化膿이 나타나지 않은 炎症期이며, 만약에 이미 膿이 발생되었다면 당연히 외과수술 등의 방법으로 치료하여야 할 것이다.

급성유선염을 치료하는 조작방법은

① 豪鍼鍼刺法 : 환측의 견정혈을 취해 직자 0.5~0.8寸, 瀉法을 사용하여 鍼感이 환측의 肩部, 胸部, 上肢를 향해 확산되도록

강한 자극으로 염전하고 제삽수법은 사용하지 않는다. 지속적으로 행침을 3~5분 정도 행하고 즉시 출침하며, 病情이 극히 重한 자는 행침을 10분 정도 행한다. 매일 2차하여 완전 치유될 때 멈춘다.

② **指鍼療法** : 환자는 의자에 앉아 양 어깨를 편안히 놓아 두고 醫者는 환자 뒤에 서서 먼저 拇指로 환측의 견정혈을 5분 정도 지압하여 환측의 유방에 酸脹感이나 벌레가 기어가는 것 같은 느낌이 나타나면 된다. 그런 다음 指揉法을 채용하여 환자의 견정혈을 20분 정도 시계방향으로 부드럽게 돌리듯이 지압하면 좋다.

고전규 씨는 견정혈을 침자하여 「急性乳腺炎 환자 393명을 치료한 결과 완전치유 390명, 무효 3명으로 치유율이 99.2%에 도달하였다」고 보도하였다. 전건설 씨는 견정혈을 지압하여 「急性乳腺炎 환자 22명을 치료한 결과 1명의 치료 중단자 외에 21명이 모두 치유되었다」고 보도하였다.

【附】 견정혈을 침자할 때 주의사항

견정혈의 鍼感반응은 강렬하여 暈鍼을 발생하기가 쉬우며, 또한 그 위치가 肺尖이 놓여 있는 곳이므로 침자할 때 당연히 신중히 하여야 하고, 暈鍼 발생과 氣胸을 면하기 위해서는 돌연적인 강한 자극과 태과하여 깊이 있게 침자하여서는 안된다. 만약 이런 원인으로 인하여 暈鍼 반응이 나타날 때는 족삼리혈을 補하여 救하면 된다.

三. 양릉천혈(陽陵泉穴)

양릉천은 下腿의 외측인 腓骨小頭와 腓骨長肌가 융기되어 있는 前下方의 凹陷지점에 위치하고 있으며, 腿의 외측은 陽에 속하고 능처럼 높은 곳은 陵이며, 凹陷지점인 穴은 깊은 것이 泉과 유사하여 양릉천이라 하였다. 양릉천은 족소양담경의 合穴이며, 八會穴 중의 筋會이고, ≪馬丹陽天星十二穴治雜病歌≫, ≪千金十八歌≫에서 모두 예를 들어 중요한 수혈이라는 것을 열거하고 있다.

【附】 八會穴

팔회혈은 인체의 臟, 腑, 氣, 穴, 筋, 脈, 骨, 髓에 대한 각각의 精氣가 회합하는 體表의 상응부위에 해당하는 8개의 중요한 穴을 말한다. 팔회혈은 ≪難經・四十五難≫에서 최초로 기재하고 있으며, 臟腑의 氣血을 조정하여 다스리고, 또한 疏筋益髓의 작용을 가지고 있다. 임상에서 아래와 같은 8방면의 질병에 속하는 경우는 그것과 관계되는 팔회혈을 취하여 치료할 수 있다.

① 장회(臟會)는 장문혈이며, 오장(肺・心・肝・脾・腎)의 병을 주치한다.
② 부회(腑會)는 중완혈이며, 육부(胃・大腸・小腸・膽・膀胱・三焦)의 병을 주치한다.
③ 기회(氣會)는 전중혈이며, 氣病(氣滯・鬱・氣虛)을 주치한다.
④ 혈회(血會)는 격유혈이며, 모든 血病(瘀血・出血・血虛)을 주치한다.
⑤ 골회(骨會)는 대저혈이며, 모든 骨病(骨萎・附骨疽)을 주치한다.
⑥ 수회(髓會)는 현종혈이며, 모든 髓病(腦髓・脊髓・骨髓)을 주치한다.

⑦ 근회(筋會)는 양릉천혈이며, 모든 筋病(痙攣·筋麻痺·關節痛)을 주치한다.

⑧ 맥회(脈會)는 태연혈이며, 모든 血脈의 병(出血)을 주치한다.

양릉천은 **舒筋利節·淸泄肝膽**의 공효를 가지고 있고, 임상에서 주로 유관한 筋病과 肝膽疾患의 치료에 사용한다. 또한 筋은 肝이 소양하고 筋의 병증은 즉 肝의 병증이며, 近人은 양릉천의 주치작용에 대하여 "肝膽陽陵泉"이라는 一句로 개괄하고 있는 까닭에 본 穴의 주치특징이 돌출되었다. 양릉천은 筋의 會穴이고, 筋氣가 회합된 곳이다.

≪難經·四十五難≫에서 "筋會陽陵泉"이라 하였으므로 양릉천은 筋病을 치료하는 要穴이며, 이미 歷代醫家들에 의해 공인되었다. 예를 들면 ≪鍼灸圖經≫에서 "陽陵泉治膝伸不得屈, 冷痺脚不仁, 偏風半身不遂, 脚冷無血色"이라 기재하고, 또한 ≪馬丹陽天星十二穴治雜病歌≫에서는 "膝腫幷麻木, 冷痺及偏風, 擧足不能起, 重臥似衰翁, 鍼入三分止, 神功妙不同"이라 기재하고 있는데, 본 穴이 **舒筋利節**과 **强筋通絡**의 작용을 가지고 있다는 것을 설명하는 것이다.

그러므로 전신의 肌肉, 관절과 筋膜과 유관한 병증, 예를 들면 肩, 頸, 膝部의 관절염증과 軟組織의 병변, 반신불수, 下肢痿痺 등은 모두 본 穴의 주치 범위이다. 어떤 학자는 본 穴이 전신의 筋病을 치료하지 않고 단지 下肢에 대하여만 유효하다고 인식하고 있으나, 현대 임상실천에서 살펴보면 본 穴이 落枕·肩周炎 등 頸, 肩部의 병증에 대한 발현에서 더욱 그 "上病下治"의 양호한 치료효과를 발휘하고 있음으로 본 穴은 全身筋脈의 병증을 통합하여 치료하는 작용을 가지고 있다고 설명할 수 있다.

양릉천이 肝膽疾患을 치료한다는 내용은 ≪內經≫에 이미 기재되어 있다. 예를 들면 ≪靈樞·邪氣臟腑病形≫에서는 "膽合入于陽陵泉……, 膽病者, 善太息, 口苦, 嘔宿汁……, 其寒熱者, 取陽陵泉"이라 기재하였고, 그 후에도 ≪鍼灸甲乙經≫, ≪千金十穴歌≫, ≪醫學入門≫ 등에서 모두 양릉천은 肝膽病症과 脇肋痛을 치료한다고 기재하고 있다.

양릉천은 膽經의 合穴이며, 膝關節以下의 중요 위치에 근접하고, 標本根結의 이론에 근거하면 이곳의 經氣는 깊고 臟腑에 진입하고 있기 때문에 臟腑氣血을 관리하는 중요 수혈이다. 따라서 肝膽疾患, 脇痛, 腹滿의 증상은 대부분 양릉천을 취하고, ≪內經≫에서도 "合治內府"의 說을 가지고 있다. 近代 醫家들은 대부분 본穴을 이용하여 膽囊炎, 膽結石症을 치료하고 있는데 비교적 치료효과가 양호하다.

양릉천을 침자할 때 膽囊動力의 영향발현에 대한 보도에 의하면 膽囊疾患이 없는 건강인의 양릉천을 침자할 때 75.7%에 해당하는 사람의 膽囊影象이 명현하게 축소되었는데, 이것은 담경의 下合穴인 양릉천을 침자할 때 膽囊의 운동과 排空能力이 증강된다는 것을 설명하는 것이며 "合治內府"의 과학성을 표명하는 것이다.

▣ 양릉천혈을 취자하여 臀部주사 후 동통을 치료할 수 있다.

임상에서 보통 우연히 어떤 자극성이 강한 약물(예를 들면 페니실린, 아미노필린, 지혈제 등)을 臀部肌肉에 주사하거나 혹은 주사점이 좌골신경에 근접하게 되면 보통 局部肌肉의 경련·수종을 야기하고 좌골신경통을 격발하여 극렬하고 참기 어려운 동통을 발생하는데, 어떤 것은 30분 이내에 완해가 이루어지나 심하면 일주일 이상 지나도 완해가 이루어지지 않아 환자에게 막대한 고통을 초래한다.

주사 부위는 臀部에 있는 대퇴골의 구역인데 바로 족소양담경의 경맥이 순행하는 곳이며, "經脈所過, 主治所及"의 원칙에 근거하여 담경의 合穴인 양릉천을 취해 舒筋活絡하고 止痛한다. 임상에서 본 穴을 침자하면 즉시 양호한 止痛의 효과를 얻을 수 있으며, 만약 양릉천혈을 지압해도 역시 똑같은 효과를 얻을 수 있다.

주사 후 臀部疼痛을 치료하는 조작방법은 양릉천혈을 취해 1～1.5寸을 자입하고, 득기 후 강한 자극수법을 행하며, 유침은 30분한다. 혹은 양릉천혈을 취해 무지로 강한 지압을 행하여 득기가 명현하게 전도된 후 지속적으로 지압을 1～2분 정도 한다. 양춘성 씨는 양릉천혈에 침자 혹은 지압하여 「주사 후 臀部疼痛 환자 수백 명을 치료한 결과 대부분 동통이 3～5초 이내에 즉시 현저하게 완해가 이루어졌으며, 보통 1～2분 안에 정상으로 회복되었다」고 보도하였다.

四. 구허혈(丘墟穴)

구허혈은 족소양담경의 腧穴이다. 丘는 흙으로 쌓은 언덕을 말하고, 墟는 언덕의 큰 것을 말하며, 모두 높게 융기되어 있는 것을 의미한다. 본 穴은 足外踝下方의 앞쪽 凹陷 중에 위치하고, 踝가 높은 것이 마치 丘墟(구허 : 언덕)와 같아 명하였다. 구허혈은 족소양담경의 原穴이며, 舒肝利膽의 작용을 가지고 있고, 肝膽鬱滯 · 胸脇疼痛을 치료하는 要穴이다.

그 외에도 또한 循經取穴과 淸泄少陽鬱熱의 작용을 가지고 있어 肝膽鬱熱, 循經上擾에 의한 頭痛, 目痛, 耳病 등을 치료하는 효과가 현저하며, 近人은 주로 肋間神經痛, 膽囊炎, 膽絞痛 등의 병증을 치료함에 사용한다.

▣ 구허혈을 취자하여 肋間神經痛을 치료할 수 있다.

胸脇部에 속한 늑간신경통은 經絡氣血이 손상을 입게 되면 氣血의 응체가 이루어지고, 脈絡이 불통되는 까닭에 불통된 즉 동통이 발생한다. 구허는 膽經의 原穴이고, 原穴은 십이경맥이 腕·踝關節부근에 존재하는 중요 수혈이며, 臟腑의 原氣가 경과하고 머무르는 부위이고, 또한 모든 서적에 모두 그 주치는 "胸脇滿痛不得息"라고 기재되어 있으므로 구허혈을 취자하면 족소양담경의 氣血을 소통하고 脈絡을 유창하여 소통이 이루어지면 동통도 소제된다. 따라서 脇肋痛을 치료하는 要穴이다.

늑간신경통을 치료하는 조작방법은 좌측 흉협통은 우측의 구허혈을 취하고, 우측 흉협통은 좌측의 구허혈을 취해 직자 1~1.5寸, 득기 후 대폭도의 염전을 지속하여 동통이 멈출 때까지 한다. 유침은 30분, 유침시간 중 매 10분마다 행침 1차.

욱충요 씨는 구허혈을 침자하여「肋間神經痛 환자 44명을 치료한 결과 완전치유 33명, 현효 8명, 무효 3명으로 유효율이 93%에 도달하였다」고 보도하였다. 그리고 첨영강 씨는 구허혈에서 조해혈로 투과 침자하여 胸脇痛을 치료한 것은 老의사인 하경로 씨의 비전과 본인의 경험에 근거한 것으로 肋間神經痛은 말할 것도 없고, 혹은 胸膜炎·水胸·氣胸과 기타 질병에 의해 인기된 흉협통에 모두 특효가 있으며, 胸脇痛에 의해 발생하는 호흡곤란 천식 등에 대하여도 즉시 완해가 가능하다고 인식한다. 또한 매운화씨 는 구허혈에서 조해혈로 투과 침자하여 「膽絞痛 환자 108명을 치료한 결과 모두 침자 후 15～30분 이내에 동통이 완해되었다」고 보도하였다.

第十一節 足厥陰肝經經穴

一. 태충혈(太冲穴)

태충혈은 족궐음간경의 原穴이며 충맥의 別支지점이다. 肝은 主藏血이며, 冲은 血海를 의미하고, 본 穴의 위치는 肝과 冲脈·氣脈이 상응하여 합해지고 성대해진 요충지이므로 태충이라 하였다. 태충은 족궐음간경의 原穴인데, 原穴과 삼초는 밀접한 관계가 있어 삼초의 原氣를 통달하고 內臟의 공능을 조정할 수 있다.

≪靈樞·九鍼十二原≫에서 "五臟有疾, 當取之十二原"이라 지적했듯이 태충혈은 肝臟의 병증을 치료하는 중요한 腧穴이다. 肝은 風木의 臟으로써 "諸風掉眩(도현: 근육이 실룩거리다), 皆屬于肝"이라 하였다. 그러므로 무릇 肝火上炎·肝陽上亢에 의해 발생하는 血亂氣逆의 肝風內動症狀(예를 들면 頭痛, 眩暈, 癲狂, 癎症, 驚風, 痲木痙攣 등)에는 태충혈을 취자하여 **平肝熄風·淸熱開竅**의 공효를 가질 수 있다.

肝은 疏泄을 주관하고 條達을 좋아하며 抑鬱을 싫어하므로 무릇 肝氣不舒·情志抑鬱에 의해 발생하는 鬱症, 癔病, 婦女月經不調와 肝氣犯胃 혹은 木乘脾土에 의한 胃痛, 嘔吐, 腹脹, 泄瀉 등의 병증은 또한 태충혈을 취자하여 **舒肝理氣·扶脾和胃**의 공효를 얻을 수 있다.

또한 肝은 筋을 주관하는 까닭에 무릇 久行傷筋, 氣滯血凝에 의한 股腫疼痲, 萎弱攣急, 行步艱難者는 태충혈을 취자하여 補法

을 시행하면 血行이 왕성하게 축적되고, 경락이 소통되어 肢體가 血을 얻게 되고, 그 筋脈이 자양되는 효과가 아주 좋다. 그 외에 肝經에 風熱이 침입하여 위로 올라와 어지럽히거나 혹은 肝火上炎에 의해 발생하는 急性結膜炎·夜盲·暴盲·靑光眼 등의 目疾과 肝의 血을 저장하고 주관하는 기능이 상실되어 발생하는 崩漏와 肝脈에 寒邪가 적체되어 발생하는 疝氣偏墜 등의 병증은 모두 본穴의 치료범위이다.

▣ 태충혈을 취자하여 膽絞痛을 치료할 수 있다.

肝은 脇下에 놓여 있고 그 경맥은 脇肋에 분포하며, 膽은 肝에 부속하고 肝과 膽은 표리관계이다. 태충혈을 취자하면 또한 **舒肝利膽·調和氣血·解痙止痛**의 작용을 가지고 있어 따라서 태충혈은 또한 膽囊炎·膽石症을 치료하는 要穴이다. 현대 실험연구에 의하면 태충혈을 침자할 때 담즙의 분비량이 증가하고 담낭수축을 증강하며, 오디괄약근의 경련을 이완하는 작용으로 담교통을 완해한다고 하였다.

담교통을 치료하는 조작방법은 태충혈을 취해 수직으로 직자하거나 혹은 鍼尖을 약간 상향하여 斜刺 1寸 정도 하고, 연속하여 강자극의 수법으로 제삽과 염전을 약 1분간 행하되 자극량은 환자가 인내할 수 있는 정도를 약간 초과하여 시행한다. 유침은 30~40분.

장채운 씨는 태충혈을 침자하여 「膽結石膽絞痛 환자 여러 명을 치료한 결과 止痛효과가 현저하였고, 보통 유침시간 중에 즉시 止痛되거나 명현하게 완해가 이루어졌으며, 병이 발생하여 膽絞痛이 점점 극렬할수록 더불어 止痛효과도 점점 양호하였다」고 보도하였다.

二. 여구혈(蠡溝穴)

여구혈은 肝經의 腧穴에 속하고, 蠡는 물이 가득 찬 표주박을 말하며, 腓腸肌 형상이 마치 표주박과 비슷하여 비유한 것이다. 본穴은 內踝의 가장 높은 곳에서 위로 5寸에 있으며, 脛骨內側面과 腓腸肌, 比目魚肌와 조성된 小腿肚 사이의 溝中에 위치하여 여구라 하였다. 여구혈은 족궐음간경의 絡穴이며, **舒肝理氣·淸利下焦**의 공효를 가지고 있다.

족궐음간경의 순행은 "沿股內側, 入陰毛中, 繞陰器, 抵少腹"이므로 무릇 肝鬱氣滯·濕阻下焦에 의한 少腹脹滿, 疝痛, 癃閉, 睾丸腫痛, 陰挺(음정: 자궁탈수), 陰痒(음양: 음부소양증), 赤白帶下, 月經不調 등 병증은 모두 여구혈을 취해 치료할 수 있다.

▣ 여구혈을 취자하여 小兒睾丸鞘膜積液을 치료할 수 있다.

소아고환초막적액은 중의학에서 "水疝"의 범주에 속하며, 주요원인은 소아가 선천적으로 타고난 천성이 부족한 까닭에 腎氣不固가 이루어져 수액이 실조되어 肝經에 적취되거나 혹은 濕邪를 감수하여 임맥의 經氣가 조체되면 陰囊에 하주되어 水疝을 발생한다.

따라서 水疝의 형성은 肝經과 任脈과의 관계가 제일 밀접하다. 왜냐하면 족궐음간경은 陰器를 둘러싸며 순환하여 少腹部에 도달하고, 肝經의 絡脈은 脛骨로 상행하여 고환에 이르러 陰莖處에 취결되어 있고, 그 經筋 또한 陰器에 취결되어 있기 때문에 장자화씨는 "諸疝皆歸于肝經"이라 하였다. 그리고 여구혈은 肝經의 絡穴이고, **疏通肝絡·調整氣血·疏泄水濕**의 공능을 가지고 있으며, 治疝의 要穴이므로 小兒睾丸鞘膜積液을 치료하는 효과가 현저하다. 만약 積液吸收가 비교적 완만한 자는 수도혈과 기해혈을 배합하여 취자하면 된다.

소아고환초막적액을 치료하는 조작방법은 여구혈을 취해 鍼尖을 경맥의 순행방향으로 하여 피부와 15° 각도로 자입 0.5～0.8寸하고, 평보평사수법을 시행한다. 격일 침자 1차. 양숙청 씨는 여구혈을 침자하여 「小兒睾丸鞘膜積液 환자 22명을 치료한 결과 침자치료 2～8차에 전부 치료하였다」고 보도하였다.

第十二節 督脈經穴

一. 장강혈(長强穴)

장강은 독맥의 絡穴이며, 이 穴은 脊柱尾骶骨處에 있는데, 독맥은 모든 陽이 모여 있는 곳이며, 脈이 길고 氣가 왕성한 곳이라 하여 명하였다. 장강혈은 독맥의 絡穴로써 임맥과 분별하여 흐르고, 또한 족소음신경과 결합된 곳이며, 尾骨尖端과 肛門 사이에 위치하고 있어 그 鍼感이 肛門部에 확산되기 때문에 본 穴은 患野取穴을 채취하여 病所에 직접 도달하는 국부요법이므로 肛門과 前陰疾患을 主治하는 常用穴이다.

본 穴은 **溫經通陽·活血化瘀·消壅散結**의 공효를 가지고 있어 임상에서 주로 痔漏, 肛門裂, 脫肛, 便血 같은 병증을 치료하는데 사용한다. ≪十四經要穴主治歌≫에서 “長强惟治諸般痔”라 기재하였으며, ≪勝玉歌≫에서는 “痔疾腸風長强欺”라 하였다. 그 외에 遺尿, 遺精, 陽痿 등 생식·비뇨계통의 질환을 치료한다.

본 穴은 독맥의 腧穴인데 독맥은 腦와 통하고 있고, **疏通督脈經氣·醒腦開竅**의 공효를 가지므로 임상에서 또한 주로 癲狂, 癎症, 脊柱强直, 角弓反張 등의 병증을 치료하는데 사용한다.

▣ 장강혈을 취자하여 閉經을 치료할 수 있다.

폐경은 임상에서 원발성과 속발성으로 분류하며, 여성이 청춘기를 이미 지났는데도 아직 월경이 오지 않는 것을 원발성폐경이라 하고, 월경 이후에 병리성의 폐경이 3개월 이상인 경우를 속발성폐경이라 한다.

장강혈은 독맥의 首穴로써 陽氣가 최초로 왕성하게 시작하고, 또한 족소음신경이 결합된 곳이며, 임맥과 분별하여 흐르고, 冲·任·督脈은 一源三歧로써 동시에 胞宮에서 출현하며, 또한 이 穴은 胞宮에 근접하고 있는 까닭에 장강혈을 취자하면 **溫通陽氣·行氣化瘀·調理**冲**任**의 공효를 가질 수 있다. 虛者는 精血의 충족을 위해 독맥과 족소음신경을 溫補하고, 實者는 冲·任脈을 調理하여 瘀血을 제거하고 새로 생성할 수 있다. 그러므로 어떤 病因에 의한 폐경이라도 모두 치료효과가 비교적 양호하다.

폐경을 치료하는 조작방법은 장강혈을 취해 진침 1寸 깊이, 강자극수법을 시행하고 유침은 20분, 유침시간 중 매 5분마다 행침 1차. 유병권 씨는 장강혈을 침자하여 「閉經 환자 83명을 치료한 결과 침자 2~3차에 월경이 도래한 환자가 75명, 침자 5차에 유효 3명, 무효 5명으로 유효율이 94%에 도달하였다」고 보도하였다.

▣ 장강혈을 취자하여 嬰幼兒腹瀉를 치료할 수 있다.

중의학에서 영유아는 陰과 陽이 어린 소체이고, 대부분 飮食不節과 脾胃虛弱의 원인으로 설사를 발생하므로 설사의 병인은 대부분 脾胃에 책임이 있다. 다만 오랫동안 설사를 하거나 혹은 久病이후 脾가 허약해지면 필수적으로 腎도 허약해지며, 腎陽이 손상되면 命門의 火가 부족하여 중추의 氣를 따뜻하게 하고, 水穀의 부패와 숙성시키는 것이 불능하게 되어 섭취한 음식이 불화되고, 水濕이 대장에 스며들어 설사가 빈번하게 발작되고 심하면 매일 설사가 무

분별하게 나타난다.

장강은 독맥의 絡穴이고, 독맥은 전신의 陽을 통솔하며, 장강혈을 침자하면 患兒의 陽氣를 진분하고 機體自身의 邪氣에 저항하는 공능이 증강될 수 있으며, 거기에 빠른 염전자극 수법을 부여하면 腸內의 濕이 정체된 것을 제거할 수 있어 陽氣가 회복되면 濕邪도 즉시 제거되어 설사는 당연히 멈추게 된다.

영유아복사를 치료하는 조작방법은 尾骨과 直腸 사이의 연결선상에서 중간지점인 장강혈을 취해 완만하게 0.5~0.8寸을 진입하여 소폭도의 빠른 염전수법을 사용하고, 단 제삽은 사용하지 않고 염전자극만 2분간 행한 다음 즉시 출침한다. 매일 침자 1차.

항건생 씨는 장강혈을 침자하여 「嬰幼兒腹瀉 환자 13명을 치료한 결과 모두 침 치료 1~3차에 전부 치유하였다」고 보도하였다.

【附】小兒 腹瀉의 변증

① 濕熱瀉 : 증상으로 설사의 형태가 묽거나 혹은 끈적끈적하며 황색이고, 더러운 냄새가 나고, 腹痛・身熱・항문의 작열감과 소변은 끊어지며 붉고, 舌苔는 황색이고 부패되어 있는 것 등이다.

② 傷食瀉 : 증상으로 음식과 유관하여 腹部에 脹痛이 발생하며, 동통과 동시에 설사를 하고픈 욕구가 생기고 설사한 후에는 동통이 감경하고, 대변은 부패된 악취가 심하고 소화되지 않은 음식물이 섞여 나오며, 시시때때로 변을 보고, 입 냄새가 나고 음식을 거의 먹지 못하는 것이다.

③ 脾虛瀉 : 증상으로 설사가 오랫동안 연장하여 발작하고, 대변은 묽으며, 음식물은 잘 소화되지 않고, 面色은 창백하며 四肢는 따뜻하지 않거나 저리며 차고, 脈은 가늘고 무력한 것이다.

④ 참고로 中指指甲角의 兩旁은 止瀉刺激點으로 설사가 발생하였을 때 이곳을 지압하면 설사가 멎는다.

二. 지양혈(至陽穴)

지양혈은 독맥의 背部에 위치하는 腧穴이며, 인체에서 背部는 陽에 속하고, 제7胸椎 이상은 陽 중의 陽이며, 이하는 陽 중의 陰에 속하고, 독맥은 一身의 陽을 주관하는데, 아래에서 위로 제7胸椎 지점에 도달하고, 또한 陽 중의 陰에서 陽 중의 陽에 도달하는 교차와 유관한 곳이라 하여 지양이라 하였다. 지양혈은 背部의 제7胸椎 아래에 있는 바로 陰陽이 교차되는 지점에 위치하여 안으로 胸膈과 평행하며, 무릇 **寬胸利膈 · 淸熱化濕**의 공효를 가지고 있다.

임상에서 주로 呃逆, 嘔吐, 痞滿과 噎膈, 反胃의 병증을 치료하는데 사용한다. ≪鍼灸大成≫에서 "胃中寒氣, 不能食, 胸脇支滿"을 치료한다고 기재하고 있다. 古代 醫家들은 본 穴을 黃疸을 치료하는 要穴로 사용하였는데, 예를 들면 ≪玉龍歌≫에서 "至陽亦治黃疸病"이라 하였고, ≪循經考穴編≫에서는 "黃疸濕熱遍身發黃"을 치료한다고 기재하였다.

이것은 지양혈이 **寬胸利氣**와 **淸除濕熱**의 공효를 가지고 있어 중초의 痞滿(비만: 비장비대증으로 생긴 복부 창만)이 통창하고, 脾胃의 水濕이 스스로 변화하는 까닭에 濕熱黃疸이 제거될 수 있다는 것이다. 그 외에 본 穴은 또한 頭重痛, 腰脊痛과 四肢重痛을 치료하는 효과를 가지고 있는데, 이것은 독맥이 一身의 모든 陽과 통하는 공능이다.

독맥은 一身의 陽氣를 총괄하여 감독하며, 지양은 또한 陰陽이 교차하는 곳에 있기 때문에 능히 內臟의 음양기혈을 조절할 수 있어 近人은 대부분 上腹痛, 心絞痛과 膽道蛔蟲症의 치료에 사용한다.

▣ 지양혈을 취자하여 冠心病·心絞痛을 치료할 수 있다.

冠心病・心絞痛은 대부분 胸陽不振으로 心血이 瘀阻되어 心脈이 불통하거나 혹은 寒이 血脈에 응체되어 불통된 즉, 동통이 발현된다. 지양혈을 침자하면 독맥의 陽氣를 소통하고 胸中의 氣를 調理할 수 있으며, **鼓蕩督脈・運行氣血・通經活絡・充養心氣**의 작용을 가지고 있다.

心陽을 진분하고 氣機를 원활하게 하면 氣行으로 인해 瘀阻가 원활하여 동통이 스스로 소제된다. 임상관찰에서 본 穴을 침자할 때 心肌의 산소 소모량이 내려가고 每搏輸出量이 증가하여 관상동맥의 관류량을 증가하고 心肌의 血이 결핍되는 상황을 개선하였다.

관심병을 치료하는 조작방법은 환자는 측면으로 누워 전신을 편안하게 놓아두고 醫者는 左手로 먼저 가볍게 지양혈을 손가락 끝에 열감을 느끼도록 1분 정도 지압한 후 약간 상향하여 1寸 깊이로 자입한다. 염전할 때 小幅度・高頻率을 채용하며, 그 한도는 1/2로 돌리고, 그 빈율은 매 분마다 140차하여 鍼感이 胸前을 향해 방사되도록 하고 시술은 3분한다. 유침은 30분, 유침시간 중 다시 시술 1차. 매일 침자 1차.

유금달 씨는 지양혈을 침자하여 「心絞痛 환자 39명을 치료한 결과 전부 유효하였다」고 보도하였다.

三. 신주혈(身柱穴)

본 穴은 脊柱의 위에 위치하고, 양 肩과 서로 평행하며, 人身의 肩胛部를 지탱하는 부담이 중요한 기둥(柱)이라 하여 신주라 하였다. 또한 버팀목은 기둥으로 그 중요함을 말하고, 穴은 제3흉추 아래 양 폐유혈 사이에 존재하며, 脊柱는 一身의 기둥을 의미하고, 肺는 一身의 氣를 주관하여 그 작용이 중요하므로 신주라 하였다.

신주혈은 독맥에 속하는데 독맥은 모든 陽을 감독·통솔하고 眞元을 통섭하는 작용을 가지고 있으며, 독맥의 순행은 脊柱 안으로 흐르고 위로 風府에 이르러 腦로 들어가는데, 腦는 "元神之府"로써 일체 정신활동의 物質基出이므로 신주혈은 대부분 주로 神志病變을 주관한다. 또한 신주혈은 양 폐유혈 사이에 있으며, 肺는 一身의 氣를 주관하므로 肺氣功能을 조절하는 작용을 가지고 있다. 그러므로 신주혈은 **宣肺平喘·安神定志**의 공효를 가지고 있기 때문에 임상에서 주로 咳嗽, 氣喘, 身熱驚厥, 癲癇, 脊背强痛, 疔瘡, 氣管支炎, 氣管支哮喘, 肺炎, 瘧疾, 精神分裂 등의 병증을 치료하는데 사용한다.

고석국 씨는 본 穴의 치료 소재를 관찰한 결과 腦力不足의 眩暈·中氣不足의 喘息·心神衰弱의 癲癇·大氣下陷의 脫肛 등의 원인은 모두 正氣가 먼저 부족한 것에 속하고, 독맥의 氣가 끌어올려지는 것이 무력하여 발생하는 腰脊肩背痛에 대한 모든 病은 우선적으로 본 穴을 취해 正氣를 부양하고 보조하여 독맥을 소통하고, 扶正祛邪와 溫陽益氣의 작용을 발휘할 수 있으므로 正氣가 먼저 부족하고, 독맥의 氣가 끌어올려지는 것이 무력하여 발생하는 모든 병증을 치료한다고 지출하였다.

■ **신주혈을 취자하여 瘧疾을 치료할 수 있다.**

침자하여 학질을 치료하는 것은 古今에서 대부분 대추혈・간사혈・후계혈 등을 사용하였고, 신주혈을 사용하여 학질을 치료한 보도는 비교적 적다. 학질병은 대부분 瘧邪가 半表半裏에 잠복하고 있는 까닭에 營衛의 사이를 출입하여 正과 邪의 투쟁으로 正이 邪를 이기지 못하면 寒熱이 왕래하는 증상이 발작한다. 중의학에서 학질병은 外感風寒暑濕의 邪가 안에서 痰濕積滯를 이루어 발생한다고 인식한다.

현대의학에서 학질은 瘧原蟲이 적혈구에 기생한 후 혈액과 인체에 침입하여 중추신경의 調節功能의 문란과 같은 代謝產物이 이루어져 발생하는 것이다. 신주혈은 무릇 **溫陽益氣・扶正祛邪**의 작용을 가지고 있고, 點刺出血은 또한 邪가 출로를 가지게 되어 正이 邪를 이기고 제거하므로 寒熱이 멈추는 것이 가능하고 따라서 학질도 안정된다.

학질을 치료하는 조작방법은 三棱鍼點刺放血法을 시행하여 신주혈을 취해 먼저 삼릉침으로 1분간 點刺한 후 양손으로 침공을 힘껏 쥐어짜기를 10여 차례 하여 3～5방울의 혈액을 적출하고 깨끗이 닦는다. 보통 침자는 반드시 발작하기 1～2시간 전에 하는 것이 적당하다. 유장수 씨는 신주혈을 點刺하여 「瘧疾환자 21명을 치료한 결과 대부분 1～2차에 전부 치유하였다」고 보도하였다.

四. 대추혈(大椎穴)

대추혈은 제7頸椎 아래에 위치하며, 頸 7椎가 椎骨 중에 제일 큰 것이므로 대추라 하였다. 모든 虛勞損傷의 병을 치료할 수 있는 까닭에 또한 "百勞"라 한다. 대추혈은 독맥의 經穴에 속하고, 독맥은 陽脈의 海이고 一身의 陽을 총독하며, 또한 수족삼양경과 독맥이 만나는 穴이므로 "諸陽之會"라는 說을 가지고 있다.

본 穴은 안으로 독맥과 통행할 수 있고, 밖으로는 三陽으로 유주할 수 있으며, 全身機能을 조정하는 要穴이다. 임상치료 범위는 무척 광범위하다. 무릇 **解表退熱 · 溫經活絡 · 通陽散瘀 · 回陽固脫 · 散寒救逆 · 驅邪截瘧 · 淸熱開竅 · 鎭靜安神** 등의 작용을 가지고 있고, 임상에서 주로 感冒, 高熱, 驚厥, 瘧疾, 咳嗽, 骨蒸勞熱, 癲癎, 中暑, 氣管支哮喘, 肺結核, 神經衰弱, 尋麻疹, 面部痤瘡, 白血球減少症 등의 병증을 치료하는데 사용한다.

▣ 대추혈을 취자하여 風寒感冒를 치료할 수 있다.

대추혈에 點刺拔罐 혹은 艾灸하여 감모를 치료하는 주요한 원인은 독맥은 頭項 · 背部로 순행하고, 陽에 속하고 表를 주관하며, 전신의 모든 陽經은 모두 대추혈에서 모이고, 독맥과 통해 있으므로 독맥은 "陽經之海"이며, 一身의 陽을 총독하고 있는 까닭이다. 고대문헌 중 ≪鍼灸甲乙經≫에서 "傷寒熱盛"을 치료한다 하였고, ≪類經圖翼≫에서도 "身痛寒熱"과 "風氣痛"을 치료한다고 하였다. 이것은 대추혈이 **振奮陽氣 · 疏散風寒 · 解肌發汗 · 驅邪外出 · 解表退熱**의 작용을 가지고 있으며, 感冒를 치료하는 유효혈이라는 설명이다.

外感熱病은 그 병이 모두 陽經에 있어 대추혈을 침자하면 陽經의 脈氣를 격발하고 通陽解表와 退熱할 수 있기 때문에 대추혈은 退熱의 우수한 작용이 있으며, 임상에서 感冒高熱의 환자를 치료할 때도 退熱효과가 신속하게 나타나며, 그 외에 대추혈에 溫灸하게 되면 기체 저항력이 제고될 수 있고, 扶正解表의 작용으로 流行性感冒를 예방할 수 있다.

풍한감모를 치료하는 조작방법은

① 三棱鍼點刺拔罐法을 시행하여 대추혈에 삼릉침으로 點刺하고 즉시 침자부위에 부황을 하여 피가 밖으로 흘러나오는 정도면 되며, 5~10분 정도 부황을 하고 떼어내면 된다. 환자의 자각증상이 소제되는 정황에 근거하여 부황차수를 결정하며, 病情이 감경하지 않을 때 연속하여 부황을 1~2차 진행할 수 있다.

곽자경 씨는 이 법을 운용하여 「風寒感冒 환자 73명을 치료한 결과 보통 시술함과 동시에 병이 소제되어 그 효과가 마치 북과 북채와 같았다」고 보도하였다.

② 灸法을 시행하여 醫者는 대추혈에 艾條溫和灸를 운용하고 매차 20분을 행하거나 혹은 隔姜灸를 운용하여 매차 3~5장을 한다. 보통 매일 灸法을 2~3차 시행한다.

조인화 씨는 대추혈에 灸를 운용하여 「風寒感冒 환자 24명을 치료한 결과 21명이 아주 우수한 효과가 있었고, 보통 초기의 환자는 보통 灸 2~3일에 바로 치유되었다. 다만 風熱感冒에 속한 舌尖紅·咽痛의 환자에게는 이 방법의 사용을 당연히 금해야 한다」고 보도하였다.

【附】 대추혈은 학질을 치료하는 특효혈이다.

주복림 씨는 대추혈에 艾炷直接無瘢痕灸를 시행하여 「瘧疾환자 43명을 치료한 결과 평균 치료 3~4차에 모두 완전 치유하였고, 치유율이 100%에 도달하였다」고 보도하였다.

▣ 대추혈을 취자하여 藥物過敏反應을 치료할 수 있다.

대추혈은 독맥에 속하며, 독맥은 "諸陽之會"이고, 전신의 陽氣를 총독하므로 대추혈은 一身의 陽을 진분하고 陽氣를 보조하여 증강할 수 있어 氣血의 생성과 변화를 촉진하고, 체질을 증강하여 기체 혈운행을 통창하고 防病抗病能力을 제고한다. 또한 독맥은 腦와 통하고 淸腦安神의 작용을 가지고 있으며, 그리고 본 穴은 退熱의 有效穴인 까닭에 輸液반응에 따른 寒戰, 高熱 등의 증상이 즉시 감경하거나 소실된다.

약물 과민반응을 치료하는 조작방법은 대추혈을 취해 상향하여 斜刺 0.5寸정도 하고, 강자극의 염전수법을 시행하며 유침은 10분 한다. 곽여란 씨는 대추혈을 침자하여 「輸液반응을 치료한 결과 보통 2~3분에 寒戰과 發熱이 감경되고, 10분 정도에는 증상이 소실되었다」고 보도하였다.

▣ 대추혈을 취자하여 癲癇을 치료할 수 있다.

전간은 일종의 발작성 神志異常의 질병이다. 대추혈은 독맥과 모든 陽經이 모이는 穴이며, **宣通陽氣·祛風·定志安神**의 작용을 가지고 있고, 전간을 치료하는 要穴이다. 독맥은 腦脊部에 분포하고, 위로는 腦와 통하고, 아래로는 尾閭에 이르며, 精髓가 승강하는 길이다. 腦는 元神의 府이며, 일체의 정신활동의 물질적 기반이다.

전간의 발작은 또한 독맥의 經氣가 조체되어 발생한 까닭에 氣血이 역란하고, 元神의 府가 파동하여 神明이 직책을 상실하면 의식과 정신에 장애가 출현하고, 脊背强直·全身麻木痙攣이 표현된다. 대추혈을 취자하면 독맥의 經氣를 격발하고 전신의 陽氣를 조정하고 진분할 수 있어 經絡通暢·淸升濁降·氣調髓和가 이루어져 전간을 치유할 수 있게 된다.

전간을 치료하는 조작방법은 대추혈을 취해 상향으로 약 30° 각도로 斜刺하여 1.5寸정도 진침한다. 만약 환자가 전기를 접촉한 것 같은 鍼感이 지체에 전도되면 즉시 출침하며 반복하여 제삽하지 않는다. 격일 鍼刺 1차, 10차가 1치료과정이고, 7일간 휴식한 후 계속하여 다시 鍼刺하며, 보통 鍼刺 3~4과정이 소요된다.

서분인 씨는 대추혈을 침자하여「癲癎 환자 95명을 치료한 결과 현효 24명, 호전 45명, 무효 26명으로 유효율이 72.6%에 도달하였으며, 鍼刺할 때 필수적으로 電感이 지체에 전도될 때 비교적 양호한 치료효과를 얻을 수 있었고, 만약 국부에 脹痛感이 나타나거나 電感이 없을 때는 치료효과에 차이가 있었다. 그리고 본 穴을 鍼刺할 때 과도한 깊이로 하게 되면 쉽게 脊髓를 자극하게 되어 불량 효과를 발생하므로 반드시 주의를 해야 한다. 근년에 과도한 깊이로 자극하여 蛛网膜下腔에 출혈이 출현한 病例가 보도되었으며, 심한 경우에는 개별 환자에게 癱瘓이 조성된 결과에 이르기도 하였다」고 보도하였다.

▣ 대추혈을 취자하여 落枕을 치료할 수 있다.

낙침은 대부분 수면 시 體位가 정상이 아니거나 風寒邪가 밖에서 침습하여 氣血의 운행을 불창하고 經筋이 조체되어 발생한다. 대추혈은 독맥과 三陽經이 만나는 穴이기 때문에 대추혈을 취자하면 독맥과 三陽經의 經氣를 소통하며 또한 風寒을 발산하고 經筋을 소통하는 작용을 가지고 있다.

그 외에 대추혈은 낙침과 유관한 인근에 위치하는 국부취혈법으로 치료하는 까닭에 "經脈所在, 主治所在"로써 대추혈을 취자하면 病所에 직달할 수 있고, 동시에 국부를 활동하여 頸項部의 三陽經에 옹체된 邪氣를 선통하고 분산할 수 있어 經氣가 통창되고, 氣血이 조화되어 병은 당연히 소제된다.

낙침을 치료하는 조작방법은 환측의 대추혈 방개 1寸 처에서 脊柱방향으로 자입하고, 한편으로 비비고 한편으로 침을 진입하여 酸·麻·脹·痛感이 나타나면 멈춘다. 그런 다음 환자의 체질정황을 근거로 하여 강한자극 혹은 중등자극을 채용하여 염전을 1차 행한다. 유침은 5～10분하고, 동시에 환자로 하여금 頭頸部를 좌우방향으로 2～3차 전동하도록 하며 다시 염전 1차를 행하며, 전후방향으로 頭部를 2～13차 활동하도록 하고 다시 중등자극으로 염전 1차를 행한다. 왕수향 씨는 대추혈을 침자하여 「落枕 환자 101명을 치료한 결과 침 1～3차에 전부 치유하여 치유율이 100%에 도달하였다」고 보도하였다.

▣ 대추혈을 취자하여 面部痤瘡을 치료한다.

면부좌창(여드름)은 粉刺라고도 하는데, 안면의 毛囊에 丘疹이나 結節이 발생하고, 白色의 기름 같은 粉汁이 짜면 나올 수 있고, 대부분 볶은 음식·매운 음식·기름진 음식 등을 과식하여 肺胃에 熱이 蘊結되어 안면에 발생한다.

대추혈은 독맥의 腧穴이고, 또한 독맥과 수족삼양경이 모이는 곳으로 點刺拔罐을 하면 淸熱消炎·活血化瘀의 작용을 일으키게 된다. 현대의학에서 좌창의 주요한 원인은 청춘기의 성호르몬이 정상보다 높아지고, 皮脂腺의 충분 발육분비를 자극하여 높아지게 한 까닭이라 인식한다.

대추혈은 內分泌를 조정하고 皮脂腺分泌를 억제하는 작용과 抗炎작용을 가지고 있다. 중경 醫學院, 곤명 醫學院, 안휘 醫學院에서 증상을 분별하여 연구한 결과 모두 염증을 예방하고 감경하며 빠르게 회복하는 작용을 가지고 있음을 증명하였다.

면부좌창을 치료하는 조작방법은 三棱鍼點刺拔罐法을 시행하여 대추혈을 취해 삼릉침을 사용하여 수차 點刺한 후 즉시 해당부위에 부황을 하고 피가 밖으로 흘러나오면 적당하다. 부황은 15분 후 떼고 탈지면으로 혈액을 제거한다. 매 3～5일마다 치료를 1차하고, 10차가 1치료과정이며, 5일간 휴식을 취한 다음 다시 계속하여 제2치료과정에 들어간다.

정양능 씨는 三棱鍼點刺拔罐法으로 대추혈을 취해 「痤瘡 환자 50명을 치료한 결과 완전치유 27명, 호전 21명, 무효 2명으로 유효율이 96%에 도달하였다」고 보도하였다.

五. 백회혈(百會穴)

백회혈은 독맥의 腧穴로써 巓頂中央에 위치하며 모든 陽脈이 모인 곳이라 하여 백회라 하였다. 또한 頭는 모든 陽이 모인 곳이며, 이 穴은 아울러 수족삼양과 독맥이 모이는 곳인 까닭에 치료하는 병증이 광범위하고 "百病皆治"의 의미를 가지고 있으므로 백회라 하였다. 그리고 본 穴은 족태양·수족소양과 족궐음·독맥이 모이는 곳이므로 또한 "三陽五會"라 한다.

백회혈은 독맥에 속하고 모든 陽을 총독하며, 또한 임맥과 서로 통하고 있으므로 모든 陰經의 질환을 치료할 수 있다. 임상에서 본 穴은 鍼이나 灸를 사용할 수 있고, 補할 수 있으며 瀉할 수도 있기 때문에 치료범위가 매우 광범위하다. 古今 醫家들이 백회혈에 대하여 논술한 것을 개괄하면 본 穴의 주요 공효는 **醒腦開竅·寧心安神·升陽固脫·平肝熄風**의 4개 방면으로 다음과 같이 簡述한다.

(1) **醒腦開竅**의 공효로써 허다한 위급병증과 腦部의 완고성 질환을 긴급하고 위험한 상황에서 급히 구원하는 중요한 腧穴이다. 古代의 鍼灸醫家들은 일찍이 백회혈을 이용하여 각종 위급병증을 긴급하고 위험한 상황에서 급히 구원하고 치료하는데 선용해 왔었는데 그 효과가 매우 좋았다. 예를 들면 ≪史記·扁鵲傳≫에서 "虢國(괵국: 周代의 나라)太子尸厥, 扁鵲乃使弟子子陽厲(려: 정색하여 말하다)鍼砭石以取三陽五會, 有間太子蘇"라고 전해온다.

【附】 시궐에 대하여

시궐(屍厥)이란 바로 중악(中惡)의 종류이다. 그 증세는 身脈(신맥: 맥박)은 모두 이상 없이 움직이기는 하나 형세는 알 수 없다. 그 증상이 시체와 같기 때문에 명칭을 시궐이라 한다. 무릇 상가에 문상 가거나 병자를 문병하거나 혹은 묘혈(墓穴)에 들어가거나 무덤 위에 올라갔다가 갑자기 사악한 기운에 걸려 일어나는 현상이다.

손과 발이 차갑고 머리와 얼굴이 검푸르며, 아관이 뻣뻣해지며 현기증으로 쓰러져서 사람을 알아보지 못하며 혹은 헛소리를 하기도 하고, 또는 뱃속에서 氣가 달리는 소리가 뇌명(雷鳴)과 같으며, 귓속에서 소근거리는 듯한 소리가 들리는 것이 이것이다.

鍼灸法으로는 인중혈에 침을 놓되 이[齒]에 닿도록 하면 즉시 소생한다. 또한 灸法으로 백회혈에 77장, 기해혈과 관원혈에 각각 3백 장씩 뜸을 뜨면 즉시 소생한다. 唐代에 진명학이 高宗의 風眩頭

重과 目不能視의 증상을 百會를 취자하여 腦戶에 미세한 출혈을 일으켜 두통이 멈추고 눈이 즉시 밝아졌다는 치료내용이 기재되어 전해진다.

백회혈은 독맥의 頭部의 巓頂 중에 위치하고 있으며, 독맥은 十四經脈 중에서도 비교적 중요한 지위를 차지하고 있다. 독맥은 腦와 脊柱의 부위에 분포하고 아울러 脊柱 안으로 상행하여 腦로 들어온다. 明代의 이시진은 "腦爲元神之府"라 하여 인체 생명활동의 중추라고 명확하게 지적하였다. 따라서 본 穴은 허다한 急病과 重病 그리고 어떤 腦部의 완고성 병증을 긴급하고 위험한 상황에서 급히 구원하고 치료하는데 있어서 현저한 효과를 가지고 있다.

임상에서 무릇 腦竅閉塞의 危重疾患(예를 들면 中風, 昏厥, 驚風, 休克 등)의 병증은 백회혈을 대부분 취하여 急救治療한다. ≪鍼灸大成≫에서 "百會, 主中風, 言語謇(건: 더듬거리다)澀, 口噤不開, 偏風, 半身不遂"라 하였고, 또한 近人도 백회혈을 응용하여 中風不省人事의 閉證과 脫證을 치료하는데 모두 양호한 효과가 있다고 지적하고 있다. ≪難經・二十八難≫에서 "督脈者, 起于下極之兪, 幷于脊裏, 上至風府, 入屬于腦"라 하였다.

독맥은 人身의 背部 정중선을 순행하고 상행하여 腦 안으로 들어온다. 腦는 髓液이 취집된 곳으로 髓海라고도 하며, 독맥은 大腦와 脊髓를 교류하고 있는 주요한 경락인 까닭에 따라서 독맥 경락상에 위치하는 穴位는 바로 腦部의 질환을 치료하는 주요한 穴位로 구성된다. 또한 그 氣血이 輸注하여 출입하는 중요한 腧穴이며, 위로는 백회혈이 있고, 아래로는 풍부혈이 있는 까닭에 어떤 원인을 불구하고 氣血阻滯와 氣血逆亂에 의해 야기된 腦部疾患은 모두 본 穴을 취하여 구할 수 있다.

임상에서 주로 허다한 腦部의 완고성질환(예를 들면 精神分裂

症, 癲癇發作, 舞蹈病, 大腦發育不良, 癔病 등)을 치료하는데 사용한다. 최근에 癲癇病을 치료하는 실천 중에서 백회혈을 침자하면 대뇌 피층의 흥분과정과 억제과정을 명확히 증강할 수 있어 전간이 크게 발작한 환자의 뇌전도 추향규칙 혹은 병리성의 뇌 전파 전위가 떨어지는 것을 확인하였다.

(2) **寧心安神**의 공효로써 神經衰弱·心悸·怔忡·失眠·健忘을 치료하는 常用穴이다. ≪鍼灸大成≫에서 백회는 "心煩悶, 驚悸健忘, 忘前失後, 心神恍惚無心力"을 치료한다고 기재하고 있으며, 또한 ≪鍼灸資生經≫에서도 "凡思慮過多, 心下怔忡或致自悲感慨, 必先灸百會, 則百會有治無心力忘前失後故也"라 기재하고 있다. 神經衰弱, 心悸怔忡의 모든 병증은 대부분 생각이 많아 어지럽히면 心을 피로하게 하고 心脾를 손상하며, 心血이 부족하면 心神이 자양을 상실하고, 神明이 불안하여 발생한다.

백회혈을 鍼灸하면 升陽益氣의 작용을 가지고 있어 氣가 왕성하면 血도 왕성하고, 血이 충족되면 氣가 고정되며, 氣血이 충성하면 心脈이 자양함을 얻게 된다. 그러므로 寧心安神의 작용으로 神經衰弱, 心悸怔忡의 모든 병증을 치유할 수 있다. 임상에서 주로 엄중한 神經衰弱과 心悸, 失眠, 健忘 등의 증상치료에 사용하는데 모두 그 효과가 탁월하다.

(3) **升陽固脫**의 공효로써 주로 中氣下陷에 의한 臟器下垂에 관한 모든 병증을 치료한다. 頭는 모든 陽이 모이는 곳이며, 巓頂의 중앙에 위치하고 있어 一身의 제일 높은 곳에 놓여있는 백회는 독맥과 三陽經이 만나는 穴이며, 독맥은 또한 인체의 모든 陽의 經脈이 모두 한 곳으로 모이는 곳이고, 一身의 陽氣를 총괄하여 관장하는 곳이다. 그러므로 백회혈은 一身의 氣를 끌어내어 淸陽이 함몰

한 것을 끌어올리는 작용을 가지고 있기 때문에 임상에서 주로 脫肛, 久泄, 崩漏下血, 月經過多, 子宮下垂, 胃下垂 등의 병증치료에 사용한다.

(4) **平肝熄風**의 공효로써 頭痛, 眩暈, 高血壓 등의 병증을 치료하는 有效穴이다. 백회혈은 頭腦部의 질환을 주로 치료하므로 "頭痛, 眩暈 등 병증을 치료하는 有效穴이다"고 고대문헌 ≪鍼灸甲乙經≫, ≪丹溪心法≫, ≪鍼灸大成≫ 등의 책에서 모두 기재하고 있다. 왜냐하면 頭는 모든 陽이 모이고, 腦는 元神의 府이며, 족궐음간경과 독맥은 巓頂에서 상합하여 백회에서 만나므로 본 穴은 平肝熄風의 공효를 가질 수 있다. 무릇 肝鬱氣滯・肝陽上亢・實熱內蘊 등에 의한 頭痛, 眩暈과 高血壓 등의 병증은 모두 치료할 수 있다.

그 외에 백회혈은 開竅寧神・益氣升提 등의 작용을 가지고 있기 때문에 백회혈을 이용하여 頭痛, 眩暈, 高血壓을 치료할 때 이런 작용은 서로 통하므로 淸陽不升・頭失所養의 虛證 뿐만 아니라 또한 頭竅阻蔽不通이나 肝陽上亢의 實證에서도 자주 사용할 수 있다. 그러므로 임상에서 각종 證型의 고혈압병을 치료할 수 있다. 일본인 代田文誌 씨는 ≪鍼灸治療學≫에서 백회혈은 "對腦充血, 腦溢血, 血壓亢進症等有效. 當腦溢血入于昏睡狀態時, 作爲急救療法, 或瀉血或灸此穴. 對于血壓亢進症, 灸此穴可以使血壓顯著下降. 爲神經衰弱, 頭痛, 頭重, 偏頭痛, 精神病等的腦神經疾病的重要穴"이라 설명하였다.

▣ 백회혈을 취자하여 虛性 Ⅱ·Ⅲ期 高血壓을 치료할 수 있다.

임상운용에서 백회혈을 이용하여 고혈압을 치료할 때 肝火·肝陽·肝風上擾淸空에 의한 高血壓實證은 백회혈에 鍼法과 瀉法으로 치료하고, 만약 淸陽不升·腦失所養의 高血壓虛證은 灸法과 補法으로 치료한다.

고혈압병을 치료하는 조작방법은 艾條溫灸法을 시행하여 불을 붙인 艾條로 백회혈을 향해 환자가 약간 뜨거움을 느낄 정도로 계속 반복하여 10차 10장을 하고, 매차 간격은 반드시 잠깐 사이를 두어 수포가 일어나는 것을 면해야 한다. 灸한 후 혈압의 변동정황에 근거하여 매일 灸 1차 혹은 격일 1차하거나 혈압이 높아졌을 때 다시 灸하면 된다.

우서장씨 는 백회혈에 灸를 하여「高血壓病 환자 33명을 치료한 결과 즉시 효과가 있었는데, 收縮壓은 평균적으로 16.9mmHg 하강하고, 舒張壓은 10.1mmHg 하강하였다」고 보도하였다.

▣ 백회혈을 취자하여 失眠症을 치료할 수 있다.

백회혈은 巓頂에 위치하고 또한 독맥과 삼양경이 모이는 곳이며, 인체 생명활동의 중추이다. 독맥은 脊柱 안으로 상행하여 腦로 들어오고 腦는 元神의 府이다. 그러므로 백회혈을 취하면 대뇌의 기능 활동을 조절할 수 있고, **寧心安神**과 **鎭靜작용**을 가지고 있어 淸氣는 상승하고, 濁氣는 하강을 인도하여 淸升濁降이 이루어지면 心神이 안정되어 자연스레 진정되고 잠을 자게 된다. 이것은 임산부의 정신긴장, 출산 후 失血過多, 부인과 만성질환에 의해 발생하는 실면증 치료에 더욱 좋다.

실면증을 치료하는 조작방법은 艾條溫灸法을 시행하여 매일 수면 전에 백회혈을 취해 溫和灸를 시술하는데 환자가 온열감과 편안함을 느끼는 정도이면 된다. 매차 15～20분간 灸를 하여 수면에 들면 양호하다. 손수운 씨는 백회혈에 艾灸하여 「婦產科 失眠症을 치료한 결과 보통 灸 후 5～15분에 즉시 수면에 들었다. 보통 灸 1～4차, 수면시간은 8～12시간을 지속하였다」고 보도하였다.

▣ 백회혈을 취자하여 癔病·精神分裂症·神經衰弱을 치료할 수 있다.

백회는 독맥과 수족삼양경이 만나는 穴이고, 독맥은 脊柱 안으로 상행하여 腦로 들어오고, 또한 족궐음간경과 巓頂에서 만난다. 정신의 질환은 대부분 熱火가 치성하여 진액을 灼傷하면 痰으로 변화하고 위로 올라 淸竅를 덮어 발생하거나 혹은 肝風·肝火가 위로 올라 巓頂을 어지럽히면 진액을 허손하고 神을 어지럽혀 발생한다.

그러므로 陽熱이 치성하고 風陽이 위로 올라 어지럽히는 정신질환에 대하여 백회혈을 취자하면 즉시 **瀉火開竅·平肝降逆**의 작용이 이루어져 熱이 소제되고 神이 안정하게 된다. 그리고 氣血이 허약하여 神이 소양을 상실한 환자는 백회혈을 취자하면 氣가 상승하여 血도 아울러 올라가게 되고, 髓가 충족되면 神이 유양하게 되어 腦神이 청명하여진다. 동시에 영수보사의 수법을 운용하여 病邪는 해제하고 근본이 虛한 것은 補하게 되어 정상으로 회복된다.

일본인 本間祥白 씨는 백회혈은 神經衰弱·頭痛·頭重·偏頭痛·精神病 등의 뇌신경질병을 치료하는 중요한 穴이라 인식하고 있다. 그러므로 백회혈은 각종의 정신질환을 치료하는 많지 않은 불가분의 대표혈이다.

억병·정신분열증·신경쇠약을 치료하는 조작방법은 백회혈을 취해 陽熱이 치성한 환자는 뇌 후방을 향해 斜刺하여 瀉法과 강한 자극을 운용하고, 氣血이 허약한 환자는 前額방향을 향해 斜刺하고 補法을 운용한다. 모두 유침은 15~20분하며, 매일 침 1차하고 7차가 1치료과정이다. 두세증 씨는 백회혈에 침자하여 「精神病 환자 42명을 치료한 결과 모두 침 1~3개 과정을 거쳐 임상치유에 도달하여 유효율이 100%에 도달하였다」고 보도하였다.

▣ 백회혈을 취자하여 足底痛을 치료할 수 있다.

족저통은 대부분 產後와 소체가 비만인 사람에게 잘 발생한다. 본 병은 腎陽이 허손하면 眞陽이 함몰하고, 腎虛에 의해 濕이 정착하거나 혹은 고령인의 氣血이 부족하거나 또한 오랫동안 서있거나 걸어서 足部의 기혈운행이 통창하지 못하고 경맥이 조체되어 발생한다.

足底部에 순행하고 있는 경맥을 살펴보면 단지 腎經이 足底全程을 통과하고 있으나 독맥과도 관계가 밀접하다. 독맥은 또한 모든 陽을 총독하고 陽脈의 海이며, 이 脈은 尾骶에서 상행하여 脊裏로 흐르고 腦絡에 들어가며, 밖으로 모든 陽을 통섭하고 안으로 장부의 經氣를 溝通할 수 있기 때문에 독맥과 수족삼양이 모이는 곳인 백회혈을 취한다.

虛者는 침자할 때 補法을 운용하면 眞陽이 함몰된 것을 끌어올리고 腎氣를 조화롭게 補하며, 腰膝을 강장하고 經脈을 소통할 수 있으며, 實者는 침자할 때 瀉法을 운용하면 通利三焦·行氣活血·暢達氣機의 작용을 갖게 되므로 소통하면 동통이 사라지게 된다. 그리고 足根冷痛, 痲木不仁이나 혹은 걸을 때 통증이 심해 걷지 못하는 足根痛은 阿是穴을 택하여 뜸을 하면 溫通經脈·行血

散瘀・舒筋活絡의 작용으로 치료할 수 있다.

족저통을 치료하는 조작방법은 백회혈을 취해 진침하고, 득기 후 病症의 虛實에 근거하여 補瀉手法을 시행한다. 補法은 경맥에 순행하여 전방을 향해 三進一退를 시행하고 먼저 얇게 하고 그 뒤는 깊게 하며 완만하게 끌어 올리는 것을 9차한다. 유침은 30분하고 출침 후에 침공을 막는다. 瀉法은 경맥순행의 역방향으로 앞에서 후방을 향해 一進三退를 시행하고 먼저 깊게 하고 그 뒤는 얇게 하며 완만하게 끌어 올리는 것을 6차한다. 유침은 60분하고 출침할 때 침공을 크게 돌린다. 鍼刺의 深度는 1.2～1.5寸이다.

왕계원 씨는 백회혈을 침자하여 「足底痛 환자 22명을 치료한 결과 전부 유효하였다」고 보도하였다.

▣ 백회혈을 취자하여 新生兒鼻塞을 치료할 수 있다.

신생아의 鼻塞은 外感에 의해 발생하는 하나의 주요 증상이며, 임상에서 흔히 자주 발견되고, 병은 대부분 鼻腔이 조색되어 호흡이 소통되지 못하는 까닭에 큰소리로 우는 것이 멈추지 않는다. 중의에서 신생아는 陰陽이 어린 소체이고, 피부의 땀구멍이 희소하며, 밖의 衛氣가 고정되어 있지 않아 外邪의 침습을 쉽게 감수하여 肺氣가 선통하지 않아 鼻가 조색되어 불통된다고 인식한다.

백회혈은 頭頂에 위치하고 독맥에 속하는데 독맥은 일신의 陽을 총독하고 "陽脈의 海"란 호칭을 가지고 있어 독맥의 經氣를 운행하여 직접적으로 인체의 外衛공능에 도달하고 독맥과 통하여 모든 陽을 총독하기 때문에 陽은 밖에서 방위하고 腠理를 긴밀하게 할 수 있으므로 外邪침습을 방어한다.

중의학에서 艾灸는 扶正祛邪와 기체방어공능을 증강하는 작용을 가지고 있다. 따라서 백회혈에 艾灸를 하면 독맥의 經氣를 振奮하여 전신의 陽氣를 溫通하고, 外邪에 저항하는 능력을 증강하여 衛에 表邪가 울체된 것을 소제하므로 肺氣는 선통되고 鼻竅는 통하게 되어 鼻塞의 증상이 소제될 수 있다.

신생아비색을 치료하는 조작방법은 艾條溫灸法을 시행하여 백회혈을 취해 患兒의 表皮가 화상 입는 것을 방지할 정도의 온도를 유지하고 ,醫者는 식지와 중지로 백회혈을 양방향으로 분리한 후 艾條溫灸를 운용한다. 보통 灸는 10분 정도하고, 매일 灸 3차를 진행하며, 鼻塞 증상이 소실된 후에도 계속하여 2~3차를 더 시행하여 치료효과를 높인다.

용면량 씨는 백회혈에 艾灸를 시행하여 「新生兒鼻塞 환자 17명을 치료한 결과 灸 1~3일에 전부 치유하였다」고 보도하였다.

■ 백회혈을 취자하여 小兒直腸脫垂를 치료할 수 있다.

直腸脫垂는 중의에서 脫肛이라 하며, 소아는 비교적 성인보다 많이 발견되는 병이다. 중의학에서 소아는 氣血이 아직 건장하지 않고 中氣가 부족하기 때문에 氣가 부족하면 함몰하고 거두어들이는 것이 불능해져 항문이 이완하면 끌어 올리는 것이 무력하여 脫肛이 발생한다고 인식한다.

백회혈이 脫肛을 치료하는 것은 역대의적 중에 모두 기재하고 있다. 예를 들면 ≪銅人腧穴鍼灸圖經≫에서 "百會治小兒脫肛久不瘥"라 하였고, 또한 ≪醫宗金鑑≫에서는 "百會, 提補陽氣上升, 主治大人中風……,大腸下氣脫肛等證"이라 하였다. 백회는 독맥과 三陽經脈이 교차하여 만나는 穴이고, 일신의 陽氣를 통섭하며 升提補氣의 공능을 가지고 있어 氣虛脫肛을 치료하는 有效穴이다.

指灸에 대하여 중의학에서는 아직 상세히 기재하고 있지는 않으나 본 法은 주로 소아에게 灸를 시행하기가 어렵고 또한 소아피부가 예민하여 쉽게 화상을 입을 수 있는 환자에게 사용한다. 이 法은 간편하고 안전하며 그리고 手指의 熱力을 직접 穴位에 접촉하는 것으로 경락을 따뜻하게 통하여 經氣의 조절에 도달하고 함몰하여 빠져나온 肛管이나 直腸을 끌어올려 정상위치로 회복하는 것이 목적이다.

백회혈에 艾灸 혹은 指灸를 하는 것은 주로 **氣虛下陷・統攝無權**에 의해 발생하는 직장탈수의 치료에 사용하고, 일체의 實證과 熱證에 의해 발생하는 직장탈수에 대하여는 모두 본 法을 이용한 치료가 적합하지 못하다.

소아직장탈수를 치료하는 조작방법은

① 艾炷隔姜灸法을 시행하여 먼저 신선한 생강을 그 두께를 5미리로 자른 1편을 백회혈 위에 놓는다. 그런 다음 콩 크기의 원추형 艾炷를 상면에 놓고 불을 붙여 환자가 열감을 느끼고 참을 수 있는 정도까지 태우고 멈춘 다음 떼어내고, 다시 하나의 艾炷를 교환하는 것을 3～5차하면 가능하다. 매일 2차 시행한다.

② 指灸法을 시행하여 먼저 患兒 가족에게 患兒를 보듬도록 하고, 醫者는 자신의 拇指 내측 면에 艾炷 하나에 불을 붙여 태운 다음 뜨거울 때 艾炷를 제거하고 신속하게 患兒의 백회혈에 붙이는데, 중복하여 수십 차례를 행하며 매차 치료는 30분이다. 조작할 때 필수적으로 민첩하고 빠르게 하여 백회혈에 熱力이 일치하여야 한다.

왕수붕 씨는 백회혈에 艾灸하여 「소아 直腸脫垂 환자 27명을 치료한 결과 모두 치료 3～7일 안에 전부 치유하였다」고 보도하였다. 그리고 왕지평 씨는 백회혈에 指灸하여 「소아 直腸脫垂 환자 28명을 치료한 결과 전부 치유하였다」고 보도하였다.

六. 인중혈(人中穴)

인중혈은 입과 코 사이의 정중앙에 있는 콧물이 흐르는 통로에 위치하고, ≪內經≫에서 "天食人以五氣, 地食人以五味"라고 하여 天氣는 鼻로 통하고, 地氣는 口로 통한다고 하였는데, 본 穴은 입과 코 사이에 존재하고, 人은 天地의 중간에 존재하므로 인중이라 하였다. 인중혈은 독맥의 鼻 아래에 있는 腧穴이며, 또한 수족양명과 독맥이 만나는 穴이다.

주요 功效는 **醒腦開竅・舒筋利脊・疏風通絡**의 작용인데, 그 중에서도 醒腦開竅의 공효가 비교적 좋은 까닭에 임상에서 猝然昏倒, 不省人事, 牙關緊閉 혹은 神識不淸, 哭笑無常의 병증은 모두 본 穴이 치료가 가능하므로 본 穴은 전신의 중요한 急救穴 중의 하나이다.

인중혈은 독맥의 腧穴에 속하는데, 독맥은 巓頂에서 그 絡脈이 腦로 들어오므로 開竅醒神의 공효를 갖는다. ≪肘後方≫에서 "救卒死, 尸厥"이라 하여 인중의 醒腦開竅救逆의 急救작용을 말하고 있고, ≪席弘賦≫에서는 "人中治癲功最高"라 하여 인중은 神志病症에 대하여 현저한 효과를 가지고 있다고 표명하였다.

인중혈은 十三鬼穴의 하나이며, 그 鍼感이 제일 강하므로 임상에서 昏迷卒倒, 不省人事의 환자에 대하여 자주 침자 이후 기사회생의 효과가 확실하게 있다. 또한 癲狂환자에게 침자 이후 神志가 즉시 안정되고 증상이 감경되어진다. 만약 우연히 癎症이 발작된

환자에게는 손톱으로 인중혈을 강하게 자극하게 되면 발작이 완해되고 의식이 깨어나게 된다.

≪經穴主治症的硏究≫에서 "如腦充血, 腦溢血, 腦眩暈, 癔病, 癲癎, 精神刺激, 溺死等所致人事不省及卒倒時均可取用."이라 하여 본 穴이 강렬한 **開竅醒腦**의 작용을 가지고 있기 때문에 中風閉症昏迷, 癲癎發作, 癔病發作, 休克 등의 危重病症과 정신질환을 긴급하고 위험한 상황에서 급히 구원하고 치료하는 第一急救要穴이다. 또한 鍼이 없을 때 손톱을 이용하여 본 穴을 자극하는 것도 開竅啓閉蘇厥의 急救작용을 하게 된다.

현대 연구에서 인중혈을 침자할 때 혈관이 확장되고, 腦血流量과 彈性을 개선한다고 인식하고 있다. 또한 현저한 抗쇼크작용을 가지고 있는데 그 抗쇼크작용과 內臟血流量을 개선하는 것과는 일정한 연계를 가지고 있다. 그 외에 인중을 반복하여 자극하게 되면 昏迷卒倒를 急救할 뿐만 아니라 그의 압력을 증가하는 효능으로 大腦의 血流를 개선하는 효능을 갖게 되고 大腦활동을 증강하는 결과를 갖게 된다. ≪甲乙經≫, ≪千金方≫ 등에서도 인중혈은 주로 口眼歪斜를 치료하는데 주요한 것은 양명경의 병변이다.

수족양명경은 모두 面前部에 분포하고 있는 까닭에 모두 양명경 위주로 穴을 취하여 침을 자입한다. 인중혈은 수족양명과 독맥이 만나는 곳이고, 그 **疏風通絡**의 공효를 취해 口眼歪斜를 치료하는 중요한 腧穴이다. 임상실천 중에 面神經麻痺의 환자를 우연히 접하여 우선 인중을 취하여 치료한 결과 확실한 효과가 있었다.

그 외에 인중혈은 舒筋利脊의 작용을 가지고 있는데, 이것은 독맥이 項背腰脊으로 순행하는 연고로 인한 것이며, 독맥과 그 旁의 足太陽脈氣를 첨가하여 상통하므로 項背腰脊을 증강을 추가하는 연계이다. 임상에서 인중혈을 침자하여 주로 落枕, 急性腰扭傷 등의 병증치료에 사용하는데 그 효과가 현저하다. 그러므로 "人中除脊膂(려: 등골)之强痛"이나 "强痛脊背瀉人中, 挫閃腰酸亦可攻" 등은 모두 인중혈의 舒筋利脊의 작용을 설명하는 것이다.

▣ 인중혈을 취자하여 癔病性失語를 치료할 수 있다.

억병성실어는 돌연적인 失音으로 표현되며, 다만 검사 상에서 聲帶는 無器質性病變이다. 인중은 中風·昏迷·休克 등 危急病症의 急救穴이며, 또한 癲癎·癔病·癲狂 등 정신질환을 치료하는 要穴이므로 熄風開竅와 蘇厥醒神의 작용으로 大腦공능을 조절하여 억병성의 실어를 치료할 수 있다.

억병성실어증을 치료하는 조작방법은 인중혈을 취해 鍼尖을 상향하여 빠르게 염전하여 침을 약 0.5寸 깊이로 진입한 후 한편으로 염전으로 침을 진입하면서 한편으로 유도를 진행하여 深度를 약 0.8寸까지 침을 진입한다. 먼저 환자가 입을 벌려 "아"하는 소리가 나오면 아픈지 아프지 않는지를 물어봐서 만약 대답하면 즉시 염전을 정지하고 유침을 20분 한 후 침을 빼낸다.

이사걸 씨는 인중혈을 침자하여「癔病性失語症 환자 100명을 치료한 결과 모두 1차 치료에 언어가 정상으로 회복되어 완전 치유되었다」고 보도하였다. 그리고 서곤삼 씨는 인중혈을 침자하여「술에 취해 神志不省인 환자를 急救할 때 인중혈을 강하게 자극하여 유침을 30분 한 후 환자의 의식이 점점 맑아지고 혈압이 내렸다가 다시 올랐다. 이것은 인중혈이 또한 酒醉昏厥를 急救하는 有效穴이라는 설명이다」고 보도하였다.

▣ 인중혈을 취자하여 急性腰扭傷을 치료할 수 있다.

인중혈은 독맥의 腧穴인데 독맥은 脊背正中을 통과하고, 그 旁에 흐르는 수족태양경의 脈氣와 서로 통하며, 脊背腰部와의 연계를 증강하고, "經脈所過, 主治所及"의 원칙에 근거하여 인중혈은 舒筋利節과 독맥을 소통하고 조화롭게 하고 止痛할 수 있어 임상에서 急性腰扭傷을 치료하는 현저한 효과가 있다.

따라서 ≪玉龍歌≫에서 "脊背强痛瀉人中, 挫閃腰酸亦可攻"이라 하였다. 인중을 침자할 때 환자가 눈물을 흘리는 효과가 제일 우수하고, 다시 환자에게 명하여 여러 가지 자세의 활동을 진행하도록 하여 국부의 氣血通暢을 이롭게 한다.

급성요뉴상을 치료하는 조작방법은 인중혈을 취해 상향하여 斜刺 0.5寸, 빠르게 염전하고 비교적 강한 자극을 하여 환자가 눈물을 흘리는 효과가 가장 좋다. 행침은 1분하고 유침은 20분하며, 유침시간 중 매 5분마다 행침 1차하고, 그 시간에 환자는 스스로 腰部를 좌우로 돌리고 앞으로 굽히며 뒤로 젖히고 앉아보는 등의 활동을 행한다. 은홍수 씨는 인중혈을 침자하여「急性腰扭傷 환자 620명을 치료한 결과 완전치유 596명, 현효 22명, 무효 2명으로 유효율이 99.7%에 도달하였다」고 보도하였다. 보통 침 1차 치료에 완전치유 551명이었다.

七. 은교혈(齦交穴)

은교혈은 그 위치가 윗입술의 속과 치은이 교접하는 곳에 있기 때문에 은교라 하였다. 은교혈은 독맥의 終止穴이며 또한 독맥의 絡穴이다. ≪素問·氣府論≫에서 왕빙 씨는 은교혈은 "督脈, 任脈二經之會"라 주석하였고, 또한 ≪鍼灸聚英≫에서도 "任·督·

足陽明經之會"라 하였다. 본 穴은 **淸熱瀉火·解毒消腫** 등의 功效를 가지고 있기 때문에 古代 醫家들은 주로 독맥과 족양명경의 국부병증을 치료하는데 사용하였고, 主治는 牙齦腫痛, 鼻中息肉, 鼻淵 등과 같은 병증이다.

예를 들면 ≪百症賦≫에서 "鼻痔必取齦交"라 하여 기재하고 있고, ≪甲乙經≫과 ≪大成≫에서도 비슷한 내용을 기재하고 있다. 은교혈은 독맥의 絡穴인데 독맥은 腦와 통해 있으므로 본 穴은 또한 **調節陰陽·開竅醒神**의 공효를 가지고 있어 국부의 病症을 치료하는 것 외에도 독맥의 經氣를 소통하고, 氣血을 조절하는 작용을 가지고 있다. 近代 醫家들은 그 치료범위를 진일보 확대하여 독자적으로 본 穴을 취해 癲狂, 酒糟鼻, 急性腰扭傷, 痔瘡 등의 병증을 치료하는데 임상실전에서 매우 현저한 효과를 얻고 있다.

▣ 은교혈을 취자하여 痔瘡을 치료할 수 있다.

치창은 대부분 음식섭취를 절제하지 못하거나 맵고 기름진 음식을 과식하게 되면 脾胃의 조화가 상실되어 濕熱이 아래로 주입되면 경맥의 血行이 원활하지 못하여 氣滯血瘀가 조성되어 발생한다. 은교혈을 취해 三棱鍼點刺 혹은 剪治法으로 치창과 항문질환을 치료하는 것은 "病在下者高取之"의 取穴原則에 근거한다.

은교혈은 독맥 상에 있는 최후의 한 개 穴位인데, 독맥은 胞中에서 일어나서 아래의 회음부를 지나 항문을 끼고 뒤로 흘러 尾骨아래에 있는 장강혈을 경과하고 骶·腰·背·項 後의 정중선으로 상행하여 풍부혈에 이르러 腦 안으로 진입하며 頭頂을 지나 額鼻上脣의 正中을 경과하여 구강 내의 윗입술 속과 치은이 교접한 곳이 은교혈이다.

또한 본 穴은 任·督·陽明이 모이는 곳이므로 치창 혹은 항문 질병은 경락의 傳導와 轉輸를 통과하여 구강 내의 上脣系帶에 반영된다. 그러므로 치창을 가지고 있는 환자는 대부분 구강 내의 上脣系帶에 원형으로 이루어진 濾泡와 같은 陽性반응물이 출현하며, 陽性 반응물의 위치에 근거하여 肛腸病은 內痔·外痔·混合痔·肛門裂 등의 병증으로 확정할 수 있고, 또한 輕度·中度·重度와 단순성인지 아니면 합병증인지도 반영할 수 있다.

따라서 三棱鍼點刺法과 剪治法을 사용하여 치료하는 관건은 경락의 轉輸와 傳導를 통과하여 陰陽氣血을 조절하는 작용을 일으켜 氣血이 전신에 두루 흘러 퍼지게 하고, 국부의 氣血이 소통되며 국부의 血行과 영양작용이 개선되어 치창 등의 肛腸질환의 치료에 도달하는 목적이다.

또 하나의 각도에서 보면 치창 등의 肛腸病의 형성과 발전에 대하여 "斷其源, 截其流"의 작용을 일으키는 것이라 설명할 수 있다. 다시 말하면 肛腸病의 원천, 또한 肛腸病의 각종인소, 관개수로의 쇠갈 등의 형성을 단절하여 질병의 완전한 치유를 촉진하는 것이다.

치창을 치료하는 조작방법은

① 三棱鍼點刺放血法을 시행하며 치창 환자는 보통 은교혈 주위에 대소 크기의 작은 결절이 나타나므로 醫者는 환자의 윗입술을 벌려 脣系帶上에 나타난 결절이나 혹은 은교혈에 三棱鍼으로 點刺하여 피를 한 방울 빼고 출혈이 일어나지 않는 환자는 손으로 짜내며, 수술 후 국부를 소독한다. 매일 1차, 보통 1～3차 치료한다.

② 剪治法을 시행하여 환자는 頭部를 약간 뒤로 젖히고 醫者는 左手의 무지와 식지로 환자의 윗입술을 벌리고 입술 내의 중앙과 치은이 교접하는 곳에 형성된 대소크기의 작은 濾泡 혹은 종기

가 형성된 것을 안과용 작은 칼로 제거하고 수술 후 출혈이 없거나 혹은 몇 방울의 출혈이 나타나면 된다. 매일 2~4차.

심지충 씨는 은교혈에 點刺放血을 채용하여 「痔出血 환자 26명을 치료한 결과 보통 1~3차에 즉시 출혈이 멈추었다」고 보도하였다. 호정하 씨는 剪治法을 시행하여 「痔瘡 환자 133명을 치료한 결과 완전치유 71명, 현효 13명, 호전 27명, 유효 21명, 무효 1명으로 유효율이 99.2%에 도달하였다」고 보도하였다.

第十三節 任脈經穴

一. 곡골혈(曲骨穴)

곡골은 임맥의 수혈이며, 耻骨聯合의 위에 연계하여 위치하므로 곡골이라 하였다. ≪孔穴命名的淺說≫에서 "曲骨, 耻骨聯合叫'曲骨', 穴當其上緣, 故名"이라 하였다.

곡골혈은 임맥과 족궐음간경이 모이는 穴인데, 본 脈과 冲·督의 二脈은 모두 胞中에서 일어나 시작되고, 족궐음간경은 陰器를 돌아 소복부를 통과하여 순행하므로 그 위치가 胞宮과 방광에 가까운 까닭에 비뇨·생식계통의 병은 모두 본 穴의 치료범위이다.

≪鍼灸大成≫에서 "主失精, 五臟虛弱, 虛乏冷極, 小腹脹滿, 小便淋澀不通, 小腹痛, 婦人赤白帶下"라 하였고, 또한 ≪經穴主治症≫에서는 "從臍下到耻骨上際一帶諸穴, 均治生殖器疾患, 尤其是婦人病有效. 又耻骨上際有腸骨前上棘的下緣, 卽下腹部的骨際, 是婦人病的反應靈敏處, 也是容易見效處. 曲骨及關元穴, 對膀胱尿道有反應, 故治膀胱炎, 膀胱麻痹, 尿道炎等有效."라 하였다.

이것은 본 穴이 補腎培元·淸熱利濕의 공효를 가지고 있으며, 주로 부인과병과 분강과 외음질환의 치료에 사용하는 穴이고, 임상에서 주로 陽痿, 遺精, 尿閉, 遺尿, 疝氣, 小腹脹痛, 淋病, 陰部瘙痒, 赤白帶下, 月經不調, 痛經 등의 병증을 치료하는데 사용한다는 설명이다.

▣ 곡골혈을 취자하여 帶下病을 치료할 수 있다.

帶下病은 부인과에서 자주 발견되는 病의 하나로서 古人은 "十女九帶"라 하여 여성 열 명 중 아홉 명이 대하를 가지고 있을 정도로 많고, 침구는 調補任帶・健脾滲濕의 법으로 치료한다. 곡골혈은 임맥에 속하고, 임맥과 모든 陰經은 서로 연계하므로 또한 "陰脈의 海"라 하며, 그 병의 증후는 예를 들면 ≪素門・骨空論≫에서 "任脈爲病, 男子內結七疝, 女子帶下瘕聚"라 하였다.

【附】 七疝證에 대하여

≪綱目≫에서 살펴보면 疝證에는 7가지가 있다. 寒疝이라고 하는 것은 疝證의 총체적인 이름이며, 水疝은 퇴산에 속하고, 氣疝은 狐疝에 속하며, 血疝은 癰癤같은 것이고, 筋疝은 보기 드문 것인데 下疳瘡에 속한다.

≪子和≫에서는 七疝은 寒疝, 水疝, 筋疝, 血疝, 氣疝, 狐疝, 퇴산으로 구분한다. 또한 ≪千金≫에서 퇴산에는 4가지가 있는데 장(腸)퇴, 난(卵)퇴, 기(氣)퇴, 수(水)퇴이다. ≪聖惠方≫에서의 七疝은 厥疝, 징산, 寒疝, 氣疝, 盤疝, 附疝, 狼疝으로 구분하여 수록하고 있으나 이름만 있고 증상은 없다. 七疝의 증상은 다음과 같다.

(1) 寒疝은 음낭이 차면서 돌처럼 딴딴하게 뭉치고 음경이 일어서지 않거나 고환이 켕기면서 아픈 것을 말한다. 이것은 습한 곳에 거처하였거나 겨울에 얼음위로 다녔거나 눈비를 맞았거나 찬바람이 들어오는데 앉아 있었거나 누워 있었거나 성생활을 심하게 하여 생긴 것이다.

(2) 水疝은 음낭이 붓고 아프면서 음낭 부위에서 땀이 나고, 음낭이 부은 것이 혹 수정 같기도 하며 가려워서 긁으면 누런 진물이 나오기도 하고, 아랫배를 누르면 물소리가 나는 것을 말한다. 이것은 물을 많이 마셨거나 술에 취한 다음 성생활을 하여 생긴 것이다. 과로해서 땀이 났을 때 風·寒·濕의 邪氣를 받아서 그 기운이 음낭에 몰리면 음낭이 얼음같이 차지면서 갑자기 疝證이 생기게 된다.

(3) 筋疝은 음경이 부어오르고 헤지면서 곪으며 뱃속이 켕기고 힘줄이 오그라들며 혹 음경속이 아픈데 몹시 아프다가는 가렵기도 하고 혹 음경이 늘어졌다가는 줄어들지 않으며 혹 정액 같은 것이 오줌으로 나오는 것을 말한다. 이것은 성생활을 지나치게 하여 상하였거나 음경을 손으로 많이 만지면 생긴다.

(4) 血疝은 오이같이 생긴 멍울이 아랫배의 양 옆, 즉 치골의 양쪽 끝 아랫배와 넓적다리 사이의 깊은 금이 있는 곳에 생기는 것인데 민간에서는 便癰이라고 한다. 이것은 봄과 여름철에 더위에 상한 다음 성생활을 지나치게 해서 氣血이 방광으로 스며들어가 머물러 있으면서 없어지지 않고 몰려서 생긴 癰腫이다. 이런 癰腫에는 고름이 적고 피가 많다. 그리고 혹 정욕이 동하여 정액을 내보내려다가 내보내지 못하여도 이런 병이 생긴다.

(5) 氣疝은 신유혈에서부터 음낭까지 뻗치면서 아픈 것이다. 대체로 몹시 울거나 성을 내면 氣가 몰리기 때문에 불어난다. 그러나 울음을 그치고 성이 삭아지면 氣가 흩어지면서 없어진다. 어린이에게 혹 이런 병이 생기는데 민간에서는 이것을 偏墜라고 한다. 이런 병은 어린이의 아버지가 이미 늙었거나 혹 젊은 사람이라고 해도 병이 많고, 陽萎證이 있어서 정액이 적을 때 억지로 성생활을 한 다음 생긴 어린이에게 있다. 때문에 타고난 병이다. 이 병은 치료하

기가 어렵다.

(6) 狐疝은 기왓장을 뒤집어 놓은 것같이 반듯이 누우면 아랫배로 들어가고, 걸어 다니거나 서면 아랫배에서 나와 음낭으로 들어가는 것이다. 이것은 마치 여우가 굴에서 나와서 오줌을 싸고 밤에는 굴로 들어가 오줌을 싸지 않는 형상과 같다. 狐疝證때에는 아래위로 나왔다 들어갔다 하는 것이 마치 여우의 행동과 같다. 그리고 氣疝과 대체로 같으면서 약간 다른 것이 있다. 疝證이 생기는 곳은 족궐음경의 부분으로써 사람들이 볼 수 없는 곳인데, 낮에는 내려왔다가 밤에는 올라가므로 狐疝이라 하였다.

(7) 퇴산은 음낭이 됫박만하게 커지고 가렵지도 아프지도 않은 것이다. 지대가 낮고 습기가 많은 곳에 있으면 생긴다. 강 연안에서 사는 사람들에게 이런 병이 많다. 여자의 陰戶가 돌출되는 것도 이런 병에 속한다. 갓 태어나서부터 이런 병이 있는 것은 어머니 뱃속에서부터 생긴 것이다.

퇴산에는 장(腸)퇴, 난(卵)퇴, 기(氣)퇴, 수(水)퇴로 구분한다. 장퇴는 小腸氣라고 하며, 음낭의 한쪽이 내려 처지고 부으며 가렵고 배꼽 아래가 갑자기 몹시 아프면서 그것이 허리에 까지 번치고 고환이 켕기면서 아픈 것이다.

난퇴 때에는 음경이 딴딴하게 붓고 배꼽까지 켕기면서 비트는 것 같이 아프다. 그리고 심해지면 음낭이 졸아들고 손발이 싸늘해지며 음낭에 헌데가 난다. 이상 2가지 증상에서 헌데에서 물이 멎지 않고 나오면 죽는다. 기퇴 때에는 원래 濕熱이 있다. 이때에 몹시 성을 내면 火가 갑자기 동하여 정신이 아찔해지면서 어지럽고 손에 경련이 일며, 얼굴이 거멓게 되고 양쪽 고환이 서로 엇바뀌어질 수도 있다. 수퇴란 음낭이 됫박만큼 크게 붓고 아프지도 가렵지도 않은 것이다. 민간에서는 이것을 膀胱氣라고 한다.

대하병은 대부분 冲·任脈이 고정되지 못하여 발생하고, 이것에 대하여 당연히 세워야할 법은 補氣升提·散寒祛濕·調理冲任이며, 곡골혈을 취해 침자작용을 통과하면 冲·任의 經氣를 관리하여 固冲止帶의 작용을 일으키는 것이다.

≪素門·刺禁論≫에서 "刺少腹, 中膀胱溺出令人少腹滿"이라 하였으므로 臍 이하의 穴位를 침자할 때 특히 그것이 중극혈에서 곡골혈에 이르는 곳일 때는 침을 놓기 전에 환자에게 일러 소변을 보도록 하여 尿液을 배출한 상태에서 치료하여야 한다. 그리고 5개월 이상의 임산부는 하복부에 위치한 腧穴에 당연히 침을 금하여 유산을 방지하도록 주의해야 한다.

대하병을 치료하는 조작방법은 환자는 먼저 尿液을 배설하여 비우고 누운 다음 醫者는 곡골혈을 취해 직자 혹은 회음부 방향으로 斜刺 2.5~3寸 깊이, 득기 후 평보평사수법을 시행하여 麻脹感이 陰道에 이르도록 확산되는 것이 좋다. 그런 다음 유침은 1시간하고 유침시간 중 매 10분마다 행침은 1차, 매 3일 마다 침 1차, 2차가 1치료과정이다. 예를 들면 寒濕帶下에는 艾條回施灸를 30분하고, 濕熱帶下에는 다만 침으로 치료하고 灸는 사용하지 않는다.

설계광 씨는 곡골혈을 침구하여 「帶下病 환자 30명을 치료한 결과 모두 침 1~5차에 치료하였으며, 완전치유 27명, 호전 3명이었다」고 보도하였다.

二. 석문혈(石門穴)

석문혈은 임맥의 腧穴인데, 여기서 石은 단단하여 통하지 않는다는 의미이고, 穴의 主治가 "少腹堅痛"이며, 歷代醫家들은 본 穴이 여성에게는 사용하지 않는 禁鍼의 穴로써 만약 이 穴을 잘못 침자하였을 경우 여성이 평생 임신이 되지 않을 수 있다고 전하고 있다. 만약 石門이 열리지 않으면 閉門이 되어 임신이 되지 않는다. 또한 임신이 되지 않는 여자를 石女라 하는 까닭에 이 의미를 따라 석문이라 하였다.

석문혈은 삼초의 募穴인데, 삼초는 도랑을 파서 물길을 내듯 체내의 氣血을 순환시키는 작용을 하는 決瀆의 官이므로 본 穴은 消腫行水와 소변을 이롭게 하는 通利水道 위주의 작용을 가지고 있어 임상에서 水腫, 遺尿, 尿閉 같은 병증을 치료할 수 있고, 腸鳴泄瀉의 증상에 대하여서도 그 소변을 이롭게 하면 탁기가 빠져 맑아지므로 설사가 스스로 멈추게 된다.

석문혈은 배꼽 아래 2寸에 위치하고 있으며, 이곳은 內氣가 침하하여 小腹이 단단함을 이루는 곳이므로 古人은 소위 "丹田"이라 하였으나 後人은 관원을 단전으로 알고 있는 까닭에 부위에 대한 비교적 광범위한 이해가 필요하다. 이 穴은 임맥의 脈氣가 소재하고 발현되는 까닭에 **補腎培元**의 공효를 가지고 있고, 또한 癥瘕·經閉·滯產·崩漏·赤白帶下·產後惡露不止 등의 부인과병증을 치료할 때도 이용할 수 있다. ≪經穴主治症≫의 "石門治各種婦人病常有效"이란 말에서 이것을 설명하고 있다.

그리고 본 穴은 扶正祛邪의 작용을 가지고 있기 때문에 近人은 또한 老年人의 허약성 感冒를 예방하고 치료하는데 사용하기도 한다. 그 외에 본 穴을 침자하여 고혈압병을 치료하는데, 일정한 降壓작용을 가지고 있다.

▣ 석문혈을 취자하여 育齡期女性의 節制生育을 치료할 수 있다.

여성의 生育과 絕育의 관건은 冲·任 二脈의 성쇠에 있으며, 임맥과 충맥은 胞宮에서 동행하며 會陰에서 일어나 위로 陰部에 이르고 복부의 정중선으로 연결하여 배꼽을 지나 상행하고, 그 순행 과정에서 각 陰經과 연계를 가지고 있기 때문에 陰經總會라 한다. 따라서 임맥은 "一身之陰"을 주관하고 있으며 무릇 精血津液은 모두 임맥이 담당하고 있고, 人體任養의 근본이며 또한 胞胎를 영양하는 작용이 있다.

冲은 血海이며 여성은 血이 근본이다. 만약 임맥이 소통되고 충맥이 몹시 성해지면 즉 월경이 일정하게 이루어지므로 자녀를 가질 수 있다. 瀉法을 이용하여 석문혈을 침자하면 임맥을 부족하게 만들고 충맥이 지나치게 적어져서 任·冲의 二脈이 협조가 되지 못하고, 陰陽이 서로 合을 이루지 못하여 양 神이 서로 부딪혀 단지 陰과 陽이 단독으로 고립되어 陰이 형태를 이루지 못하므로 임신이 불능하게 된다.

節制生育(절제생육: 피임)**을 치료하는 조작방법**은 먼저 석문혈을 정확히 찾아 2寸 毫鍼을 사용하여 빠르게 피부에 자입하고, 다시 완만하게 침을 진입하여 득기에 이르면 바로 침을 멈춘다. 瀉法을 30초 동안 행한 후 유침은 30분하고, 유침시간 중 행침은 1차한다. 침을 뺄 때는 빠르게 하고 침공은 막는다. 매월 침 1차, 연속으로 3개월을 시행한다. 조목가 씨는 석문혈을 침자하여 「節制生育 환자 32명을 치료한 결과 반년에서 많게는 수년에 이르도록 관찰하여도 전부 임신되지 않은 아주 좋은 효과가 있었고, 평생 임신이 되지 않는다는 것을 예측할 수 있었다」고 보도하였다.

三. 신궐혈(神闕穴)

신궐혈은 또한 "臍中"이라고 하며, 임맥 중에 있는 하나의 중요한 腧穴이다. 神은 神氣・元神을 말하고, 闕의 원 뜻은 군주가 살고 있는 성의 궐문을 말하는데 元神이 통행하는 문호와 유사하므로 신궐이라 하였다. 복부의 흰 선 중앙의 배꼽에 위치하는 신궐혈은 영아 출생 후 臍帶를 묶은 다음 절개하고 남은 것이 유합한 뒤에 탈락한 흉터이며, 태아가 臍帶를 통하여 모체로부터 氣血을 전수받아 생장하기 때문에 臍는 先天元神이 출입하는 길이며, 神氣가 통행하는 문호이다.

神은 神靈・生命力이고, 人身은 神氣에 의해 貴하게 되며, 사람을 위한 一身의 좌우하는 힘이며, 당연히 무궁하게 변하는 것으로 만약 사람에게 神이 패망한다면 전신이 주체가 없어진다. 따라서 본 穴은 또한 "氣舍", "氣合"이라 말하며, 이 穴이 인체의 중요성을 갖고 있다는 것을 알 수 있다.

古代 醫家들은 이 穴에 대하여 매우 중시하였으며 ≪小續命蒸臍法≫, ≪太乙眞人熏臍法≫ 중에 "臍者, 腎間之動氣也, 氣通百脈, 布五臟六腑, 內走臟腑經絡, 使百脈和暢, 毛竅通達, 上至泥丸, 下至涌泉,……"이라 하였고, ≪醫學原始≫에서는 "人之始生, 先天臍与命門, 故爲十二經脈始生, 五臟六腑之形成故也"라 기술하고 있는데, 이것은 古人은 이미 신궐혈과 장부경락과의 밀접한 관계를 인식하고 있었다는 것을 설명하는 것이다.

古代에는 신궐혈이 禁刺穴에 속하였으며, ≪鍼灸甲乙經≫에서 "臍中, 神闕穴也,……, 禁不可刺, 刺之令人惡瘍遺矢者, 死不治"라 하였기 때문에 신궐혈은 지금까지 灸法을 채용하여 질병을 치료하는 腧穴로 알려져 왔다. 古人은 "隔鹽灸", "隔薑灸" 등 여러 종류의 灸法을 창안하여 이용해 왔었고, 다시 中藥敷臍와 추나요법을 추가하여 발전시킴으로써 三流를 이루었다.

그 외에 ≪類經圖翼≫에서 "若灸至三, 五百壯, 不惟愈疾, 亦可延年"이라 하여 본 穴이 또한 强身補健의 작용을 가지고 있다는 것을 지출하였다. 近人은 "任脈에 속한 신궐혈이 모든 體穴 중에서 제일 특수한 조직을 이루고 있고, 유일하게 눈으로 볼 수 있고 손으로 만질 수 있는 腧穴이다"라고 지적하였다. "陰經之海"에 속한 임맥은 독맥과 서로 통하고 공동으로 인체의 모든 경맥을 관리하므로 臍와 모든 경맥은 상통하고 임・독・충맥은 "一源三岐"이기 때문에 三脈의 經氣는 서로 통한다.

그리고 奇經은 횡으로 십이경맥의 사이에 있고, 경맥의 氣血을 흘려보내고 압축하는 작용을 가지고 있어 신궐혈은 전신의 경맥과 연계되어 있는 것을 볼 수 있고, 經氣의 순행을 통과하여 五臟六腑, 四肢百骸, 五官九竅, 皮肉筋脈과 서로 통하고 있으므로 신궐혈은 전신의 經脈氣血을 조절하는 작용을 가지고 있다.

담지소 씨는 "신궐혈은 培元固本・回陽救逆・調理冲任・固經安胎・通調三焦・利水消腫・健脾和胃・降逆止瀉・收斂止汗・固精止帶・通經活絡・行氣止痛・强壯保健・却病延年 등의 공효를 가지고 있는데, 이것은 신궐혈에 대한 주치작용을 간단하게 요약한 것이다"라고 지적하였다.

임상에서 주로 虛脫暈厥, 休克, 婦女月經不調, 痛經, 水腫, 反胃, 嘔吐, 泄瀉, 痢疾, 呃逆, 自汗盜汗, 手足麻木, 膽絞痛, 尋麻疹, 產後尿瀦留, 口腔潰瘍 등 병증을 치료하는데 사용하고 있는데, 이것은 그 치료범위가 광범위하고 진일보한 것을 말한다.

1961년에 주백여 씨는 신궐혈에 대한 試鍼을 심도 있게 토론하는 과정에서 "신궐혈을 침자하여 浮腫, 泄瀉, 排尿困難, 子宮脫垂

등의 병증을 치료하였다"고 하였는데, 이는 신궐혈에 대한 禁鍼을 돌파한 것이며, 침자를 최초로 개시한 것이었다. 계속하여 전지운 씨 등은 신궐혈에 침자를 운용하여 각종 질병을 치료하였는데 침자하여 치료했던 500여 명 중에 단 한 건의 의료사고도 발생하지 않았다고 발표하였다.

양한휘 씨는 신궐혈은 흉터조직이고 배꼽 중에 대부분 때를 저장하고 있으며, 그 심층은 소장과 복부동맥이 있어 고인은 침구가 거칠고 소독도 차이가 있기 때문에 침자는 적합하지 않다고 하였는데, 침구와 소독기술이 선진적인 오늘날에는 실천증명에서 신궐혈에 침자가 가능하다고 인식한다.

"灸法有補有瀉"와 "熱證可灸論" 등 문제의 심층토론과 연구에서 진이훈 씨는 신궐혈에 灸하는 것은 補瀉 양 방면의 작용을 가지고 있다고 하였으며, 또한 구체적인 補瀉手法도 지적하였다. 예를 들면 補法은 艾炷隔薑灸를 사용하는 것이 적합하고, 艾炷의 크기는 작은 과립형태가 좋으며, 또한 灸를 압박하여 艾火가 臍腹의 심층에 직달할 수 있도록 하고, 瀉法은 艾炷隔鹽灸가 적합하고, 艾炷가 완전히 연소해도 다시 穴을 손댈 필요가 없고, 灸할 때 연소되어 일어나는 불은 불어서 끄면 된다.

신궐혈에 灸하여 虛證·寒證을 치료할 뿐만 아니라 또한 實證·熱證도 치료할 수 있다. 藥物敷臍療法에 관하여는 임상에서 광범한 응용을 가지고 있었는데, 이것은 臍部와 全身皮膚의 구조를 비교해 보면 표피각질이 제일 얇고, 보호력이 제일 약하며, 약물이 쉽게 스며들어 흡수분산이 빠르고, 유효한 자극의 穴位이므로 그 치료 작용이 발휘되는 것이다.

담지소 씨의 ≪中醫藥物貼臍療法≫ 중에서 貼臍療法은 內·外·婦·兒·腫瘤科에 해당하는 百種疾病을 치료한다고 소개하였는데, 이것은 貼臍療法이 임상응용에서 이미 매우 큰 발전을 이루었음을 설명한다. 이것은 현대의학의 발전과 더불어 신궐혈에 대한 禁鍼의 돌파, 灸法의 補瀉연구, 藥物貼臍療法의 광범위한 응용을 통하여 임상에서 신궐혈의 광활하고 발전된 것을 현재 보여주는 것이다.

■ 신궐혈을 이용하여 痢疾을 치료할 수 있다.

신궐혈에 灸를 하여 이질을 치료하는 機理의 주요한 것은 腧穴의 近治작용과 조절작용으로 인식한다. 신궐혈은 복부 중앙에 위치하고, 穴 아래는 소장인데 대장과 소장이 서로 통하므로 신궐혈에 灸하는 것은 腸腑에 직접 작용하여 病所에 직달하고, 그 胃腸의 氣機를 관리하며 濕을 변화시켜 적체를 소제하는 작용을 발휘하는 것이다.

그 외에 신궐혈은 전체 機體의 공능에 대하여 조절작용을 가지고 있으며, 艾灸法은 臟腑氣血을 조절하여 扶正祛邪의 목적에 도달하기 위함이다. 현대연구에 의하면 신궐혈에 灸하여 이질을 치료하는 주요한 機理는 기체면역공능을 제고하고, 백혈구의 呑噬(탄서: 삼키다) 공능의 연고를 증강하는 것이다.

이질을 치료하는 조작방법은 艾炷隔鹽灸法을 시행하여 배꼽에 깨끗하고 미세한 소금을 깔고, 그 위에 艾炷를 놓고 매차 5~7장의 灸를 시행하며, 매일 灸 1차하고 3~5차가 일 치료과정이다. 전종유 씨는 신궐혈에 隔鹽灸를 하여 「급성 세균성 이질 환자 36명을 치료한 결과 임상치유 33명, 호전 2명, 무효 1명으로 완전치유 病例는 차수가 평균 7.8차이었다」고 보도하였다.

四. 중완혈(中脘穴)

脘은 胃部를 말하며, 穴位가 胃의 중부에 놓여 있고 상완과 하완 사이에 있으므로 중완이라 하였다. 또한 太倉이라고도 하는데 이것은 胃가 수곡을 수납하는 주된 작용이 있기 때문이다. 중완혈은 임맥과 수태양·소양, 족양명경이 모이는 穴이며, 胃의 募穴이고 八會穴 중의 "腑會"와 족태음경의 結穴이다. 임상에서의 응용은 비교적 광범위하고 胃腸질병을 치료하는 要穴 중의 하나이다.

중완혈은 胃의 募穴이고 脾의 結穴인데, 募穴은 經氣가 胸腹部位에 집중하고, 結穴은 經氣가 귀결되는 곳이므로 중완혈은 주로 脾胃의 병증을 치료한다. ≪循經考穴編≫에서 "中脘主治一切脾胃之疾, 無所不療"라고 설명하고 있다. 임상실천 표명에서 중완혈은 **溫補脾胃·溫中散寒·淸熱化濕·消食導滯·理氣活血·扶正祛邪** 등의 공효를 가지고 있다. 그러므로 무릇 脾胃虛寒, 寒邪傷中, 濕熱蘊結, 飮食停滯, 氣滯血瘀, 氣血虧虛와 久病正不勝邪 등에 의해 발생된 胃腑病症은 모두 본 穴의 치료범위에 속한다.

유관군 씨가 "考中脘爲胃之募,……, 故可以治療一切腑病, 尤以脾胃之疾, 無所不療"라고 지적하였듯이 古今 醫家들이 중완혈에 대하여 일치된 인식을 가지고 있음을 볼 수 있다.

임상에서 주로 胃痙攣, 胃下垂, 胃·十二指腸潰瘍, 急慢性胃炎, 消化不良, 腸梗阻 등의 병증을 치료하는데 사용하고 있다. 현대연구에서 중완을 침자하면 건강인의 胃蠕動이 증강되며, 그 표현으로 幽門이 즉시 개방되고, 胃의 下緣에 가벼운 정도의 升高가 나타나며, 空腸粘膜의 주름이 점점 깊게 생기고 정밀하게 이루어져 空腸動力이 증강하게 되는데 상단부위가 더욱 명현하게 나타나는 것을 증명하였다.

이것은 중완이 脾胃를 건강하게 하고, 소화의 공능을 보조하고 있음을 정확하게 명시하는 것이다. 腑會인 중완은 六腑의 氣가 회합하는 곳이다. 장경악 씨는 "此爲腑會, 故凡腑病者, 當治之"라고 하였다. 따라서 六腑의 병중에서도 특별히 胃·腸·膽部의 질환은 중완을 취하여 치료할 수 있다.

임상에서 또한 주로 胃痛, 腹痛, 腸鳴腹瀉, 黃疸, 便秘 등의 병증을 치료할 때 사용한다. 그리고 중완혈은 痰을 치료하는 要穴이다. 痰은 脾氣가 허약하여 運化가 정상으로 이루어지지 못하면 수곡이 변화되지 못해 적취되어 발생한다. 중완은 脾胃를 건강하게 하고 조화롭게 할 수 있기 때문에 또한 **利濕化痰**의 공효를 가지고 있다. ≪行鍼指要歌≫에서 "或鍼痰, 先鍼中脘三里間"이라 설명하였고, ≪醫學綱目≫에서는 "一切痰飮, 取豊隆·中脘"이라 하였다.

본 穴은 痰이나 혹은 痰濕, 痰火가 胃에 적취되어 출현하는 병증뿐만 아니라 痰과 유관한 기타 병증을 치료할 수 있다. 우서장 씨는 임상에서 주로 氣鬱痰結, 蒙蔽神明의 癲疾과 中風病의 風痰症, 濕痰咳嗽와 痰濁壅肺의 哮喘 등의 병증을 치료할 때 사용하였다. 그 외에 중완혈은 頭痛, 眩暈과 經閉, 月經不調, 자궁질병 등을 치료할 수 있다.

≪鍼灸眞髓≫에서 中脘은 胃腸病과 子宮病을 치료하는 要穴이라 기재하고 있다. 총괄하여 募穴인 중완은 **健脾和胃·理氣化痰**의 공효를 가지고 있고, 주로 일체의 脾胃에 대한 질환을 치료한다. 또한 腑會이므로 六腑의 병증을 치료할 수 있고, 健脾化痰의 要穴이기 때문에 임상에서 두통, 현운과 부인과질병을 치료할 수 있어 치료범위가 비교적 광범위하고 자주 사용하는 有效穴 중의 하나이다.

중완은 胃의 募穴이고, 족양명위경의 經氣가 결집된 곳이기 때문에 따라서 胃痙攣, 胃炎 등 胃腑의 병증을 치료할 수 있다. 이러한 문제는 "陽病治陰"과 "陰病治陽"의 이론이 진일보한 인식에서 유래한 것이다. 중의학에서 정상의 생리상태에 있을 때 經氣는 陰에서 陽으로 또는 陽에서 陰으로 순행하여 陰陽이 교차하여 통하므로 陰陽의 상대적인 평형을 유지하고 있다고 인식한다.

病理 상에서 內臟이나 혹은 陰經에 病變이 발생할 때 그 邪가 보통 陰을 경유하여 陽分의 兪穴에 출현하고, 內臟이나 혹은 陽經의 病邪는 역시 陽을 경유하여 陰分의 募穴로 들어오므로 따라서 ≪難經・六十七難≫에서 "陽病行陰, 陰病行陽"이라 하였다. 치료상에서도 ≪素問・陰陽應象大論≫에서 "從陰引陽, 從陽引陰" 즉 "陽病治陰, 陰病治陽"이라 하였다.

胃의 募穴인 중완은 임맥 상에 위치하고, 임맥은 모든 陰을 주관하므로 陰脈의 海라고 한다. 胃는 腑이고 陽에 속하며, 胃腑에 病을 가지게 되면 그 病邪가 陽을 경유하여 陰分의 募穴로 들어오므로 "陽病治陰"에 따라 募穴인 중완을 이용하여 胃腑의 병증을 치료할 수 있는 것이다.

▣ 중완혈을 취자하여 胃痙攣을 치료한다.

胃痙攣은 胃神經官能症에 속하며, 유문경련과 분문경련으로 구분한다. 모두 상복부의 동통이 주요 임상 표현이며, 유문에 경련이 나타날 때에 상복부의 동통이 극렬하고, 분문에 경련이 나타날 때에는 동통 외에도 흉민이나 咽下困難이 발생하며, 항상 신경성 구토, 식욕부진, 噯氣, 복창 등을 동반한다.

震紮法(진찰법: 침을 진동하고 감아서 자극하는 법)을 운용하여 胃痙攣을 치료하는 그 특징은 진동자극량이 제삽염전법에 비해 원대하고 腹肌가 긴장할 때에 강력한 진동을 주며, 腹膜과 신경전도를 통과하여 직접 病所에 자극이 도달하여 경련을 완해하고 동통이 소실되는 것이다.

위경련을 치료하는 조작방법은 震桊拔罐法을 운용하며, 먼저 은으로 합금된 직경 0.5~1㎜, 길이 2~4寸의 특제 강철 침과 길이 25㎝, 폭 10㎝, 두께 0.5㎝의 작은 목판 하나를 준비하여 중완혈을 취해 醫者는 左手로 鍼體를 잡고, 右手로는 鍼柄을 잡아 신속하고 정확하게 穴位의 皮下에 자입하고, 순서 방향대로 염전을 두 바퀴 돌린 후 환자에게 명하여 기침을 하거나 氣를 북돋우는 동작을 하도록 하고, 鍼體를 잡고 있는 左手는 움직이지 않고 右手로는 氣를 북돋움과 동시에 腹肌脹滿의 정황 아래서 미리 준비한 목판을 이용하여 완만하고 규칙적으로 鍼柄의 꼭대기를 3~5번 아래로 두드려 鍼尖이 지방을 투과하여 肌層에 이르게 하면 이때 滞鍼感을 갖게 된다.

보통 침을 진입하는 심도는 성인은 1.5~2寸이며, 유침은 15~30분하고, 동통이 완전히 소실될 때까지 기다린 후 환자에게 명하여 숨을 들이마셔 복부에 받아들인 다음 신속하게 침을 빼고 탈지면으로 침공을 수분동안 눌러 둔다. 그런 다음 침공에 20~30분 동안 부황을 하고 떼어낸다. 개별 중증환자, 동통소실이 완만한 자는 반복하여 진찰할 수 있으나 다만 침의 심도와 左手로 鍼體를 움직이지 않는 것은 반드시 유지하여야 하며, 태과하여 깊게 침을 진입하지 않도록 하고, 또한 진동의 힘이 穴位 내에 전입하도록 하여야 한다.

주금영 씨는 「수년간 이 방법을 채용하여 천 여 명의 급성 胃脘痛 환자를 치유하였는데 모두 1차에 치유하였고, 또한 재발하는 자는 극히 적었다」고 보도하였다.

五. 전중혈(膻中穴)

전중혈에서 膻은 空腔(공강: 신체에서 비어 있는 부분)을 말하고, 中은 中央을 말한다. 穴은 양 乳頭 사이의 胸腔 中部에 있고, 전중은 또한 心의 外圍이며, 心을 대신하여 命을 안배하고, 胸膜의 中에 위치하기 때문에 전중이라 하였다.

전중은 임맥의 흉부에 있는 腧穴이며, 心包絡과 肺臟의 外에 위치하고, 심포경의 經氣가 집결하여 모이는 곳이며, 또한 心包絡의 募穴이다. 그리고 氣가 모이는 穴이며 宗氣가 회합하는 곳이다. 그러므로 전중혈은 心・肺・胸膈・乳部疾患과 일체의 氣病을 치료하는 중요한 腧穴이다.

≪行鍼指要歌≫에서 "或鍼氣, 膻中一穴分明記"이라 하였고, ≪類經圖翼≫에서도 "此氣之會也, 凡上氣不下及氣噎, 氣膈, 氣痛之類, 均宜灸之"라고 하였는데, 이것은 본 穴이 **通暢氣機・理氣散滯**의 작용을 가지고 있으므로 무릇 일체의 氣機가 조화롭지 못한 病變, 예를 들면 肺氣不降・胃氣上逆・肝氣不舒・心氣鬱滯는 모두 전중혈을 취하여 치료할 수 있다.

≪鍼灸甲乙經≫에서 "咳逆上氣, 唾喘短氣不得息, 不能言, 膻中主之"이라 기재하였고, ≪醫學入門≫에서도 "膻中主哮喘"이라 기재하였던 것처럼 전중은 **理氣寬胸・平喘降逆**의 공효를 가지고 있어 주로 咳逆上氣・哮喘 등의 병증을 치료하며, 임상에서 자주 氣管支哮喘의 발작치료에 사용하는데 그 효과가 현저하다.

또한 전중혈은 心臟疾患을 치료하는 有效穴이며, 理氣活血止痛의 작용을 가지고 있다. ≪千金方≫에서 "胸痹心痛, 灸膻中百壯"이라 하였고, ≪銅人腧穴鍼灸圖經≫에서 "膻中治……胸中如塞이라 하였다. 임상에서 冠心病, 心絞痛의 치료에 사용했을 때 치료효과가 확실하였는데 침구가 冠狀動脈循環과 左心功能을 개선할 수 있다는 설명이다.

그 외에 전중혈은 **舒肝理氣·和胃止嘔·調氣催乳**의 작용을 가지고 있어 임상에서 주로 肝氣鬱結, 呃逆, 嘔吐, 缺乳症 등을 치료하는 데에 사용한다. 일본인 本間祥白 씨는 ≪經穴主治症的研究≫에서 "膻中在兩乳間, 又稱上氣海, 是与氣有密切關系的經穴. 近心臟部位, 下氣海主治与腦神經機能有關之疾病, 上氣海則主治与呼吸有關之疾病, 与呼吸微弱(氣少), 呼吸迫促(氣短), 由咳嗽而生的呼吸氣疾患, 或心臟病等有效. 与肋膜炎, 氣管支炎, 肺結核, 心臟性喘息, 心臟衰弱均可取用,……胸悶, 短咳, 呼吸迫促, 呼吸不暢, 不能言語等是肋間神經痛的症狀, 大都在膻中處有明顯之壓痛點, 鍼灸膻中有卓效. 又對婦人之乳腺炎非常有效, 乳水不足亦有效."이라 하였는데, 이것은 전중혈의 공효와 주치병증에 대하여 구체적으로 개괄한 것이다.

▣ 전중혈을 취자하여 肝氣鬱結을 치료한다.

肝은 疏泄을 주관하고, 성질은 喜하며 條達을 담당하는데 만약 情志抑鬱하고 肝氣不舒하면 肝氣가 鬱結된다. 전중혈은 氣가 모이는 穴이고, 일체 氣機가 원활하지 못한 것을 조치할 수 있으며, 무릇 **舒肝理氣·開鬱散結**의 공효를 가지고 있기 때문에 임상에서 肝氣鬱結에 의해 발생하는 胸悶, 頭脹, 情神抑鬱, 煩躁不安, 月經不調 등의 병증을 치료하는데 사용한다.

간기울결을 치료하는 조작방법은 전중혈을 취해 10~20° 각도로 상향하여 자입하는데, 肌層이나 骨膜에 도달하면 적합하고 소폭도로 연속하여 행침을 1~2분간 하면 국부에 脹·麻·痛과 더불어

가볍고 미세한 긴축감이 출현한다. 유침은 30~40분을 행하고, 유침시간 중 매 5~6분마다 행침 1차. 매일 침자 1차. 7일이 1치료과정. 장중전 씨는 전중혈을 침자하여 「肝氣鬱結 환자 96명을 치료한 결과 침자 1~3개 치료과정을 거쳐 완전치유 90명, 호전 4명, 무효 2명으로 유효율이 98%에 도달하였다」고 보도하였다.

六. 천돌혈(天突穴)

천돌혈에서 天은 위치가 높은 곳을 말하고, 突은 돌출을 의미한다. 본 穴은 胸骨 위 오목(窩)한 곳의 정중앙과 頸結喉의 아래에 結喉가 높게 돌출되어 있는 까닭에 천돌이라 하였다. 또한 突은 奔冲(분충: 障害를 돌파하다)의 의미를 가지고 있으며, 본 穴은 胸腔의 제일 높은 곳에 위치하므로 天部에 속하고, 그 공능은 "通"을 위한 사용이며 무릇 **除壅消滯**와 **通利氣機**의 공능을 가지고 있어 痰이 막히고 氣가 울체된 障害를 돌파하여 쏟아져 나오게 하므로 이름 하였다.

역대 의학문헌에서 모두 천돌혈은 哮喘을 치료한다고 지출하였는데, 예를 들면 ≪玉龍歌≫에서는 "哮喘之證最難當, 夜間不睡氣遑遑(황황: 마음이 급하여 허둥거리는 모양), 天突妙穴宜尋得, 膻中着艾便安康"이라 하였고, ≪銅人腧穴鍼灸圖經≫에서는 "天突, 治咳嗽上氣, 胸中氣噎, 喉中狀如水鷄聲"이라 하였다. 천돌혈은 結喉 아래와 胸骨이 잘라진 上緣에 위치하고, 穴 아래 深部에는 氣管이다. 咽喉는 肺와 胃에 연결되어 있고, 喉는 氣機呼吸의 문호이며, 咽은 음식소화의 통도이다.

본 穴은 임맥에 속하고, 임맥은 咽喉와 氣管을 순행하며, **理氣**

祛痰과 **止咳平喘**의 공효를 가지고 있어 哮喘症을 치료하는 要穴이라는 것을 알 수 있다. 그 외에 본 穴은 食道炎과 食道痙攣 등과 같은 食道疾患을 치료할 수 있다. 또한 食道癌의 환자에게 천돌혈을 취자하면 증상을 완해하고, 생명을 연장하는 작용을 가지고 있다.

천돌혈을 침자할 때 주의사항으로 천돌혈은 深部에 氣管·肺와 心臟大血管을 가지고 있어 침자조작을 부당하게 하여 肺臟과 氣管 혹은 大血管을 刺傷하게 되면 氣胸, 皮下氣腫, 血氣胸을 조성하게 된 사례가 비교적 많이 보도되고 있는 穴位이므로 이 穴을 침자할 때는 필수적으로 철저한 주의가 필요하다.

따라서 침자할 때 먼저 氣管을 상하지 않도록 皮下를 0.2~0.3寸 정도 직자하여 淺表한 후 침을 위로 들어 올려 완만하게 아랫방향으로 자입을 하는데 결코 左, 右와 後方을 향해 斜刺하지 않는다. 만약 左側이나 右側을 향해 斜刺하게 되면 肺臟이 손상되기 쉬우며, 後方으로 斜刺하게 되면 출입하는 심장의 大血管을 刺傷하기 쉽다.

▣ 천돌혈을 취자하여 失語症을 치료할 수 있다.

공능성 실어는 대부분 七情에 의한 손상에 의해 氣機의 조체를 야기하여 語聲竅道가 폐색 조체되면 불통되어 발생한다.

【附】 칠정(七情)은 유학에서 인간의 여러 가지 감정을 통틀어 일컫는 말이다. 칠정이라는 표현이 처음 나타나는 곳은 ≪예기≫, ≪예운≫ 편으로 인간의 여러 감정들을 기쁨(희·喜), 노여움(노·怒), 슬픔(애·哀), 두려움(구·懼), 사랑(애·愛), 싫어함(오·

惡), 바람(욕・欲)의 일곱으로 묶어 나타내었다. 후대에서는 대개 ≪중용≫에서 말하는 기쁨(희・喜), 노여움(노・怒), 슬픔(애・哀), 즐거움(락・樂)을 가리켜 칠정이라 하였다.

≪靈樞・擾恚(에: 원망하다, 노하다)無言≫ 중에 "人卒然無音者, 寒氣客于厭, 則厭不能發, 發不能下, 至其開闔不致, 故無音.……會厭(회염: 후두개)之脈, 上絡任脈, 取之天突, 其厭乃發也"라고 설명하였다. 천돌혈은 結喉의 아래에 위치하고 있으며, 본 혈을 취자하면 **理氣祛痰・淸利咽膈**의 공효를 가지고 있고, 또한 **舒肝理氣・解鬱開竅**의 공효를 가지고 있어 언어를 일깨우는 것을 보조하여 실어증을 치료하는데 양호한 효과를 가지고 있다.

실어증을 치료하는 조작방법은 천돌혈을 취해 0.2촌을 진침한 다음 鍼尖을 하향하여 胸骨 후면을 끼고 직자 1촌하고 평보평사수법을 시행한다. 이술선 씨는 천돌혈을 침자하여 「功能性의 失語症 환자 25명을 치료한 결과 모두 1차 치료에 전부 치유하였다」고 보도하였다.

▣ 천돌혈을 취자하여 梅核氣를 치료할 수 있다.

천돌혈은 흉곽 위 오목한 곳의 정중앙에 위치하고, 穴位가 있는 깊은 곳은 호흡의 氣道인 氣管이 있으므로 본 穴은 **通利氣道・宣降肺氣・理氣化痰**의 작용을 가지고 있다. 그 외에 천돌혈은 또한 음유와 임맥이 모이는 곳이며, 임맥은 "陰經之海"이고, 음유맥은 일신의 陰을 유지할 수 있어 무릇 전신의 모든 陰經經氣를 조절하는 작용을 가지고 있다.

매핵기는 대부분 肝氣抑鬱과 痰氣鬱結이 上逆하여 발생하며, 천돌혈을 취자하면 족궐음간경・수궐음심포경과 수소음심경의 經氣

를 조화롭게 하여 心靜神藏, 肝疏情安, 痰消氣順하므로 병이 치료된다.

매핵기를 치료하는 조작방법은 천돌혈을 취해 먼저 직자 0.2~0.3寸을 하고 난 후 鍼尖을 하향하여 0.5寸을 진침하고, 유침은 20분 한다. 유침하는 시간 중에 매 5분마다 평보평사수법을 1차 행하여 鍼感이 하행하면 된다. 양춘보 씨는 천돌혈을 침자하여 「梅核氣 환자 24명을 치료한 결과 모두 침 1차 치료에 치유되었다」고 보도하였다.

七. 염천혈(廉泉穴)

염천혈은 結喉 위의 방향 즉 舌骨 위에 연결된 舌根 아랫방향 凹陷 중에 위치한다. 廉은 모서리를 말하는데 喉頭結節의 형상이 모서리와 유사하고 안으로 舌 아래의 海泉과 서로 통하여 사람의 입 안에 진액은 이곳으로 나오며, ≪靈樞·脹論≫에서 "廉泉者, 津液之道也"라 하여 바로 이 의미를 말하고 있으므로 염천이라 하였다.

또한 廉은 맑고 깨끗한 의미를 가지고 있고, 舌下腺體에서 분비되는 진액이 마치 맑은 泉과 같아 염천이라 하였다. 염천혈은 임맥과 음유맥이 만나는 穴이며, **利喉舒舌·消腫止痛**의 공효를 가지고 있어 患部에 직접적인 작용이 가능하므로 咽喉·舌·氣管疾患을 치료하는 要穴이다.

≪銅人≫에서는 "治舌下腫難言, 舌縱涎出, 咳嗽上氣, 喘息, 嘔沫口禁, 舌根急縮, 下食難"이라 하였고, ≪經穴主治症≫에서도 "治舌病, 咽喉病, 氣管病, 如舌炎, 舌知覺神經麻痺, 舌之運動肌

痲痹有效. 咽喉腫或氣管發生故障, 咳嗽痰多時, 可用此穴"이라 하였다.

▣ 염천혈을 취자하여 急性咽炎을 치료할 수 있다.

咽炎은 임상에서 자주 발견되는 병으로 중의학에서 "咽喉腫痛", "喉痹" 등의 범주에 속하며, 대부분의 원인으로 風熱邪毒이 咽喉에 침습하면 肺胃의 熱邪가 위에 옹체되어 咽喉部에 결박하여 발생한다. 염천혈은 結喉部에 위치하고, 안으로 咽喉와 통하며, 위로는 口蓋部에 도달하고 무릇 **清熱利咽**과 **疏散鬱結**의 공효를 가지고 있다.

본 穴을 취자하면 咽喉部에 직접적인 작용을 할 수 있으며, 그리고 鍼感이 咽喉部 · 口蓋部와 耳部에 도달할 수 있기 때문에 본 穴은 또한 咽喉炎을 치료하는 有效穴이고 동시에 耳下腺炎 · 扁桃腺炎에 대하여 일정한 치료효과를 가지고 있다.

급성인염을 치료하는 조작방법은 염천혈을 취해 서서히 직자 1寸 깊이 정도 하면 이때 咽喉의 동통부위에 痲 · 脹感을 가질 때 침의 진입을 정지한다. 震顫手法을 행하여 鍼感을 증강한 후 유침은 20분하고, 유침시간 중 매 5분마다 행침 1차. 오지명 씨는 염천혈을 침자하여 「咽炎 환자 12명을 치료한 결과 침 후 즉시 효과가 나타났고, 止痛효과도 아주 탁월하였다」고 보도하였다.

【附】 염천혈의 定位에 관하여

이 穴의 定位에 대해 두 개의 說이 있는데, 첫째는 舌骨上緣의 요함 중에 위치하는 것으로 ≪鍼灸學辭典≫, ≪簡明中醫辭典≫, ≪鍼灸腧穴手册≫, ≪鍼灸學釋難≫, ≪鍼灸穴位解剖圖譜≫ 등

에서 볼 수 있고, 둘째는 舌骨下緣의 요함 중에 위치한다는 것으로 ≪鍼灸學講義≫, ≪腧穴學≫, ≪鍼灸學簡編≫ 등에서 볼 수 있다. 이정 씨는 ≪鍼灸學釋難≫ 중에서 "通常所說的廉泉穴指任脈廉泉, 位于喉結正上方, 舌骨上緣"이라 하였다. 임상에서 염천혈을 취자하여 舌·咽喉병증을 치료할 때 모두 이 取法으로 舌根部를 직자할 수 있으므로 본 穴은 당연히 定位가 舌骨上緣에 있는 것이다.

八. 승장혈(承漿穴)

승장은 입 아래턱의 입술아래 오목하게 패인 정중앙의 凹陷 중에 위치하고, 안으로 입 안의 唾液을 저장하는 곳과 상응하고 있고, 입 속의 진액을 수용할 수 있어 승장이라 하였다.

≪孔穴命名淺說≫에서 "穴當飮食入口之下, 以飮食爲漿, 當有上承飮食之義"라 하였다. 승장혈은 수족양명, 임맥, 독맥이 모이는 穴이며, 歷代 醫家들은 본 穴이 주로 口腔·面部疾患을 치료한다고 공인하였다. ≪聖惠方≫에서 "治偏風, 口眼歪斜"라 하였고, ≪銅人≫에서도 "治面腫, 口齒疳蝕生瘡"이라 하였으며, ≪衛生寶鑑≫에서는 "治婦人卒口禁, 語言不出, 風痛之證"이라 하였고, ≪經穴主治症≫에서 "治面部疾病, 齒病, 言語不能有效. 面部病中如面部浮腫, 三叉神經痛, 顏面神經麻痺之口眼歪斜非常有效. 又治下齒痛或上, 下顎(하악: 아랫턱)發硬, 言語不能之中風效"라 하였다.

이상 서술한 것을 종합적으로 말한다면 본 穴은 淸熱散風과 舒筋活絡의 공효를 가지고 있고, 양명경과 임·독맥의 經氣를 소통하며, 수족양명경맥은 모두 口脣과 面部를 순행하므로 口腔과 面部疾患을 치료하는 要穴이다는 설명이다. 임상에서 주로 齒痛, 面腫, 流涎, 衄血, 口禁舌强과 面神經麻痺, 口腔潰瘍 등의 병증치료에 사용한다. 그 외에 본 穴은 임맥의 마지막에 해당하는 한 개의 穴位이며, 독맥과 상접하고 임·독 二脈과 소통하고 陰陽을 조절하는 작용을 가지고 있어 임상에서 또한 癲狂病 등의 정신질환을 치료하는데 사용한다.

▣ 승장혈을 취자하여 小兒厭食症을 치료할 수 있다.

소아염식증은 소아식욕부진을 말하며, 심하면 拒食에 이르는 병증이다. 염식의 기일이 오래 되면 야간수면이 평안하지 못하고 빈혈이 있으며, 영양불량과 구루병, 호흡도 감염 같은 질병을 동반한다. 중의학에서 본 병증은 脾胃虛弱에 의해 脾胃의 운화공능이 실조되어 발생한다. 승장혈은 수족양명과 임·독 二脈이 모이는 穴인데, 임맥은 일신의 陰을 주관하고, "陰脈의 海"이다.

그 순행은 胸腹의 정중앙으로 흘러 上·中·下脘을 경과하고 있으므로 **健脾和胃**와 **調理胃腸**의 공능을 가지고 있어 본 穴을 취자하면 수족양명경의 經氣를 흥분을 일으키는 것이 가능하여 胃腸을 증강하고, 소화의 공능을 보조하며 동시에 임·독맥의 二經을 조리하고 또한 正氣를 부조하며, 음식의 공효를 촉진한다.

소아염식증을 치료하는 조작방법은 승장혈을 취해 직자 0.1~0.2寸, 유침은 하지 않으며 매일 1차, 5차가 1치료과정이다. 진혜령씨는 승장혈을 침자하여 「小兒厭食症 환자 50명을 치료한 결과 1~5차 치료에 유효 49명, 무효 1명으로 유효율이 98%에 도달하였다」고 보도하였다.

第十四節 經外奇穴

一. 태양혈(太陽穴)

태양혈은 경외기혈에 속하며 ≪備急千金方≫에 수록되어 있고, 頭顳部에 위치하고 있다. 頭는 모든 陽이 모이는 곳으로써 陽氣가 충성하며, 본 穴은 주로 陽經實熱의 증 예를 들면 頭痛・牙痛 등을 치료하고 또한 위치가 태양부위이므로 태양이라 하였다. 어떤 책에는 경맥의 순행과 穴의 위치소재에 근거하여 그것의 부류를 태양경수혈이라 수록하고 있다.

태양혈은 穴의 위치가 소재한 곳과 인근에 있는 眼・顳部의 病變을 치료하는 患野取穴이다. ≪鍼灸大成≫에서 "太陽二穴在眉後陷中, 太陽紫脈上是穴. 治眼紅腫及頭痛, 用三棱鍼出血"이라 하였고, 또한 ≪玉龍歌≫에서는 "兩眼紅腫痛難熬, 怕日羞明心自焦, 只刺睛明魚尾穴, 太陽出血自然消"라 하였다.

임상에서 무릇 風熱・風寒・風濕・瘀血・痰火・肝陽上亢에 속하거나 感冒・高血壓 등에 속하는 병인 혹은 병변에 의해 발생하는 偏正頭痛과 目赤腫痛・牙痛・面痛・口眼歪斜 같은 병증의 實證, 熱證에 속한 사람은 모두 본 穴을 취자하여 치료할 수 있다. 침을 사용하여 瀉法을 운용하는 것은 **舒筋活絡**의 공효를 가지고 있으며, 만약 三棱鍼點刺放血을 사용하면 **泄血淸熱・祛瘀散邪・通絡止痛**의 공효를 가질 수 있다.

■ **태양혈을 취자하여 牙痛을 치료할 수 있다.**

牙痛은 치통을 말하고, 대부분 實熱의 병증이며 보통 風熱의 邪가 양명경맥에 머무르게 되면 氣血이 옹체되어 안으로 牙體의 齒齦에 침범하여 발생하거나 혹은 胃腸實熱에 의해 양명의 火가 치성하면 경락을 순행하여 위로 올라와 잇몸에 염증을 일으켜 발생한다. 태양혈을 깊이 자극하면 태양경과 양명경을 투과하게 되므로 二經의 經氣를 소통하고 인도하게 되어 二經의 熱邪를 내리고, 氣血을 조화롭게 통하여 消腫止痛에 도달하게 되어 牙痛을 치유하는 목적을 이루게 된다.

아통을 치료하는 조작방법은 태양혈을 취해 45° 각도로 鍼尖을 齒根방향을 향해 완만하게 염전하여 침을 1.5~1.8寸 깊이로 진입하고, 비교적 강한 酸·痲·脹 등의 鍼感에 도달하도록 제삽과 염전을 결합하여 운용한 다음 다시 염전의 瀉法을 시행한다. 유침은 30분, 유침시간 중 매 5분마다 행침 1차. 단측의 아통은 환측을 취하고 양측의 아통은 양측을 취한다.

모경주 씨는 태양혈을 深刺하여 「牙痛 환자 58명을 치료한 결과 완전치유49명, 현효 9명으로 유효율이 100%에 도달하였다」고 보도하였다.

二. 인당혈(印堂穴)

인당혈은 그 부위로 인해 이름이 정해졌다. 鼻의 바로 위 머리카락이 나는 곳의 가운데를 天中이라 하고, 天中 아래의 이마에 해당하는 곳을 天庭이라 하며, 天庭 아래를 司空이라 하고, 司空 아래를 印堂이라 하므로 이름이 정해졌다. 인당혈은 또한 경외기혈이며, 독맥의 순행선상에 위치하고 양쪽 눈썹의 중앙에 있다.

≪靈樞·五色≫에서 "闕中者肺也, 下極者心也, 直下者肝也, 肝左者膽也, 下者脾也, 方上者胃也."라고 하였다. 闕中은 印堂인데 印堂 안은 肺와 상응하고 그 아래 인근 부위 안에 心·肝·脾·胃의 모든 臟腑가 상응하고 있으므로 인당혈은 또한 心·肝·脾·胃 등의 장부와 밀접한 관계가 있다.

고대 의학에서는 인당혈을 일체의 急·慢性驚風을 치료하는 有效穴로써만 인식하고 있었는데, 近人은 인당혈이 무릇 肝氣를 조화하고 脾胃를 조리하며, 心神을 맑게 하고 경락을 소통하며, 氣血을 조화롭게 하는 등의 공효를 가지고 있으므로 임상에서 자주 頭痛, 眩暈, 嘔吐, 失眠, 鼻淵, 鼻衄, 目痛, 眉棱骨痛, 顔面疔瘡, 小兒急慢性驚風, 産後血暈, 重舌 등의 병증치료에 사용한다고 지적하였다.

▣ 인당혈을 취자하여 胃炎을 치료할 수 있다.

인당혈을 침자하여 胃炎과 胃潰瘍 등 胃部의 질환을 치료했다는 임상보도는 극히 작다. 인당혈은 안으로 肺臟과 상응하는 곳인데 肺臟은 중초에서 시작하며, 중초는 또한 脾胃가 위치하는 곳이다. 그 외에 그 인근부위에 또한 안으로 心·肝·脾·胃와 같은 모든 臟腑가 상응하고 있다. 그러므로 인당혈을 침자하면 肝氣를 조화하고 脾胃를 관리하며, 經絡을 소통하고 氣血를 조화롭게 하는 등의 작용을 가지고 있어 急·慢性胃炎과 潰瘍病 등 脾胃疾患을 치료할 수 있다.

위염을 치료하는 조작방법은 醫者는 左手로 인당혈 부위의 피부를 집어 올리고 右手로 1寸 호침을 잡고 하향하여 수직으로 0.3

~0.5寸을 자입한다. 그런 다음 제삽염전수법을 사용하여 증상의 虛實에 따라 허증은 보법을 사용하고, 실증은 사법을 행하며 鼻頭에 酸脹沉重感이 있으면 된다. 유침은 30분하고 유침시간 중 매 10분마다 보법 혹은 사법으로 행침 1차. 고욱문 씨는 인당혈을 침자하여 「急・慢性胃炎, 胃潰瘍 환자 34명을 치료한 결과 유효 32명, 무효 2명이었다」고 보도하였다.

▣ 인당혈을 취자하여 小兒夜啼症을 치료할 수 있다.

소아야제증은 대부분 心經에 熱이 울체되거나 심하게 놀라 두려워하는 것에 의해 발생되며, 야간에 간헐성의 큰 소리로 우는 것을 발작하며, 대부분 3개월 이내의 영유아에게 발견된다. 인당혈은 비록 경외기혈이나 독맥의 경맥 상에 있고, 독맥은 腦와 통하며 또한 陽氣가 집결되어 있는 곳이다. 따라서 본 穴을 침자하면 淸熱散風과 鎭靜安神의 작용을 가질 수 있기 때문에 소아야제증을 치료한다.

소아야제증을 치료하는 조작방법은 인당혈을 취해 무지와 식지로 鍼尖을 잡아 穴안으로 자입하고, 득기 후 평보평사수법을 사용하며, 유침은 하지 않고 출침할 때 탈지면으로 침공을 막아 출혈을 방지한다. 오기 씨는 인당혈을 침자하여 「小兒夜啼症을 치료한 결과 보통 침 1~2차에 즉시 완전 치유되었다」고 보도하였다.

▣ 인당혈을 취자하여 過敏性鼻炎을 치료할 수 있다.

과민성비염은 또한 변태반응성비염이라 말하며, 중의학에서 "鼻鼽"와 서로 유사하다. 대부분 肺氣가 허약한 원인으로 表衛가 고정되지 못하고, 피부가 푸석푸석하게 되어 風寒의 邪가 부족해진 것을 틈타 들어와 鼻腔을 침범하여 발생한다.

인당혈은 경외기혈이고 독맥의 경맥 상에 있으며, 독맥은 전신의 陽氣를 통괄하고 人身의 元氣를 유지하는 작용을 가지고 있다. 鼻部는 또한 독맥의 순행선상에 위치하므로 인당혈을 취하면 "經脈所過, 主治所及"이라는 경락이 순행하는 穴을 취하는 원칙에 부합한다. 침자할 때 補法을 시행하면 氣가 병소에 이르도록 하는 것과 더불어 **益氣固表·補虛扶正·驅邪通竅·標本兼治**의 공효를 갖게 되므로 비염이 치유될 수 있다.

과민성비염을 치료하는 조작방법은 인당혈을 취해 먼저 자입을 0.2寸하고, 득기 후 鍼尖을 하향하여 皮下로 연이어 천천히 약 1寸 깊이를 자입한 다음 염전과 제삽의 보법을 사용하여 鍼感이 밖으로는 鼻頭에 도달하고, 안으로는 鼻腔에 이르도록 한다. 유침은 20분하고, 유침시간 중 매 5분마다 행침은 1차한다. 침을 뺄 때 빠르게 침을 皮下까지 들어 올린 후 뽑고 鍼孔은 탈지면으로 부드럽게 문질러 막는다. 매일 침 1차 혹은 격일 1차, 10차가 1치료과정이며, 치료시간은 최다 2개 치료과정을 초과하지 않게 한다.

임릉 씨는 인당혈을 침자하여 「過敏性鼻炎 환자 30명을 치료한 결과 病程이 평균 2년 이상자로서 기본치유 12명, 현효 11명, 진보 6명, 무효 1명으로 유효율이 96.7%에 도달하였다」고 보도하였다.

三. 이첨혈(耳尖穴)

본 穴은 耳廓尖端에 위치하고 있으므로 耳尖이라 하였다. ≪靈樞·口問≫ 편에서 "耳者, 宗脈之所聚也"라 하여 耳와 경맥의 관계가 충분히 밀접하다는 것을 설명하였고, ≪靈樞·經脈≫ 편에서는 手足三陽經脈은 모두 耳에 도달하는 분포를 이루고 있는데, 예를 들면 수태양소장경은 "入耳中"; 수양명락맥은 "入耳中, 合于宗脈"; 수족소양경은 모두 "從耳後入耳中, 出走耳前, 過客主人前"; 족양명경은 "循頰車, 上行耳前"; 족태양경은 "從巓頂至耳上角"으로 순행하고 있다고 기재하고 있다.

六陰經의 脈은 비록 불완전하게 상행하여 耳部에 이르고 있으나 단지 陰經經別이 本經別後에서 다시 本經으로 들어오지 않을 뿐이지 表裏의 陽經과 상합하여 陽經의 통로를 빌어서 耳部에 작용하고 있다. 耳는 경락순행과 유관할 뿐만 아니라 경락을 통과하는 장부와도 밀접한 관계가 있다.

≪靈樞 · 五閱五使≫에서 "耳者, 腎之官也"라 하였고, ≪素問 · 金匱眞言≫에서 "南方赤色, 入通于心, 開竅于耳, 藏精于心"이라 하였으며, ≪素問 · 五臟生成≫에서는 "目冥耳聾, 下實上虛, 過在足少陽, 厥陰, 甚則入肝"이라 하여 耳와 心 · 肝 · 腎의 三臟과 더욱 밀접한 관계가 있음을 설명하고 있다. 그러므로 나천익 씨는 ≪衛生寶鑑≫ 중에서 "五臟六腑, 十二經脈皆有絡于耳者"라 하여 총체적으로 설명하고 있다.

이첨혈은 耳角의 위에 위치하고 무릇 **淸熱明目 · 通絡止痛** 등의 작용을 가지고 있다. 古人은 目疾을 치료하는데 많이 사용했으나 近人은 結膜炎 · 麥粒腫 등의 眼病을 치료하는 것 외에도 偏頭痛, 高血壓, 扁桃體炎, 流行性耳下腺炎과 각종 통증을 치료하는데 사용하고 있으며, 모두 치료효과가 양호하다.

▣ 이첨혈을 취자하여 高血壓을 치료할 수 있다.

이첨혈에 三棱鍼으로 點刺하여 고혈압을 치료하는 것은 瘀血

을 제거하고, 血을 새로 생성하여 경락을 소통하는 목적에 도달할 수 있도록 點刺하여 放血하는 이유이다. 그러므로 臟腑陰陽을 조화롭게 하며, 血을 인도하여 하행하고 平肝潛陽의 작용을 다하는 것이다. 현대의학 관점에서 살펴보면 點刺放血 후에 微血管의 수축작용을 반사적으로 조정하고 모세혈관을 확장하며, 外周의 저항력을 낮추고 腦部 小動脈의 경련을 해제하여 혈압을 강하하는 목적에 도달한다는 것을 확인하였다.

三棱鍼點刺放血法을 시행할 때 주의사항으로 신체 허약자나 출혈정황을 가지고 있는 환자에게는 이 방법을 금하며, 放血 후 1시간 내에 물을 마시는 것은 치료효과에 영향을 줄 수 있으므로 금한다.

고혈압을 치료하는 조작방법은 三棱鍼點刺放血法을 시행하여 양측의 이첨혈을 취해 三棱鍼으로 빠르게 0.3~0.5寸을 자입하고 출침하여 그 부위를 쥐어짜서 몇 방울의 혈액을 빼낸 뒤 탈지면으로 침공에 압력을 가하여 막는다. 매일 1차. 설계남 씨는 이첨혈을 放血하여 「高血壓 환자 35명을 치료한 결과 7차 치료 이내에 혈압이 하강하여 정상에 이르렀으며, 또한 치료효과도 안정적이었고, 2년이 지난 뒤 단지 1명만이 재발하였다」고 보도하였다.

四. 어요혈(魚腰穴)

어요혈은 눈썹과 눈의 중점에 위치하며, 눈썹이 魚의 형상과 유사하고 腰는 중간에 위치하는 것을 말하므로 魚腰라고 하였다. 어요혈은 또한 경외기혈이며, 눈썹의 중심에 위치하는 眼部의 腧穴로써 임상에서 자주 眼生翳膜, 結合膜炎, 眼瞼緣炎, 面神經麻痺,

目赤腫痛 등의 眼局部 병증을 치료하는데 사용한다.

▣ 어요혈을 취자하여 心動過速을 치료할 수 있다.

잠시 동안 발작하는 심동과속은 심동과속의 돌연적인 발작과 돌연적으로 종결되고 멈추는 것이 특징이며, 시간은 짧게는 수초에서 수일동안 지속될 수 있고, 心率은 100~220차/분, 대부분 감정이 격하게 끓어오르거나, 피로가 과도하거나, 갑자기 힘을 사용하거나, 내분비에 장애가 있거나, 胃腸道의 질병이 투발된 원인으로 출현한다. 중의학에서 그것을 "心悸", "怔忡"이라 한다.

氣血이 허약한 까닭에 心氣가 부족하여 돌연적으로 邪를 감수하게 되면 心神이 안정되지 못하고 心이 가져야 할 영양을 상실하여 발생한다. 近人은 어요혈을 운용하여 室上性心動過速을 치료하는데, 이것은 오장육부의 經氣는 모두 目部에 운송되어 모이는 연고 때문이다.

어요혈은 비록 경외기혈이나 경락의 운송을 통과하는 경혈과 같고, 안에 내재하는 장부조직 또한 裏에서 당연히 밖으로 합해지는 연계를 가지고 있으므로 어요혈을 취자하면 心率을 조정할 수가 있다. 현대의학의 관점에서 살펴보면 어요혈의 해부학적 위치는 眼輪匝肌 중에 있고, 眶上神經과 面神經分支가 분포한다. 자극을 통과한 후 반사적으로 부교감신경이 흥분하여 傳導와 心率을 완만하게 변하게 하는 심장의 竇房結과 傳導系統에 작용한다.

심동과속을 치료하는 조작방법은 양측의 어요혈을 취해 皮下와 평행하여 0.5寸을 자입하고, 득기 후 유침은 3분, 유침시간 중 행침은 中度의 자극으로 1차를 시행한다. 완건신 씨는 어요혈을 침자하여 「心動過速 환자 13명을 치료한 결과 모두 5~20분 내에 제어하였다」고 보도하였다.

五. 구후혈(球後穴)

구후혈은 가장 최근에 발현된 新穴로써 중국침구요법과 球後封閉療法의 특점에 근거하여 창출된 것이다. 구후혈을 침자하면 眼球 후면에 도달할 수 있는데 그 부위가 同側의 球後封閉療法處이며, 다만 鍼刺深度는 비교적 깊이 봉폐하며 深度는 5cm(약 2寸 좌우) 정도로 하는데, 이러한 것은 睫狀(첩상: 속눈썹)神經節 주위에 도달하도록 자입이 가능할 뿐만 아니라 眶上裂前面과 視神經孔 주위에도 직접 도달할 수 있기 때문에 구후라 명명하였다.

구후혈은 1955년 10월 발현된 이후 하현민 씨가 임상에서 구후혈을 침자 운용하여 각종 眼病 환자 122명의 201只의 眼을 치료하였는데, 치료환자 모두 기타 각종 요법이 효과가 없어 본 法을 채용하여 치료한 결과 완전치유 24只眼, 진보 159只眼, 무효 18只眼으로 나타났다.

본 穴을 침자하여 內眼疾患, 예를 들면 視神經萎縮·中心性視網膜炎 등의 병증에 모두 비교적 양호한 치료효과를 얻었으며, 특별한 것은 初期 혹은 視功能이 비교적 양호한 視神經萎縮에 대한 치료효과가 가장 현저했으며, 기타 靑光眼·角膜炎·近視 등에 대한 치료효과도 또한 비교적 양호하였다. 그러므로 현재로는 구후혈을 침자하여 각종 眼病을 치료하는 것이 점차 중시되고 있으며, 본 穴은 이미 眼病을 치료하는 중요한 腧穴로써 자리하고 있다.

▣ 구후혈을 취자하여 近視를 치료할 수 있다.

근시안은 일종의 빛의 굴절이 정상이 아닌 眼病으로 임상에서 대부분 청소년에게서 지극히 많이 발견되며, TV나 컴퓨터를 열독하거나, 광선이 부족한 상태에서 글을 쓰거나, 자세가 올바르지 않거나, 지나치게 지속시간이 길어진 까닭에 발생한다. 구후혈을 침자하면 眼球神經을 조절하고 局部의 血液循環을 개선하며, 眼神經의 공능에 영양을 줄 수 있어 氣血이 조화롭게 되어 눈이 영양을 갖게 되므로 시력이 높아져 치유의 목적에 도달하는 것이다.

근시를 치료하는 조작방법은 醫者는 먼저 구후혈이 위치하는 眼眶下緣外側 1/4과 內側 3/4 交界處를 정확히 찾아 표시한 후 침을 진입할 때는 환자로 하여금 눈을 위로 향하도록 하고, 醫者는 右手로 鍼柄을 잡고 穴位에 정확히 대고 左手의 무지와 식지로 鍼身의 하단을 움켜진 다음 염전하여 침을 진입하고, 鍼尖은 약간 상방을 향해 視神經孔의 방향으로 자입한다. 만약 침을 진입하여 0.5~0.6寸에 이르러 막히면 다른 방향으로 바꿔 침을 진입한다.

환자의 眼球에 脹感과 電感을 갖게 되면 반드시 즉시 침의 진입을 정지하고, 침을 진입하여 3寸 깊이에 이르면 멈춘다. 민감도가 높거나 暈鍼현상자에 대하여는 반드시 유침하지 않고 中度의 민감한 자나 病情이 비교적 重한 경우에는 유침을 30분 한다. 민감도가 더디고 느리며 시력이 극도로 떨어져 있는 자는 "虎頭擺尾(호두파미: 가볍게 침병을 튕기는)" 수법을 운용하여 자극을 증강하고, 中度의 민감한 자에 대하여는 가벼운 정도의 염전법을 사용하여 자극을 증강한다.

침을 뺄 때는 완만하게 하고 침공을 막아 출혈을 막는다. 만약 침을 뺀 후 출혈이 나타나면 眼瞼이 멍들기도 하지만 10일 정도 지나면 점점 사라지므로 염려하지 않아도 된다. 左眼 근시자는 右側 구후혈, 右眼 근시자는 左側 구후혈; 兩眼 근시는 먼저 시력이 양호한 측의 穴에 刺入한 후 다시 시력이 차이가 있는 다른 측의 穴에 刺入한다. 매일 1차, 12차가 1치료과정이며, 1차가 끝난 후 3일을 쉬고 다시 2차 치료과정에 들어간다.

조정부 씨는 구후혈을 침자하여 「近視眼 환자 210명을 치료한 결과 완전치유 84명, 현효 41명, 유효 70명, 무효 15명으로 유효율이 92.8%에 도달하였으며, 보통 1~2개 치료과정에 즉시 효과를 얻을 수 있었다」고 보도하였다.

六. 백로혈(百勞穴)

백로혈은 여성의 産後身痛과 結核瘰癧 등 虛勞의 모든 병증을 치료할 수 있으며, 본 穴位가 인체활동의 깊은 곳에 놓인 頸項 중에 위치하고 있으므로 백로라 하였다.

백로혈은 頸項部位에 있는 경외기혈이며, 고대문헌 중 ≪鍼灸資生論≫에서 "主治婦人産後混身痛"이라 하였고, ≪鍼灸孔穴及其療法便覽≫에서는 "主治結核, 瘰癧, 亦治項肌痙攣或扭傷"이라 하여 본 穴이 産後身痛과 瘰癧, 頸項局部扭傷과 경련 등의 질환을 치료하는 주요한 穴이라는 것을 설명하고 있다.

▣ 백로혈을 취자하여 失眠症을 치료할 수 있다.

백로혈은 頭頸部의 중요한 위치에 놓여 있고, 또한 독맥과 방광경 사이에 있어 이 二經과 인접하며, 또한 독맥과 방광경맥은 모두 소속된 絡脈으로 腦에 들어오기 때문에 백로혈은 大腦의 공능활동을 조절하고, 寧心安神의 작용을 가지고 있으므로 실면증을 치료할 수 있다.

실면증을 치료하는 조작방법은 대추혈의 左右旁開 1寸에서 직상으로 2寸에 이르는 곳인 백로혈을 취해 보통 침을 1寸 깊이로 진입하여 득기 후 평보평사수법을 운용하며, 유침은 10~15분하고, 유침시간 중 염전으로 행침을 1차한다. 유국랑 씨는 백로혈을 침자하여 「失眠症 환자 32명을 치료한 결과 치유 25명, 현효 7명으로 전부 유효하였다」고 보도하였다.

▣ 백로혈을 취자하여 鼻衄을 치료할 수 있다.

백로혈은 경외기혈로써 頭頸部에 위치하고, 독맥과 방광경 사이에 있으며, 足太陽經筋이 산포하고 있는 곳이다. 足太陽經筋은 足小趾에서 일어나 시작하여 挾脊을 통해 項部로 상행하여 項部에서 顏面의 鼻로 모여 집결하고 있다.

足太陽經筋에 발생하는 병은 "目黃, 泪出, 鼻衄"인데, 이것은 眼睛은 항상 눈물을 흘리고, 鼻部는 코가 막히고 콧물이 흐르거나 출혈이 나타나는 것으로 足太陽經筋에 의해 발생하는 병변을 설명한 것이다. 백로혈을 지압하여 經氣를 조화롭게 소통하고 血을 인도하여 아래로 내리는 작용을 할 수 있으므로 鼻衄을 치료할 수 있다.

비뉵을 치료하는 조작방법은 指鍼療法을 행하여 醫者는 양손의 무지로 양측의 백로혈을 강하게 지압하고, 환자의 頭部를 약간 뒤로 젖히면 鼻孔을 막지 않아도 코피는 자연스럽게 멈춘다. 호술조 씨는 백로혈을 지압하여 「鼻衄 환자 35명을 치료한 결과 완전치유 34명, 현효 1명이었다」고 보도하였다.

七. 십칠추혈(十七椎穴)

본 穴은 第十七椎棘突(=제 5 腰椎棘突) 아래의 凹陷 중에 소재하고 있으므로 십칠추라 하였다. 십칠추혈은 경외기혈로써 또한 腰空이라 하며, ≪千金翼方≫에서 "灸轉胞法: 第十七椎下灸五壯"이라 하여 제일 먼저 기재하고 있다. 그리고 ≪鍼灸孔穴及其療法便覽≫에서는 "十七椎下, 奇穴……, 主治轉胞, 腰痛"이라 하였는데, 이것은 모두 십칠추혈은 胞宮의 질환을 치료할 수 있다는 설명이다.

▣ 십칠추혈을 취자하여 痛經을 치료할 수 있다.

경락학설의 관점에서 고려하면 십칠추혈은 비록 경외기혈이나 독맥의 순경선상에 있어 독맥과 밀접한 관계를 가지고 있고, 독맥은 일신의 陽을 총괄하여 감독하며, "陽脈의 海"이기 때문에 무릇 전신의 모든 陽經의 氣를 조절하는 공능을 가지고 있다.

따라서 십칠추혈을 침자하면 모든 陽經의 氣를 조화롭게 소통할 수 있어 氣가 순행하면 血 또한 순행하게 되어 통한 즉 동통이 사라지는 의의이다. 그리고 해부부위에서 살펴보면 십칠추는 제 5 腰神經이 분포하고, 기타 신경과 盆叢을 형성하며, 子宮陰道叢 등 次級叢을 조성하여 생식기에 분포하므로 십칠추혈을 침자하여 痛經을 치료하는 것은 그 子宮肌의 수축을 조절하고, 자궁경련성 수축을 해제하는 작용과 유관이 가능하다.

통경을 치료하는 조작방법은 십칠추혈을 취해 직자 1寸 정도 한다. 득기 후 강한자극의 수법을 시행하여 鍼感이 少腹으로 전도되도록 빠르게 염전하고, 지속적으로 행침을 30초에서 1분간 행하여 동통이 감경하거나 소실된 후 유침을 10분하고 면색이 빨갛게 돌아오면 침을 뺀다.

마방 씨는 십칠추혈을 침자하여 「原發性痛經 환자 64명을 치료한 결과 완전치유 59명, 현효 4명, 무효 1명으로 유효율이 98.4%에 도달하였다」고 보도하였다.

八. 요기혈(腰奇穴)

요기혈은 腰骶部에 위치하고 경외기혈이며, 癲癎을 치료하는 특이한 효과가 있어 요기혈이라 하였다. 요기혈은 이은당 씨 등이 제출한 것으로 癲癎病을 主治하는 特效穴이다.

본 穴은 비록 경외기혈이나 독맥이 순행하는 노선 상에 있고, 독맥과 임·충 二脈은 胞中에서 동시에 발기하여 "一源三岐"라 하므로 본 穴은 무릇 **調節陰陽·鎭痙止癎**의 작용을 가지고 있어 임상에서 자주 頭痛, 失眠, 便秘, 癲癎, 痔瘡, 子宮脫垂 등의 병증을 치료하는데 사용한다.

▣ 요기혈을 취자하여 癲癎을 치료할 수 있다.

전간은 일종의 발작성 神志異常의 질병이다. 전간의 발병은 비록 風·痰·驚·火·氣·血과 遺傳因素에 의해 이루어진다 하나 그 중에 痰에 의한 발작이 가장 높고, 病位가 腦에 있다는 것이 제일 관건이므로 近人은 또한 "治癎獨取督脈"이라는 說을 가지고 있다. 독맥은 下極의 兪에서 일어나고, 또한 脊裏 상에 있는 風府에서 腦로 들어오며, 경락의 海이고, 충·임 二脈과 독맥은 또한 요기혈에서 모이므로 요기혈을 취자하면 음양을 조절하고 鎭痙止癎

할 수 있어 전간을 치료하는 要穴이다.

보통 요기혈을 침자하면 증상이 輕한 자는 電感이 後頭部로 전도되고, 重한 자는 初鍼 시에는 鍼感이 頭部에 이르기가 쉽지 않으나 여러 차례 자극을 가하면 後頭部에 麻感이 직접 전도된다. 독맥의 經氣를 소통하고, 開竅豁痰, 泄火活絡과 經氣를 격발하여 陰陽氣血의 逆亂을 平調하게 되어 이러한 風·痰·火·瘀가 해제되므로 癲癇이 치료된다.

전간을 치료하는 조작방법은 먼저 환자에게 무릎을 꿇고 허리를 굽히도록 하여 요기혈을 취한다. 요기혈은 尾骶骨의 바로 위 독맥상의 2寸에 위치하므로 척추 정중으로 상향하여 平刺하며 완만하게 2~2.5寸을 자입하여 鍼感이 腰骶部에서 상향하여 頸部로 직접 도달하고, 심하면 백회혈에 이르도록 하는 것이 더욱 양호하다.

위익 씨는 요기혈을 침자하여 「癲癇 환자 32명을 치료한 결과 완전치유 22명, 현효 6명, 무효 4명으로 유효율이 86.5%에 도달하였다」고 보도하였다.

九. 비근혈(痞根穴)

비근은 경외기혈이며, 본 穴의 주치가 氣機의 조색에 의해 발생하는 脹滿 등의 증상이고, 이런 증상을 중의학에서 "痞"라 하므로 비근이라 하였다. ≪醫學入門≫에서 "痞根穴, 專治痞塊"라 하였기 때문에 본 穴의 주요 공능은 行氣消痞이고, 주치는 "痞(비 : 만성비장비대증)"증과 胃脘의 脹滿으로 불편한 것과 痞塊가 오래 되었어도 치유가 되지 않은 자이다.

近代 醫家들은 肝炎, 胃炎, 腎下垂 등의 질환을 치료하는데 사

용한다. ≪中國鍼灸學≫에서 “治不食, 胃痙攣, 胃擴張, 腸炎, 腸疝痛, 腰神經痛, 咳逆.”이라 하였다. 다만 본 穴의 위치가 방광경의 근방에 있고, 국부에 腰神經後支와 胸背神經 등이 분포하고 있으므로 또한 국부의 腰痛을 치료하는 공능이 있다.

▣ 비근혈을 취자하여 腰肌勞損을 치료할 수 있다.

腰는 신체의 큰 관절이며, 모든 경맥이 腎絡으로 연결되어 腰節을 관통하고, 腰脊은 腎臟에 속하며, 外絡의 모든 經과 沖·任·督·帶脈이 모두 腰에서 모이며, 만약 風寒濕邪를 감수하거나 혹은 외상이나 무거운 것을 갑자기 들거나 했을 때 氣血이 응체되어 손상하여 脈絡이 조화를 상실하거나, 腎氣가 부족하고 손상되어 眞氣를 고정하지 못하면 모두 腰肌가 피로하고 손상되어 요통을 발생한다. 임상관찰에서 매번 十三椎 곁의 腰肌에 위치하는 痞根穴이 있는 곳에 痞塊壓痛點을 가지고 있는데 痞塊가 점점 커지게 되면 腰痛感도 점점 심해지는 것을 알 수 있었다.

비근혈을 취하여 腰痛을 치료할 때 鍼刺加灸와 拔火罐法은 **溫經散寒·通陽復脈·開閉行瘀·補腎壯腰**의 공효를 가지고 있으며, 만약 灸를 하는 局部에 미세한 汗이 나타나면 玄府의 닫힌 것이 열려 氣機가 선통되고, 痞痛이 消去되어 病邪가 머무르지 않으므로 腰痛이 치유될 수 있다.

腰肌勞損에 의한 요통을 치료하는 조작방법은 鍼刺加灸와 拔火罐法을 운용하여 비근혈(위치: 제1요추와 제2요추의 극돌 사이에서 옆으로 3.5寸 떨어진 곳)을 취해 穴位 부근의 제일 심한 痛點에 진침하여 脊柱방향으로 약 45 각도로 2.5~3寸 깊이 斜刺하고, 득기 후 麻感이 大腿·膝과 足으로 전도되면 다시 艾條緩和懸灸

를 사용하여 비근부에 15～30분을 하고, 灸를 하여 국부의 피부가 빨갛게 되고, 미세한 땀이 출현하면 그 효과는 더욱 우수하다. 유침 시간 중 매 5～10분마다 鍼頭를 1차 진동하며 침을 뺀 후 다시 拔火罐을 한다. 매일 혹은 격일 1차.

이작성 씨는 비근혈을 침자하여 「腰痛을 50여 년 동안 치료해 왔으며, 치료효과가 아주 탁월하였다」고 보도하였다.

十. 십선혈(十宣穴)

십선혈은 경외기혈이며, 열손가락의 첨단에 위치하고 무릇 **宣閉開竅**의 공효를 가지고 있으며, 急救穴 중의 하나이므로 십선이라 하였다. ≪鍼灸大成≫에서 "十宣十穴, 在手十指頭上, 去瓜甲1分, 每一指各一穴, 兩手指共十穴, 故名十宣"이라 하였다. 십선혈은 자극표현이 특별히 강렬한 반응이 출현하는 十指末梢의 제일 민감한 곳에 위치하고 있다.

中指尖은 中冲穴이며 또한 수궐음심포경의 井穴이고, 또한 "十指連心"이라 하므로 熱陷心包・痰火擾心・痰迷心竅와 暴怒傷肝에 의한 急性熱病, 腦病, 閉證, 厥症, 癲狂癎症, 急驚風 등의 神志失常이나 實熱證에 대하여 본 穴을 點刺하여 출혈하게 되면 능히 열을 내리고 막힌 곳을 열어 치료할 수 있으며, **淸心泄熱・開竅醒腦**의 공효를 가지고 있다. 그러므로 임상에서 보통 急救穴로 사용한다. ≪乾坤生意≫에서 "治一切暴死證候, 不省人事及絞腸痧(사: 콜레라, 일사병, 장염 따위의 급성병), 乃起死回生妙訣."이라 하였다.

▣ **십선혈을 점자방혈하여 牙痛을 치료할 수 있다.**

아통은 대부분 실열증이며, 보통 風熱의 邪가 양명경맥에 머물러 氣血이 옹체되고 안으로 牙體의 치은을 침범하거나 혹은 胃腸의 實熱로 양명의 火가 치성하여 경락을 타고 올라와 염증을 일으켜 발생한다. 십선혈에 點刺放血하면 그 출혈과 함께 울체된 열도 빠져나오는 작용을 하므로 임상에서 실열에 의한 아통을 치료하는 효과가 확실히 양호하다. 잇몸이 붓고 염증이 이미 발생한 자는 절개하여 농을 빼낸 후 點刺하면 효과가 우수하다.

아통을 치료하는 조작방법은 三棱鍼點刺放血法을 운용하여 십선혈을 취해 點刺放血하고 혈액을 짜낸 뒤 탈지면으로 닦아내면 된다. 이지광 씨는 십선혈을 點刺放血하여 「實熱牙痛을 치료한 결과 예상했던 것보다 더욱 양호한 치료효과를 얻었다」고 보도하였다.

十一. 사봉혈(四縫穴)

사봉혈은 手掌面에서 拇指를 제외한 食·中·無名·小指 등 四指의 두 번째 횡문 중앙에 위치하고 있어 사봉이라 하였다.

사봉혈은 경외기혈에 속하고, 일찍이 ≪鍼灸大成≫에서 小兒疳積을 치료한다고 기재하고 있다. 사봉혈과 臟腑는 일정한 연계를 가지고 있는데 古今 醫家들의 의견은 일치하지 않는다.

① ≪鍼灸大成≫에서 "食指与小腸, 中指与三焦, 無名指与肝, 小指与命門"이라 기재하고 있고,

② ≪小兒推拿廣義≫에서는 "食指与大腸, 中指与小腸, 無名指与三焦, 小指与膀胱"이라 하였고,

③ ≪陸氏小兒分經察紋法≫에서는 "食指与脾, 中指与心包,

無名指与肺, 小指与膀胱"이라 하였으며,

④ 어떤 醫者는 "十指連心"이라 하여 心과 밀접한 관계가 있다고 인식하였다.

이상의 4가지 설명은 서로 의견이 불일치하지만 다만 사봉혈은 내재하고 있는 장부와 밀접한 연계를 가지고 있으며, 사봉혈을 침자하였을 때 이러한 장부의 氣血을 조절하는 공능을 확실히 가지고 있다는 것을 인식할 수 있었다. 특별한 것은 소아는 장부가 연약하고, 형체가 아직 충족되어 있지 않은 생리특징을 가지고 있어 腧穴과 장부연계는 더욱 밀접하며, 작용력 또한 더욱 강하고 치료효과도 더욱 명현하다.

사봉혈은 비록 경외기혈에 속하나 그 위치가 "肘膝以下"에 근접한 "根"부에 놓여 있으므로 頭面, 軀干, 臟腑의 병증을 치료할 수 있다. 현대 연구에 의하면 사봉혈을 침자하면 단백질의 흡수와 합성을 개선하고, 機體의 면역공능과 网狀細胞의 呑噬(탄서: 삼키다. 잡아먹다) 능력을 증강하며, 또한 대뇌피층과 정신상태의 개선을 조절할 수 있고, 機體代謝와 소아의 생장발육을 유리하게 한다고 표명하였다. 따라서 현대에서 사봉혈은 광대하면서 진일보한 치료범위를 가지고 있다.

임상에서 소아 疳積을 치료할 뿐만 아니라 그 외에도 자주 소아 효천, 백일해, 소아회충증, 소아저열, 丹毒 등의 병증치료에 사용하는데 그 효과가 현저하며, 소아질환의 치료에 자주 사용하는 유효혈이다.

▣ 사봉혈을 취자하여 소아기관지효천을 치료할 수 있다.

사봉혈을 點刺하여 효천을 치료하는 것은 사봉혈은 臟腑와 밀접한 일정한 연계를 가지고 있고, 點刺하여 液이나 血을 방출하는 것은 邪氣를 방출하고자 하는 까닭이므로 따라서 肺氣를 소통할 수 있어 平喘의 작용을 가지고 있기 때문인 것이다. 또 다른 방면으로는 肺脾兩臟의 氣를 발생할 뿐만 아니라 水津代謝 방면과도 밀접한 연계를 가지고 있으며, 病理 상에서도 상호 영향을 가지고 있기 때문이다.

소아의 脾氣가 허손하면 보통 肺氣不足을 발생한다. 脾가 건강한 운화기능을 실조하면 水濕이 內停하고 積聚되어 痰을 형성하며, 또한 肺氣의 宣降에 영향을 주게 되어 咳喘, 痰多의 증상을 출현할 수 있다. 사봉혈을 침자하면 **健脾益胃·消積導滯**의 공효를 가지게 되어 脾는 後天의 근본으로 脾가 건강하게 되면 肺氣도 충족되고, 水濕의 운화가 정상으로 운행되어 痰의 근원을 消除하고, 肺氣의 宣降공능도 정상으로 회복되므로 哮喘이 스스로 치유된다.

소아기관지효천을 치료하는 조작방법은 三棱鍼點刺放液法을 운용하여 양손의 사봉혈을 취해 삼릉침으로 點刺하고, 약간의 황백색의 임파액이나 혈액을 쥐어 짜낸 뒤 탈지면으로 깨끗이 닦아내면 된다. 3일 혹은 1주일 뒤 다시 침자를 반복하면 된다.

진임재 씨는 사봉혈을 點刺하여 「小兒哮喘 환자 120명을 치료한 결과 완전치유 108명, 무효 12명으로 치유율이 90%에 도달하였고, 보통 침 1~4차에 모두 치유되었다」고 보도하였다.

▣ 사봉혈을 취자하여 小兒疳積을 치료할 수 있다.

감적은 소아의 영양불량을 말하며, 섭취하는 음식물의 절대량이 부족하거나, 혹은 음식물의 흡수와 이용이 불능하거나, 혹은 소모증가가 상대적으로 부족하여 정상적인 대사유지가 불능하게 되어 스스로의 조직을 소모하는 병증을 일으키는 것이다. 임상표현으로 面黃肌瘦, 毛髮焦枯, 편식, 복부팽창, 精神萎靡 등이 특징이고, 대부분 5세 이하의 영유아에게 발견된다.

사봉혈은 경외기혈이며, 내재한 많은 臟腑와 모두 밀접한 관계를 가지고 있고, 사봉혈을 침자하면 健脾胃·消積滯와 淸心·定驚·養陰 등의 작용을 가지고 있다. 현대 임상연구에서 소아의 사봉혈을 침자한 후 胃 단백효소의 활성이 떨어지고, 腸의 췌장 단백효소, 췌장 녹말효소와 췌장 지방효소의 함량은 높아졌다고 지출하였다.

영양불량으로 구루병을 합병한 患兒를 침자하였을 때 혈청칼슘과 인산은 상승하고, 알칼리성 인산효소의 활성은 떨어지고, 칼슘과 인산은 올라 적체가 증가되어 소아의 骨格성장과 발육을 보조하였다. 따라서 사봉혈은 자주 소아감적의 치료에 사용하는 有效穴인데, 특히 1~4세의 소아감적을 치료하는 효과가 더욱 현저하다.

소아감적을 치료하는 조작방법은 三棱鍼點刺放液法을 운용하여 사봉혈을 취해 點刺하고, 약간의 황백색의 임파액이나 혈액을 쥐어 짜낸 뒤 탈지면으로 깨끗이 닦아내면 된다. 매주 침자 2차, 공동으로 6차까지 침자한다. 김홍 씨는 사봉혈을 침자하여 「小兒疳積症 환자 342명을 치료한 결과 현효 269명, 호전 69명, 무효 4명으로 유효율이 98% 이상이었고, 그 중에 1~4세 사이의 효과가 제일 양호하였다」고 보도하였다.

▣ 사봉혈을 취자하여 小兒低熱을 치료할 수 있다.

저열은 체온이 37~38℃ 사이를 말하고, 대부분 신경성·공능성의 발열이며, 소아에게 자주 발견되어지는 증상의 하나이고, 적지 않은 患兒는 각종 해열약과 항생제 등을 사용하여도 치료효과가 별로 양호하지 않는 경우가 있다.

사봉혈은 비록 경외기혈에 속하고 있으나 十四經脈과 心·肝·脾 등의 臟腑와의 관계가 밀접하다. 機體는 무릇 "十指連心"의 원인을 가지고 있고, 心은 오장육부의 大主的인 생리특징을 가지고 있으며, 또한 心은 神志를 주관하고 있어 心 공능의 장애로 내적인 환경의 평형이 실조되면 발열현상이 출현할 수 있다.

그 외에 소아는 또한 "肝常有余, 脾常不足"의 병리특징을 가지고 있으며, 만약 소아의 성격이 急躁하여 肝火가 항성하거나 혹은 음식을 절제하지 못하여 굶주림과 배부름이 수시로 변하면 脾胃가 허약해지고, 진액이 虧損하여 허열이 안에서 발생하여 발열을 일으키는데 현대의학에서의 中樞熱이거나 신경성·공능성 발열에 해당한다.

사봉혈을 침자하면 心火와 肝熱을 내리고 脾胃를 건강하게 하며, 食滯를 해소하고 제거할 수 있어 소염해독과 체온을 내리는 작용을 일으킬 수 있다. 그리고 기체의 면역력과 체질증강이 제고될 수 있어 신경성발열의 치료에 도달하여 정상적인 체온으로 회복하는 효과이다.

현대의학의 실험에서 사봉혈을 침자하면 降溫작용이 있고, 동물과 사람들에 대한 실험을 통과한 결과를 살펴보면 침자는 편파적으로 높은 체온을 정상에 이르도록 내리기 위해 체온을 조절하는 中樞의 평형상실을 조절할 수 있다는 것을 증명하였으므로 사봉혈을 침자하면 소아의 神經性·功能性 低熱을 치료할 수 있다.

소아저열을 치료하는 조작방법은 三棱鍼點刺放液法을 운용하여 사봉혈을 취해 點刺하고, 약간의 황백색의 임파액이나 혈액을 쥐어 짜낸 뒤 탈지면으로 깨끗이 닦아내면 된다. 매일 침자 1~2차,

3~7일이 일 치료과정이고, 보통 퇴열 후 치료를 정지한다.

곽가사 씨는 사봉혈을 침자하여 「小兒低熱 환자 40명을 치료한 결과 완전치유 34명, 현효 3명, 진보 2명, 무효 1명으로 유효율이 97.5%에 도달하였다」고 보도하였다.

▣ 사봉혈을 취자하여 百日咳를 치료할 수 있다.

백일해는 중의학에서 "疫咳", "頓咳" 등이라 하며, 대부분 外邪의 침습을 감수하여 肺의 淸肅이 상실되어 발생한다. 그 병은 또한 보통 咳嗽가 오랫동안 멈추지 않아 脾肺의 氣가 손상된 원인이며, 만약 脾가 정상적인 운화를 상실하면 水濕이 내정하고, 水濕이 결취되면 痰으로 변화하여 肺氣의 宣降기능에 영향을 주게 되므로 백일해는 病程이 비교적 길며, 오랫동안의 咳嗽가 쉽게 치유되지 않는다.

사봉혈을 침자하면 **健脾益胃·消積導滯**의 공효를 기도할 수 있으며, 脾는 後天의 근본이기 때문에 脾가 强健하면 바로 肺氣가 충족되고, 肺氣가 충족되면 바로 宣降공능이 정상으로 되어 病邪가 제거되고, 痰과 咳嗽가 사라져 스스로 멈추게 된다. 현대연구에서 표명한 것을 보면 사봉혈을 침자하면 혈액 중 적혈구·血紅蛋白을 증가하고 면역력을 제고할 수 있어 병원체를 억제하며, 毒素의 자극을 제거하거나 혹은 병의 과정 중에 발생하는 어떤 부분의 중단이 가능하여 消炎解痙과 除咳化痰의 작용을 일으켜 치유의 목적에 도달한다.

백일해를 치료하는 조작방법은 三棱鍼點刺放液法을 운용하여 사봉혈을 취해 點刺하고, 약간의 황백색의 임파액이나 혈액을 쥐어짜낸 뒤 탈지면으로 깨끗이 닦아내면 된다. 매일 1차, 매차 한손의 사봉혈을 취하고 양손을 교차하여 사용하며 7차가 1치료과정이다.

고천배 씨는 사봉혈을 침자하여 「小兒百日咳 환자 112명을 치료한 결과 완전치유 82명, 현효 21명, 무효 9명으로 유효율이 92%에 도달하였다」고 보도하였다.

▣ 사봉혈을 취자하여 小兒熱性泄瀉를 치료할 수 있다.

열성(熱性)설사는 영유아 설사 중 제일 자주 발견되며, 주단계 씨의 ≪幼科全書≫ 중에 "如泄瀉黃稠, 腹痛作熱, 面紅口渴, 此濕熱也"라 설명하고 있다. 소아의 설사병은 비록 그 책임이 脾, 大·小腸 등의 臟器에 있으나 다만 熱瀉의 형태는 腸腑와의 관계가 밀접하며, 대부분 濕熱의 邪가 대장에 유체되어 腸腑의 氣機를 실조하여 腑氣가 불통되면 그 질환을 발생한다.

三棱鍼點刺放液法은 또한 半刺法이라고도 하며, ≪靈樞·官鍼≫에 근원이 있고, 그 특징은 빠르게 자입하고 신속하게 침을 빼는 것으로, 예를 들면 탈모형상으로 淺部를 침자하여 皮氣를 취하는 것은 肺經과 상응하고 肺와 大腸은 서로 表裏이므로 사봉혈에 半刺法을 채용하여 腸腑氣機를 조화롭게 소통하고, 습열을 내리는 효과를 얻을 수 있다. "六腑以通爲用"이기 때문에 습열이 제거되면 바로 腸腑는 통하여 설사가 스스로 멈추게 되며 또한 "通因通用"의 치료법칙을 체현한 것이다.

소아열성설사를 치료하는 조작방법은 三棱鍼點刺放液法(=半刺法)을 운용하여 患兒의 양쪽 사봉혈을 취해 點刺하고, 약간의 황백색의 임파액이나 혈액을 쥐어 짜낸 뒤 탈지면으로 깨끗이 닦아내고 침 후 2시간동안 음식을 금한다. 매일 1차.

왕선리 씨는 사봉혈에 半刺法을 시행하여 「小兒熱性泄瀉 환자

150명을 치료한 결과 완전치유 81명, 현효 45명, 호전 18명, 무효 6명으로 유효율이 96%에 도달하였다」고 보도하였다.

十二. 중괴혈(中魁穴)

중괴혈은 경외기혈이며, 그 위치가 中指背側第二指骨關節横紋中點處에 있는데, 이곳은 四指의 魁首(괴수: 우두머리)에 해당하므로 중괴라 하였다. 중괴혈은 무릇 삼초의 經氣를 조화롭게 통하게 하고, 胃를 조화하여 逆氣를 내리는 작용을 가지고 있어 古代醫家들은 주로 噎膈·反胃·吐食·鼻衄 등의 병증을 치료하는데 사용하였다.

예를 들면 ≪診則≫에서는 "主反胃噎膈及崩衄"이라 하였고, ≪玉龍歌≫에서는 "若患翻胃幷吐食, 中魁奇穴莫教偏"이라 하였다. 近人은 또한 중괴혈을 침자하여 食道狹窄, 食慾不振, 胃擴張, 鼻衄, 白癜風 등 병증을 치료할 수 있다고 하였는데, 다만 이러한 내용에 관련한 구체적인 보도는 매우 적다.

▣ 중괴혈을 취자하여 呃逆을 치료할 수 있다.

呃逆(애역: 딸꾹질)은 胃氣가 순리대로 행하지 못하고 역행하여 위로 올라와 흉격의 氣機를 반대로 문란하여 발생한다. 중괴혈은 경외기혈이고, 肘腕 이하의 中指에 위치하므로 내재한 臟腑에 대하여 중요한 치료 작용을 가지고 있다. 중괴혈을 침자하면 경락을 소통하고 삼초의 氣를 조화롭게 통하게 하며, 胃를 조화하여 逆氣를 내릴 수 있어 애역이 스스로 멈춘다.

애역을 치료하는 조작방법은 양 손의 좌우 중괴혈을 취해 동시에 수직으로 약 0.1寸 침을 진입하고 강한 자극의 염전수법을 사용하며, 진침과 동시 환자는 코로 숨을 들이쉬었다가 최대한 입에 숨을 참는 동작을 한다. 醫者는 행침하고, 환자는 연속으로 숨을 참는 것을 3~5차하면 바로 치유된다. 일단 애역이 멈추면 바로 환자는 복식 심호흡운동을 시행하고, 유침은 30분, 매 5분마다 행침 1차.

비문영 씨는 중괴혈을 침자하여 「頑固性呃逆 환자 50명을 치료한 결과 완전치유 49명, 무효 1명이었다」고 보도하였다.

十三. 이백혈(二白穴)

이백혈은 경외기혈이며, 그 두 개의 穴 중 하나의 穴은 肺經을 경과하고 또한 두 개의 穴은 전문적으로 대장질환을 치료하며, 肺는 백색을 주관하므로 이백혈이라 하였다. 이백혈은 ≪鍼灸聚英≫, ≪醫學綱目≫ 등에서 제출하였으며, 지금까지 치질을 치료하는 經驗穴로 인식되어 왔었다. 예를 들면 ≪扁鵲玉龍經≫에서 "痔漏之疾亦可憎, 表里急重最難禁, 或痛或痒或下血, 二白穴在掌後尋."이라 하였다.

이백혈 중에 하나의 穴은 肺經을 경과하는데 肺와 大腸은 서로 表裏관계이고, 痔漏는 肛腸질환이므로 이백혈은 우선적으로 痔瘡을 치료하며, 임상에서 비교적 명확한 치료효과를 가지고 있다. 이백혈은 腕 횡문 내측의 上 3寸에 위치하는 간사혈과 上 5寸에 위치하는 극문혈 사이의 중점에 있는데 하나는 중앙인대, 하나는 肺經의 橈側에 있다.

■ 이백혈을 취자하여 痔瘡을 치료할 수 있다.

항문 내외에 작은 육질이 돌출된 것을 모두 痔라고 하며, 그것이 肛門齒線의 이상 혹은 이하에 발생하는 근거에 따라 내치, 외치와 혼합치로 구분하고, 대부분 局部腫痛·瘙痒·流水·出血 등의 증상을 동반하므로 치창이라 말한다.

본 병의 초기에 통증이 없는 便血이 출현하나 오랫동안 치료하지 않으면 바로 脫垂·腫痛·局部濕痒·대변습관이 변하는 등의 증상이 출현한다. 치창은 각종 원인에 의해 肛腸의 氣血이 조화롭지 못하게 되어 경락이 막히고, 습열이 매장되어 풀리지 않아 발생한다.

치창을 치료하는 조작방법은 이백혈을 취해 1.5寸의 毫鍼 두 개를 사용하여 1寸 깊이로 자입하고, 득기 후 三退一進의 瀉法을 시행한다. 유침은 20분하고, 유침시간 중 매 5분마다 행침 1차. 매일 1차. 정도오 씨는 이백혈을 침자하여 「痔瘡 환자 99명을 치료한 결과 유효율이 100%에 도달하였다」고 보도하였다.

十四. 학문혈(瘧門穴)

학문혈은 近人이 발현한 학질을 치료하는 경험혈이다. 본 穴은 그 학질을 치료할 수 있는 까닭에 邪를 몰아 밖으로 축출할 때 裏에서 表에 도달하는 작용을 가지고 있으므로 학문이라 하였다. 학질의 발병은 風寒暑濕의 邪를 감수하여 안에서 痰濕이 적체되어 발생한다. 발병할 때 陰陽이 상하에서 서로 교차하여 투쟁하고 虛實이 더욱 분명해지며, 陰陽이 서로 이동하여 寒熱이 서로 뒤섞여 나타난다.

학문혈은 局部치료 뿐만 아니라 학질을 예방하고 치료하는 효과가 현저하며, 또한 본 穴은 수궐음심포경락의 양 支脈이 통과하는 곳으로써 수궐음과 수소양은 상호 表裏관계이고, 학질의 한열왕래는 邪가 少陽三焦分野에 위치하여 발생하는 것이며, 학문혈을 침자하면 裏에서 表에 도달하고 少陽經氣를 조화롭게 통하게 하며, 궐음과 소양의 氣를 조화하게 되어 바로 삼초가 편안해지므로 寒熱이 스스로 멈추게 된다.

현대의학에서 학질의 발생은 말라리아원충이 적혈구에 기생하여 대사산물을 생산한 후 혈액과 인체에 침입하여 중추신경의 조절공능을 문란하게 한다고 인식한다. 수혈 상에서 침자의 작용은 대뇌피층의 원래 악성의 흥분병소가 억제를 일으켜 기체의 방어저항력과 망상세포의 탄서능력을 증강하는 까닭에 병상이 소실되어 학원충이 점점 소멸되는 것이다.

▣ 학문혈을 취자하여 瘧疾을 치료할 수 있다.

학질을 치료하는 조작방법은 학문혈(위치 : 手背面에서 중지와 무명지 사이의 赤白이 구분되는 지점)을 취해 15° 각도로 鍼尖이 掌心을 향하도록 0.8~1寸 깊이로 자입하고, 제삽염전수법을 시행하여 환자가 강렬한 酸脹感을 느끼는 득기 후 유침은 20~30분, 유침시간 중 매 5분마다 제삽염전 1차.

방선서 씨는 학문혈을 침자하여 「瘧疾환자 58명을 치료한 결과 비교적 만족스러운 효과를 얻었다」고 보도하였다. 그리고 주복림 씨 등은 학문혈을 침자하여 「瘧疾환자 270명을 치료한 결과 치유율이 96.6%에 도달하였으며, 그 외에 22명에게 학문혈을 침자하여 학질을 예방하였는데 2~3년을 관찰한 결과 모두 발병하지 않았다」고 보도하였다.

十五. 지홍혈(止紅穴)

지홍혈은 近人이 발현한 咯血을 치료하는 경험혈이다. 紅은 혈색을 의미하고, 본 穴은 비교적 양호한 止血작용을 가지고 있기 때문에 咯血症을 치료할 수 있으므로 지홍혈이라 하였다. 지홍혈은 경외기혈로써 심포경의 곡택혈과 극문혈 사이에 위치(腕횡문과 肘횡문에 이르는 길이를 균등하여 삼등분을 하고, 그 상 1/3인 곳을 취한다)하고 있고, 그 옆 인근에 공최혈이 있다.

"經脈所過, 主治所及"의 원칙에 근거하여 手三陰經穴은 모두 흉부내장질환을 포함한 흉부병증을 치료할 수 있으므로 지홍혈은 肺·心질환을 치료하는 작용을 가지고 있다. 또한 그 옆 인근에 공최혈이 있기 때문에 수태음폐경과도 일정한 연계를 가지고 있으며, 공최혈은 肺出血을 치료하는 要穴이고, 지홍혈 또한 그에 상응한 止血작용을 가지고 있다.

▣ 지홍혈을 취자하여 폐결핵각혈을 치료할 수 있다.

침자방법으로 폐결핵각혈을 치료하는 효과는 문헌상의 기재는 많지 않으나 지홍혈을 침자하여 피부와 皮內深層의 感受器에 전도하고 자극함으로써 대뇌피층운동구의 억제과정을 증강하고 동시에 주위 혈관의 쾌적을 촉진하며, 폐순환의 압력을 내리고, 長期留鍼의 작용으로 局部感受器를 이용하여 중추신경계통에 지속적인 충동을 발생하게 되는 까닭에 이러한 작용을 연장한다. 그 외에 침자의 자극을 통과하면 病變局部의 병리상태를 개선하여 肺出血의 정지를 유리하게 한다.

폐결핵각혈을 치료하는 조작방법은 皮內埋鍼法을 운용하여 지홍혈을 취해 1寸 毫鍼으로 수직으로 자입하거나 혹은 염전수법을 사용하여 약 0.6~0.7寸 깊이로 자입하고, 환자가 酸脹 혹은 酸麻感을 느끼고 肩臂나 指尖으로 전도되면 된다. 득기 후 바로 강자극의 수법을 채용하여 염전과 제삽을 수차하고 유침은 40분 정도 하며, 유침시간 중 염전과 搗刺를 1차 한다. 그런 다음 침을 완만하게 捻에서 提로 바꾸어 皮下에 이르도록 하고, 다시 침을 心延皮를 향해 平臥式 염전으로 자입하여 0.7~0.8寸 정도 진입하면 즉시 정지하고, 침을 皮下에 고정한 다음 다시 鍼柄 상에 반창고를 붙여 고정하여 보호한다. 보통 유침은 3~5일 한다.

고위중 씨는 지홍혈에 皮內埋鍼을 운용하여 「肺結核咯血 환자 40명을 치료한 결과 현효와 유효가 35명으로 유효율이 87.5%에 도달하였다」고 보도하였다.

十六. 지토혈(止吐穴)

지토혈은 비교적 양호한 止吐작용으로 인해 명명되었고, 近人이 구토를 치료하는데 사용하였던 경험혈이다. 본 穴은 近人이 발현한 경외기혈이며, 그 위치가 수궐음심포경의 순행 노선 상에 있고, "經脈所過, 主治所及"의 원칙에 근거하고, 이 경맥은 또한 膈 아래에서 絡脈으로 삼초에 흐르므로 중초의 脾胃와 서로 소통하고 있어 和胃降逆과 止吐의 작용을 가지고 있다. 이 穴位는 手掌面 대릉혈 아래 0.5寸에 위치하고 침자는 手鍼의 胃腸點을 향해 투과한다.

▣ 지토혈을 취자하여 嘔吐를 치료할 수 있다.

구토는 또한 吐逆이라고 하며, 음식물 혹은 痰涎 등이 胃에서 올라와 나오는 병증이다. 본 병은 대부분 현대의학 중의 급성위염, 분문경련, 유문경련, 간염, 담낭염과 顱腦질환 등에서 볼 수 있다. 본 穴은 手鍼의 胃腸點을 향해 투과하게 되므로 확실한 調理胃腸과 和降胃氣의 작용으로 구토를 치료한다.

구토를 치료하는 조작방법은 지토혈을 취해 15~30° 각도로 중지 끝 방향, 즉 수침요법의 穴位인 "胃腸點"을 향해 투과한 후 큰 폭으로 염전하여 강한 자극을 행하고, 유침은 10분 정도 하며, 소아 환자는 유침하지 않는다. 구토가 가벼운 자는 일측에 침자하고, 중한 자는 양측에 침자한다.

이진걸 씨는 지토혈을 침자하여 「각종 원인에 의해 발생하는 嘔吐 환자 26명을 치료한 결과 완전치유 22명, 감경 4명으로 보통 침 1~2차에 즉시 유효하였고, 기타 치료방법에 효과가 없었던 환자도 또한 신속하고 우수한 효과가 있었다」고 보도하였다.

十七. 이배정맥혈(耳背靜脈穴)

耳後의 명현한 血管系인 耳後의 정맥과 수족소양경맥은 그 絡脈의 명현한 곳에서 밀접한 관계가 있으며, 무릇 外邪가 그 表에 울체되거나 혹은 경맥이 원활하지 못하여 血絡이 막히게 되었을 때 모두 耳背의 정맥이 놓여 있는 곳에 이르러 반응할 수 있다. 이것은 ≪靈樞·九鍼十二原≫에서 제출한 "菀陳則除之"의 치료원칙에 근거한다.

耳背의 정맥혈관 상에서 刺血法을 시행하는 것은 消除鬱滯·淸瀉實熱의 작용을 가질 수 있으며, 임상에서 어떤 急性炎症 특히 頭面五官局部의 병증인 結膜炎·扁桃體炎·咽喉炎 등에 대하여 모두 양호한 치료효과를 가지고 있다. 그 외에 어떤 완고성 피부병, 예를 들면 風疹·濕疹·神經性皮炎·頑癬 등에 대하여 또한 "治風先治血"의 원칙에 근거한 임상치료 효과가 탁월하다.

▣ 이배정맥을 刺血하여 面神經麻痺를 치료할 수 있다.

面 신경마비는 대부분 모두 氣體가 먼저 허약하여 風冷의 침습을 반복하여 감수해서 風邪가 경락에 조체되어 經氣가 面部로 도달하지 못하여 발생한다. 耳背의 정맥 상에 刺血하는 것은 **宣導氣血**과 **祛散風邪**의 공효를 가질 수 있다.

刺血法은 필연적으로 신경혈관 등의 자극을 통과하게 되는데, 이것은 체내신경, 즉 체액의 하나의 계열에 반응을 일으키게 되는 까닭에 面部의 신경흥분과 신경세포의 활력을 유도하여 혈액순환을 증강하고, 局部조직의 영양 상태를 개선하여 面部의 마비를 회복하게 된다.

面 신경마비를 치료하는 조작방법은 刺血法을 운용하며 먼저 환자의 환측 耳背에서 근접한 耳輪에서 명현한 혈관 하나를 선택하여 수분동안 부드럽게 문질러 충혈이 이루어지도록 한다. 그런 다음 소독을 하고 수술용 칼로 혈관을 파열하여 혈액이 약 0.5~3㎖가량 자연적으로 유출되도록 하며, 탈지면으로 흘린 피를 닦아내고 절개된 부위를 약품으로 소독하고 가제로 덮어 반창고로 고정하며, 일주일 내에는 일체 물이 닿지 않도록 하여 감염을 방지한다.

왕건각 씨는 耳背의 정맥에 放血하여 「面 神經麻痺 환자 60명을 치료한 결과 완전치유 48명, 호전 11명, 무효 1명으로 유효율이 98.3%에 도달하였다」고 보도하였다.

十八. 실면혈(失眠穴)

실면혈은 제현인 씨가 1959년에 공개적으로 제출하였으며, 1964년경에 호송창 씨 등이 임상실전에서 그 치료효과를 진일보한 것으로 신경쇠약에 대한 치료과정 중에서 특별히 실면증상을 개선하는 효과가 제일 현저하여 실면혈이라 하였다. 실면증은 대부분 情志內傷・思慮太過・房勞・驚恐・飮食不節 등의 원인에 의해 陽이 陰에 들어오지 못하고, 陰이 陽을 함유하지 못하여 神이 집을 지키지 못하기 때문에 발생한다.

▣ 실면혈을 취자하여 失眠症을 치료할 수 있다.

陰에 속하는 足底部에 있으며, 內・外踝의 중점에서 이어지는 선과 足底의 중심선과 서로 만나는 곳에 위치하고 있는 실면혈은 三陰經과 밀접한 관계를 가지고 있고, 穴位의 자극을 통과하면 氣血이 조화롭게 통하며, 陽氣가 陰에 들어와 陰陽의 평형을 이루게 되고, 또한 "上病下治"의 법칙으로 치료하는 것이다.

현대의학의 관점에서 실면은 대뇌기능의 평형이 조화를 상실하여 발생하는 공능성의 질환이다. 본 穴을 취자하여 실면증을 치료하는 것은 足底根部에 있는 풍부한 신경섬유가 흥분되었을 때 內抑制過程에 대하여 더욱 증강하는 작용을 가지고 있으므로 大腦의 기능평형을 조절할 수 있어 鎭靜安眠의 작용을 일으킬 수 있다.

실면증을 치료하는 조작방법은 실면혈을 취해 수직으로 0.1～0.2寸을 진입하고 진입할 때 한편으로 捻하고, 한편으로 환자의 표정을 관찰하여 침자의 深度를 결정한다. 유침은 1～2분, 매일 침자 1차, 6차가 1치료과정이다.

호송창 씨는 실면혈을 침자하여 「失眠症 환자 77명을 치료한 결과 현효 60명, 유효 15명, 무효 2명으로 유효율이 97.4%에 도달하였다」고 보도하였다.

十九. 용안혈(龍眼穴)

용안혈은 手의 小指 尺側의 제二골절과 제三골절 사이에 있는 횡문지점에 위치하고, 가볍게 주먹을 쥐었을 때 그 형상이 龍眼을 닮았고, 그 穴의 주치는 대상포진이며, 대상포진은 또한 "纏腰火丹"이라고 하고, 속명으로 "纏腰龍"이라 하므로 이름을 얻었다. 용안혈은 왕락정 씨가 대상포진을 치료하는 경험혈이다.

대상포진은 病毒에 의해 발생된 급성 염증성의 피부병이며, 그 임상 주요 표현으로는 水疱疹 · 紅腫 · 灼熱 · 神經痛 등이고, 중의학에서는 대부분 肝膽濕熱이 오랫동안 울체되면 毒이 생기고, 氣滯血瘀가 이루어져 熱毒이 血分에 들어와 肌膚에 울체되어 발생하는 것으로 인식한다.

▣ 용안혈을 침자하여 대상포진을 치료할 수 있다.

용안혈은 바로 수태양소장의 경맥 상에 있고, **淸熱利濕 · 活血化瘀 · 通經活絡** 등의 공효를 가지고 있다. 心과 小腸은 서로 表裏 관계이며, 心經은 火에 속하고, 血脈을 주관하는 까닭에 ≪內經≫의 "諸痛痒瘡皆屬于心"과 "菀陳則除之"의 원리에 근거하면 三棱鍼點刺放血은 血分의 熱毒을 빼낼 수 있으므로 대상포진을 치료하는 효과가 좋다.

대상포진을 치료하는 조작방법은 三棱鍼點刺放血法을 운용하여 용안혈을 취해 點刺放血하고 2~3방울의 혈액을 짜내면 된다. 매일 혹은 격일에 1차. 왕명현 씨는 용안혈을 點刺放血하여 「帶狀疱疹 환자 80명을 치료한 결과 완전치유 62명, 호전 12명으로 유효율이 100%에 도달하였다」고 보도하였다.

二十. 단홍혈(斷紅穴)

단홍혈은 崩漏下血을 치료할 수 있는데 현저한 止血효과가 있어 단홍혈이라 하였으며, 近人이 발현한 붕루를 치료하는 경험혈이다. 단홍혈은 手背의 第二와 第三掌骨 사이, 즉 八邪 중의 上都穴位에 위치하고, 침은 經氣를 서로 통하게 하고 鍼感은 상행하여 肩에 이르며, 經氣를 잘 통하게 하고 끌어 올린다. 灸는 補氣固脫할 수 있어 經氣를 순행하고 견고히 할 수 있어 經氣가 견고하면 출혈이 멈추므로 붕루를 치료할 때 아주 만족스러운 止血효과를 가지게 된다.

▣ 단홍혈을 취자하여 崩漏를 치료할 수 있다.

자궁 공능성 출혈은 난소의 공능장애로 인해 발생하는 자궁내막의 이상출혈을 말하며, 임상표현으로는 월경의 주기가 문란하고 생리가 연장되며, 생리량이 더욱 많아지거나 혹은 줄줄 흐르고 깨끗하지 못하는 것이다. 검사에 의하면 내외생식기에 기질성 병변이 명현하지 않고 임신합병증 혹은 전신출혈성 질병이 없다.

본 병은 배란형 공능성 출혈과 무배란형 공능성 출혈로 구분하며, 전자는 배란공능에 장애가 발생하여 출현하고, 대부분 청춘기와 갱년기의 여성에게 발생하며, 후자는 여성호르몬 공능이 조화를 상실하여 출현하고 대부분 育齡期의 여성에게 발생한다. 중의학에서 본 병은 "崩漏"에 속하고, 변증은 虛實로 구분하며, 보통 氣血이 조화를 상실하고, 冲任이 견고하지 못한 까닭에 발생한다.

붕루를 치료하는 조작방법은 단홍혈을 취해 平刺 1.5~2寸, 鍼感이 상행하여 肩에 이르면 유침을 20분 한다. 침을 뺀 후 雀啄灸를 10~15분을 행하고, 灸를 할 때 환자 스스로 열기가 肘에 이르면 양호하다. 왕용 씨는 단홍혈에 刺灸하여 「崩漏 환자 46명을 치료한 결과 만족스러운 지혈효과를 얻었다」고 보도하였다.

二十一. 요공혈(尿控穴)

요공은 또한 遺尿點이라고도 하며, 近人이 임상실전 중에 모색하여 찾아낸 것으로 하루 동안에 소변을 많이 보는 多尿와 밤에 잠결에 오줌을 누는 夜尿症을 치료하고 제어하는 有效穴이므로 요공이라 하였다. 현대에 들어서 침구학의 발전 중에 특별한 것은 生物全息學說의 제출이며, 침구학과 연계하여 頭鍼, 手鍼, 耳鍼, 足鍼, 腕踝鍼 등 침구의 새로운 치료방법과 같은 대대적이고 풍부한 침구의 내용이 출현한 것이었다.

【附】 生物全息理論

한 개의 세포에 모든 유전정보가 들어있듯이 인체의 어느 한 부분에도 몸 전체의 정보가 모두 들어있다는 이론이 생물 전식 이론인데, 식물의 가지를 잘라 배양을 하면 다시 완정(完整)한 식물이 되는 것도 이러한 이론을 뒷받침 해주는 예라 할 수 있다. 사람도 하나의 완정한 생명체이고 그 안에서 독립적인 기능을 수행하는 기관들도 인체의 전체적인 정보를 가지고 있는 것을 말하는 것이다.

【附】 手鍼요법은 手部에 있는 穴位를 침자하여 질병을 예방하고 치료하는 일종의 방법이며, 중국 무석의 노 의사인 주진화 씨가 수십 년 동안 연구하고 창조하여 제출한 하나의 수법으로 현재 비교적 완전무결한 "手鍼新療法"이다. 이것은 전통의 경락학을 기반으로 하고, 생물전식 이론의 지도 아래에서 결합하여 새로운 지식이다. 예를 들면 신경학설, 약한 전류를 체내에서 순환 운행하는 등을 모색하여 "相對通應"의 새로운 이론을 제출하였다.

그리고 手는 원래 50개의 穴位를 가지고 있었으나 더욱 발전하여 159개의 穴位에 도달하였으며, 임상경험에서 매우 유효하다. 이것은 중국 침구발전사 상에서 하나의 새로운 성취이다. 본 穴은 바로 手鍼療法 중의 腎穴과 夜尿點에 해당하는 곳이며, 무릇 **溫補腎氣・約束膀胱・控制遺尿**의 작용을 가지고 있으므로 야뇨와 빈뇨증을 치료할 수 있다.

▣ 요공혈을 취자하여 小兒 遺尿를 치료할 수 있다.

소아 유뇨를 치료하는 조작방법은 요공혈(위치: 手掌面에서 小指의 末節에 위치하는 指 關節 횡문의 중점지점)을 취해 직자 0.3~0.5寸, 환자가 疼・酸・脹・痲・重 등의 鍼感을 느끼면 유침을 5~10분 한다. 유침시간 중 염전수법을 1차 시행하며, 환자반응이 강렬함을 느낄수록 효과도 더욱 양호하다.

국만춘 씨는 요공혈을 침자하여 「小兒 遺尿症 환자 39명을 치료한 결과 완전치유 30명, 현효 6명, 무효 3명으로 유효율이 92.5%에 도달하였다」고 보도하였다.

二十二. 유뇨혈(遺尿穴)

유뇨혈은 足鍼療法 중의 14號穴이며, 遺尿와 頻尿를 치료하는 有效穴이므로 유뇨혈이라 하였다. 유뇨증은 대부분 腎과 膀胱에 책임이 있으며, 腎氣가 견고하지 못하면 방광과의 약속에 권한이 없게 되어 발생한다. 유뇨혈을 침자하면 경락의 공능을 조정하고, 氣血이 통행을 이루게 되어 腎氣가 고정되고, 방광과의 약속을 얻게 되면 유뇨는 스스로 멈추게 된다.

▣ 유뇨혈을 취자하여 小兒遺尿와 頻尿症을 치료할 수 있다.

유뇨를 치료하는 조작방법은 유뇨혈(위치: 양 足 小趾底部의 제일 아랫면에 있는 첫 번째 횡문의 중점지점)을 취해 염전수법을 시행하여 0.2~0.3寸을 진입하고, 鍼尖이 骨膜에 도달한 후 강한 자극을 가하는데, 이때 국부의 극렬한 동통으로 참기 어렵고, 아울러 열감이 腿部에서 小腹部 혹은 頭項으로 도달하면 된다. 유침은 30분을 하고 유침시간 중 행침은 1차 행한다. 매일 혹은 격일 1차.

모복민 씨는 유뇨혈을 침자하여 「頑固性의 遺尿症 환자 7명을 치료한 결과 모두 1차에 치유하였다」고 보도하였다.

【附】 足鍼요법은 足部의 特定穴을 자극하여 질병을 치료하는 일종의 새로운 침자요법이다. 십이경맥 중 足三陽·足三陰經과 足은 직접 연계가 있으며, 膀胱·胃·脾·肝·腎·膽 등 장부의 氣와 足과는 서로 관계가 있다. 어떤 의사는 足과 整體관계는 足掌面에서 하나의 태아가 평평하게 누워있는데 頭部는 足根 방향에 놓여 있고, 臀部는 足趾에, 臟腑는 바로 趾面中部에 분포하는 것과

유사하다는 것을 관찰하였다. 이러한 규율을 이용하여 足穴을 자극하면 인체의 전신공능을 조정하여 臟腑의 질병을 치료할 수 있다.

二十三. 호구혈(虎口穴)

호구혈은 拇指와 食指를 벌리면 물갈퀴처럼 생기는데, 그곳의 피부가 赤白色으로 분리되는 경계지점에 위치하고, 마치 호랑이가 크게 입을 벌려 포효하고 있는 형상과 유사하여 호구혈이라 하였다. 호구혈을 침자하여 鼻衄을 치료하는 것은 민간요법에서 유래하였고, 본 穴은 경외기혈에 속하며, ≪千金翼方≫과 ≪鍼灸孔穴及其療法便覽≫에서 "虎口, 奇穴.……, 主治頭痛眩暈, 亦治失眠, 盜汗, 牙痛, 扁桃體炎, 肩胛手臂痛"이라 하였으므로 **淸熱止痛**의 공효를 가지고 있다.

본 穴은 수태음폐경과 수양명대장경이 순행하는 교차 경계지점에 위치하고, "經脈所過, 主治所及"의 원칙에 따라 침자하면 태음과 양명의 열을 내린다. 임상에서 肺胃에 熱이 맺혀 풀리지 않아 발생하는 鼻衄을 치료하는 효과가 있다.

▣ 호구혈을 취자하여 鼻衄을 치료할 수 있다.

비뉵을 치료하는 조작방법은 호구혈을 취해 "左病은 우측, 右病은 좌측"의 무자법을 채용하여 양쪽 鼻孔출혈은 양측의 穴을 취한다. 호구혈을 침자할 때 합곡혈 방향으로 0.5~0.8寸을 진입하고 평보평사수법을 시행하여 득기에 이르면 되며, 유침은 15분하고 유침시간 중 매 5분마다 행침 1차. 매일 침 1차, 5차가 1치료과정이다.

【附】 무자법(繆刺法)

≪素門・繆刺論≫에서 "以右治左, 以左治右"는 무자법에 속하는데, 경락기혈은 좌우가 서로 통하기 때문에 왼쪽의 질병은 오른쪽을 취하고, 오른쪽의 질병은 왼쪽을 취하여 조정하고 평형을 이루게 함으로써 경락작용을 발휘하게 하면 질병이 치유된다고 하였다. 송향양 씨는 호구혈을 침자하여 「鼻衄 환자 30명을 치료한 결과 기본치유 3명, 현효 20명, 유효 5명, 무효 2명이었다」고 보도하였다.

二十四. 퇴열혈(退熱穴)

퇴열혈은 耳輪上段의 耳尖部에 위치하고, 退熱消炎의 공효를 가지고 있으므로 퇴열혈이라 하였다. ≪靈樞・口間≫ 편에서 "耳者, 宗脈之所聚"라 하였고, 耳는 頭部에 있고, "淸竅"의 하나에 속하고 있어 맑은 陽의 氣가 위로 올라와 통하는 곳이다. 전신의 큰 脈絡은 모두 耳에서 모이고 있으므로 耳와 전신 각 부위의 조직기관과 臟腑는 모두 밀접한 연계를 가지고 있다.

▣ 퇴열혈을 點刺放穴하여 편도체염을 치료할 수 있다.

급성 편도체염은 口蓋(구개: 앞쪽은 硬齶, 뒤쪽은 軟齶이라 함)에 위치하는 편도체의 급성 비특이성 염증을 말하며, 대부분 용혈성 鏈球菌에 감염되어 발생한다. 자주 동일하지 않고 범위가 일정하지 않은 급성 咽炎을 동반하는 일종의 자주 발견되는 咽喉질병이며, 대부분 봄과 가을에 발생한다.

주요 표현으로 咽喉疼痛, 편도체가 부어서 커지고 충혈하며, 표면에 황백색의 膿點이 있고, 頷 아래의 淋巴가 뭉치고 부어 커지며, 동반하여 發熱, 惡寒, 頭痛 등의 전신증상을 가지고 있다. 퇴열혈은 耳穴 중의 편도체Ⅰ과 근접하여 위치하고 있기 때문에 그 주치와 공효는 서로 비슷하며, ≪耳鍼療法≫에서 "扁Ⅰ在耳尖穴外側, 主治急性扁桃體炎, 咽喉炎"이라 하였다. 퇴열혈에 點刺放血의 瀉法을 행하면 무릇 **疏風通絡泄熱**의 작용을 가지고 있어 임상에서 급성 편도체염을 치료할 때 현저한 효과를 가지고 있다.

급성 편도체염을 치료하는 조작방법은 三棱鍼點刺放血法을 운용하며, 퇴열혈을 취해 點刺하여 혈액을 약간 쥐어짜낸 뒤 탈지면으로 鍼孔을 막아 피가 멈추면 된다. 왕춘저 씨는 퇴열혈을 點刺하여 「急性 扁桃體炎 환자 90명을 치료한 결과 모두 1~3차에 전부 치유하여 치유율이 100%에 도달하였다」고 보도하였다.

二十五. 후건혈(喉乾穴)

후건혈은 경외기혈이며, 1962년 제4기 ≪中華醫學雜誌≫에서 제출된 것으로 주로 急性咽炎, 喉痛, 喉乾 등의 병증을 치료하는 까닭에 후건이라 하였다. 또한 본 穴은 곡택혈 아래 2寸에 위치하고 있어 澤中 혹은 喉感者라고도 한다.

후건혈은 곡택혈 아래 2寸의 橈骨과 尺骨 사이에 위치하며, 심포경의 순행선상에 있기 때문에 어떤 의사는 본 穴을 침자하여 風濕性心臟病, 心動過速 등 심장질환의 치료에 유효하다고 보도하였다. 또한 본 穴은 수태음폐경과 인근하고 있으므로 **滋陰降火·消腫止痛**의 공효를 가지고 있고, 우선적으로 咽喉腫痛을 치료하기 때문에 급성 咽炎을 치료하는 경험혈로 사용하였다.

■ **후건혈을 취자하여 急性咽炎을 치료할 수 있다.**

咽炎은 임상에서 자주 발견되는 병으로 중의학에서 "咽喉腫痛", "喉痹" 등의 범주에 속하며, 대부분의 원인으로 風熱邪毒이 咽喉에 침습하면 肺胃의 熱邪가 위에 옹체되어 咽喉部에 결박하여 발생한다.

급성 咽炎을 치료하는 조작방법은 양측의 후건혈을 취해 완만하게 捻하여 직자 0.5~0.8寸, 환자에게 酸·麻感이 위로 향해 肩으로 전도하거나 혹은 指端을 향해 전도하면 된다. 유침은 5~15분하고, 유침하는 시간 중에 약간 "搗"의 수법을 행하면 된다.

우장령 씨는 후건혈을 침자하여 「急性 咽痛 환자 120명을 치료한 결과 그 중 85명은 즉시 인통이 감경되었으며, 나머지 효과도 아주 만족스러웠다」고 보도하였다.

二十六. 족중지첨혈(足中趾尖穴)

본 穴은 足의 중지첨단에 위치하고 있기 때문에 그 위치에 의거하여 족중지첨으로 정해진 이름이다. 열 발가락의 첨단이 위치하는 곳은 氣端이라 하고, ≪鍼灸孔穴及其療法便覽≫에서 "氣端, 奇穴. 足趾尖端, 左右共十穴, 鍼一至二分(點刺). 灸三壯, 主治足趾麻痹, 脚氣, 亦治腦充血, 足痛, 脚背紅腫, 并可用于急救."라 하였다. 足의 중지 첨은 또한 足中冲穴이라 하며, 主治는 癲癎·心力衰竭·頭痛 등의 병증이다.

주미성 씨는 또한 본 穴을 新大敦穴이라 하였다. 그는 人身의 手足十二經의 분포와 井穴의 위치는 기본적으로 상하에 응대한 것인데, 예를 들면 수족태음의 井穴은 모두 拇指(趾)의 內側瓜甲角

에서 시작되고, 수족양명경의 井穴은 모두 四指(趾)의 外側瓜甲角에서 시작되며, 수족태양과 소음경의 井穴은 모두 小指(趾)의 內·外側瓜甲角에서 시작된다.

수궐음심포경의 井穴은 中指의 端에서 일어나고, 족궐음간경의 井穴은 바로 大趾의 外側瓜甲角의 지점인 것에 비해 中趾尖은 이러한 중요 위치에서 누락되어 있는데, 이것은 불합리한 것이므로 中趾尖은 당연히 대돈을 대신할 수 있는 곳이라 인식하였다. 임상증명에서도 中趾尖은 拇趾의 外側甲角의 대돈혈과 공용이 서로 부합할 뿐만 아니라 그리고 더욱 민감하므로 新大敦이라 하였으며, **淸肝瀉火·開竅醒神**의 공효를 가지고 있다. 또한 족양명위경의 一分支는 족삼리혈 아래에서 足中趾(瓜甲旁)에 이르며, 족양명위경은 鼻根部에서 시작하여 眼部를 통과한다고 지적하였다.

▣ 족중지첨혈을 點刺하여 맥립종을 치료할 수 있다.

麥粒腫(맥립종: 다래끼)은 "偸鍼眼"이라 하고, 대부분 상하의 眼瞼 내외에 밀·보리의 낟알 형태의 작은 종기가 발생하는 까닭에 이 이름을 얻었다. 맥립종은 內外로 구분한다. 外맥립종은 또한 眼瞼腺炎이라 하고 皮脂腺의 농성 염증이며, 內맥립종은 또한 瞼極腺炎이라 하고 瞼極腺의 농성 염증을 말한다. 대부분 金黃色의 포도구균에 감염되어 발생한다.

본 병의 주요한 표현으로 상하의 眼瞼 내외에 작은 종기가 발생하고, 그 형상이 마치 밀·보리의 낟알 형태이며, 열이 나고 붓고 아프고 심하면 결막이 충혈하고 종기를 짜면 농이 흐르는 등의 증상이다. 본 穴을 點刺放血하면 열을 내리고 독을 해제할 수 있고, 또한 열을 인도하여 하행할 수 있으므로 맥립종, 급성화농성의 眼瞼

병증을 치료하는 효과가 현저하다.

맥립종을 치료하는 조작방법은 양측의 족중지첨을 취해 三棱鍼으로 點刺하여 혈액 3~5방울을 짜낸 후 탈지면으로 혈액을 제거한다. 왕금주 씨는 양측의 족중지첨을 點刺하여 「麥粒腫, 霰粒腫(산립종: 산립종은 피부의 지방샘처럼 눈꺼풀에 있는 검판선에 배출관이 막혀서 분비물이 괴어 단단한 작은 멍울이 되고 주위에는 만성 육아성 염증을 일으키는 병) 환자 10명을 치료한 결과 점자 1~2차에 모두 치유하였다」고 보도하였다.

二十七. 아통혈(牙痛穴)

아통혈은 현대에 발현된 아통을 치료하는 新穴이라 하여 아통혈이라 하였다. 아통혈은 手掌面의 중지와 무명지의 연결선에서 감정선에 이르는 직선의 1/2지점에 위치하며, 수궐음과 수소음의 二經 중간에 존재하고, 수궐음심포경의 노궁혈에 인접하고 있다. 수궐음경맥은 흉중에서 시작하여 상·중·하에 속한 삼초에 들어오기 때문에 본 穴은 중초 胃經의 火를 내릴 수 있고, **淸熱解毒·消腫止痛**의 공효를 가지고 있다. 임상에서 아통을 치료하는 효과가 현저하다.

▣ 아통혈을 취자하여 牙痛을 치료할 수 있다.

아통은 또한 치통이라 하며, 구강과에 자주 발생하는 질병의 하나이다. 대부분 치은 혹은 치아 주위의 병변에 의해 발생하고 또한 충치에 의해 조성될 수 있다. 그 주요한 표현은 牙齒동통·咀嚼곤란이고, 우연히 冷·熱·酸·甛 등에 자극될 때 동통이 가중된다.

보통 牙齦腫痛, 牙齒松動, 牙齦出血 등의 증상을 동반한다.

아통을 치료하는 조작방법은 환측의 아통혈을 취해 0.3~0.5寸을 자입하고, 득기 후 염전사법을 행하며, 유침은 아통이 소실될 때까지 한다. 임주전 씨는 아통혈을 침자하여 「牙痛 환자 112명을 치료한 결과 침자 후 동통이 즉시 소실된 자 82명, 동통이 명현하게 감경한 자 28명, 무효 2명으로 유효율이 98.2%에 도달하였다」고 보도하였다.

二十八. 정령혈(精靈穴)

정령혈(穴)은 경외기혈이며, ≪小兒推拿方脈活嬰秘旨全書≫와 ≪鍼灸孔穴及其療法便覽≫에서 "精靈, 威靈, 奇穴, 外勞宮穴(手背中央)兩旁骨縫處, 左名精靈, 右名威靈(在橈側), 鍼三至五分. 主治耳鳴, 頭痛, 小兒急慢驚風, 亦治手背紅腫疼痛, 腕關節炎."이라 하였고, ≪經外奇穴圖譜≫에서 본 穴位는 삼초경에 속한 중저혈의 直後方이라 제시하였다. 그러므로 본 穴의 主治는 중저혈과 동일하고, 또한 頭痛·耳鳴과 手背腕部질환을 치료한다.

▣ 정령혈을 취자하여 腎絞痛을 치료할 수 있다.

신교통은 중의학에서 "石淋", "砂淋", "腰痛" 등의 범주에 속하고, 본 병은 하초에 습열이 맺혀 尿 중의 잡질이 응결되어 요로에 정체되고 축적되면 배설이 막혀 氣機가 불리하여 교통을 일으킨다.

정령혈은 비록 경외기혈에 속하고 있으나 삼초경의 순행선상에 위치하고, 정령혈을 침자하면 득기 후 感應이 강렬하며, 氣機를 조달하고 水道를 소통하며, 상응한 부위의 혈관과 肌肉의 기능 활동을 조절하고, 평활기의 경련을 반사적으로 해제할 수 있어 泌尿器를 이완하고, 신경의 抗痛機能을 격발하고 통증한계를 높이는 까닭에 신속하고 확고한 止痛작용에 도달할 수 있다.

신교통을 치료하는 조작방법은 정령혈을 취해 수직으로 직자 0.3~0.5寸, 득기 때 酸·麻感이 指尖에 도달하도록 전도되면 中强자극을 행한다. 만약 동통이 감경하지 않는 자는 유침을 10분하고 간헐적으로 강한 자극을 추가한다.

육금화 씨는 정령혈을 침자하여 「腎絞痛 환자 53명을 치료한 결과 止痛의 유효율이 100%에 도달하였고, 침자 3~5분 후 止痛된 자 27명, 6~10분 후 止痛된 자 22명, 그 외에 4명은 10분 후 동통이 명현하게 완해하였으며, 다만 은근한 동통을 가지고 있는 자는 1~2일 내에 점점 동통이 소실되었다」고 보도하였다.

二十九. 정이혈(聤耳穴)

정이혈은 耳屛部(위치: 耳屛尖과 청궁혈 사이의 바깥쪽 1/3지점)에 위치하고, 민간에서 취했던 일종의 聤耳(정이: 소아급성중이염)를 치료하는 유효한 穴이기 때문에 이름을 정하였다. 정이는 현대의학에서 급성 중이염을 말하고, 소아가 쉽게 걸릴 수 있으며, 이 병을 치료하는 침구운용은 ≪鍼灸大成≫과 ≪醫學綱目≫에서 모두 기재하고 있다.

급성중이염은 소아에게서 자주 발견되어지는 耳部의 질환으로 대부분 風火濕熱과 肝膽의 火가 성하여 耳에 상충하는 까닭에 발생한다. 半刺法을 채용하여 皮氣를 취해 肺에 통하도록 하면 肺를 조화하여 肝을 치료하므로 肝膽의 火를 내리는 작용을 가지게 되어 耳部炎症을 치료하는 효과가 비교적 우수하다.

이경영 씨가 "鍼刺抗炎治療進展"에서 논술한 것을 근거로 하면 국한성의 염증은 환부인근의 穴을 취하면 염증의 병리과정에 대한 억제작용과 베어 나오는 영향에 대하여 아주 현저한 효과를 가지고 있다고 하였다. 염증과정을 억제하는 것은 신경성조정과 체액인소의 영향 때문에 가능한 것으로, 그 특징은 病體의 防衛공능을 제고하고 염증의 病損을 억제하는 것이다. 隣近取穴法을 채용하여 국부염증을 소제할 수 있는 것은 현대의학 관점에서 이론근거를 제출한 것이다.

【附】半刺法

반자법은 일종의 빠르고 신속하게 자입하는 것이며, 침을 빼는 것도 신속하게 하는 마치 털을 뽑는 형상처럼 淺刺하고, 肌層에 깊이 자입하지 않는 침자법을 말한다. 반자법은 ≪內經≫에 기원을 가지고 있고, ≪靈樞・官鍼≫에서 "半刺者, 淺內而疾發鍼, 無鍼傷肉, 如拔毛狀, 以取皮氣, 此肺之應也"라 하였다. 이것은 침자수법이 가볍고 자극량도 작으며, 침자할 때 深刺하지 않고 반드시 淺刺하여야 하고, 제일 우수한 심도는 0.1寸을 자입하는 것이다.

▣ 정이혈을 취자하여 小兒急性中耳炎을 치료할 수 있다.

급성 중이염은 귀의 중이 부분에 염증이 생기는 것으로, 귀와 코는 유스타키오관이라고 하는 이관으로 연결되어 있는데, 이 관을 통해 코로 흡입된 여러 가지 잡균들이 중이로 들어갈 때 발생한다. 아직 면역체계가 불완전하고 해부학적으로 유스타키오관의 발달이 성숙되지 않은 영유아들이 걸릴 위험이 더 높다. 3세 미만 소아의

75% 이상이 적어도 한번은 급성 중이염에 걸리고, 그 중 절반 이상이 재발하는 것으로 추정되며, 첫 번째 발병 시기가 이를수록 재발 가능성이 높아진다.

발병 원인은 다양한데 특히 폐렴구균, 비피막형 헤모필루스 인플루엔자, 모락셀라 카타랄리스와 같은 세균에 의해 많이 발생한다. 급성 중이염은 최근 20년간 점차 증가하는 양상을 보이고 있으며, 특히 5세 이하 소아에서 더욱 발생률이 증가하고 있다.

소아급성중이염을 치료하는 조작방법은 환측의 정이혈을 취해 半刺法을 채용하여 0.1寸을 淺刺한 후 빠르게 침을 빼고, 침을 뺀 후 침공을 막지 않는다. 매일 1차.

유정우 씨는 半刺法을 채용하여 「小兒急性中耳炎 환자 60명의 환이 68只를 치료한 결과 1～3차 치료에 완전치유 58只, 호전 7只, 무효 3只로 유효율이 95.6%에 도달하였다」고 보도하였다.

참고문헌

1. [황제내경]---연대 미상
2. [침구갑을경]---晋代 황보밀
3. [침구자생경]---宋代 왕집중
4. [침구대성]---明代 양계주
5. [표유부]---明代 장경악
6. [옥룡가]---元代 왕국서
7. [석홍부]
8. [오총혈가]
9. [경혈해]
10. [비급천금방]
11. [의종금감-십사경요혈주치가]---淸代 오겸
12. [금침혈가]
13. [경혈주치증]
14. [난경]---周代 편작
15. 기타 등등.

경혈임상응용

2011년 2월 20일 초판 인쇄
2011년 2월 28일 초판 발행

저 자 : 이정용·민제호
펴낸이 : 천승배
펴낸곳 : 도서출판 유한문화사

주소 : (157-801) 서울시 강서구 강서로79길 21(가양동)
전화 : 2668-2055~6
팩스 : 2668-2565
http://www.yuhansa.com
E-mail : yuhansa@paran.com
등록 : 제 5-31호. 1979. 3. 6.

값 15,000 원

ISBN : 978-89-7722-413-1 93510